Evidence-Based Practice

編著
泉キヨ子
小山幸代

看護実践のための根拠がわかる

老年看護技術

メヂカルフレンド社

序

　超高齢社会が進行しているわが国においては，看護の対象として高齢者数が増大するという側面だけではなく，長い人生を生きてきた高齢者の個別性や多様性が大きいニーズに応え得る卓越した看護実践能力が求められています。看護実践能力を構成する要素は多くありますが，看護師の看護技術力は不可欠です。

　本書は，高齢者の多様で複雑なニーズに応える看護実践能力の獲得のために基盤となる技術書です。したがって，本書は看護基礎教育課程で老年看護学を学ぶ看護学生のテキストとして編集しています。この本の特徴は，看護技術の中身である具体的な直接行為の細部について，方法・留意点と根拠を示しながら，「看護技術の実際」で写真やイラストを多く入れてわかりやすく提示していることにあります。

　本書の構成と内容を以下に紹介します。

　第Ⅰ章は，「老年看護技術のとらえ方」として，老年看護の目的と看護技術の特徴，そして超高齢社会の現状と老年看護技術に反映される老年観について解説しました。

　第Ⅱ章は「老年看護のための基本技術」としてアセスメント技術，コミュニケーション技術，高齢者のエンドオブライフを支える看護技術を取り上げました。これらの内容は，看護実践において最も基盤となる看護技術です。

　第Ⅲ章は，食べる，排泄する，身体の清潔を保つ，からだを動かすなどの「高齢者への生活行動援助のための看護技術」について解説しました。高齢者は，加齢の影響が大きくなると生活行動のすべてを自立して行うことが難しくなります。できないところを補い，強みを活かす看護技術が必要となります。

　第Ⅳ章は，「高齢者の健康障害と看護技術」として，摂食嚥下障害，排尿・排便障害，転倒・骨折，褥瘡，せん妄，薬物療法に伴うリスクを取り上げ，これらの障害やリスクの予防と対応するための看護技術を解説しました。

　最後の第Ⅴ章では「認知症の高齢者を支える看護技術」について，具体的な事例を想定するなどしてわかりやすく解説することを心がけました。

　看護学生の皆さんには，本書で正確な老年看護技術を学び，臨地実習で個別の高齢者の援助のなかで活用して，その結果についてしっかり評価を行ってほしいと思います。そうすることで，活用した老年看護技術の基本と個別の状況や反応に合わせた応用のしかたを身につけることができるのだとエールを送ります。

　本書は，『根拠がわかる老年看護技術』第2版をベースに，大幅改編する形で内容を見直しました。写真撮影にご協力いただいたモデルの方々，撮影場所を提供していただいた施設の方々，そしてメヂカルフレンド社編集部諸氏に心から感謝申し上げます。老年看護技術はこれから進歩し続けなければいけません。読者の皆様には，本書へのご意見をお寄せいただけますようお願い申し上げます。

2014年12月

泉キヨ子・小山幸代

本書の特長と使い方 ― よりよい学習のために ―

「学習目標」
各節の冒頭に、学習目標を提示しています。何を学ぶのか確認しましょう。

看護技術習得に不可欠な知識！
具体的な看護技術を提示する前に、技術習得のために必要な知識を解説しています。技術を用いる際の基盤となるので、しっかり理解しましょう。

個別性を考えた看護技術を

　実際に高齢者に対して技術を実施する場合には、本書で示している基本形をベースに、高齢者それぞれの個別性を考えて応用することが必要です。

　応用できるようになるには、"なぜそうするのか？"といった根拠や留意点までをきちんと学び、基本形を確実に理解・習得することが第一歩です。

「看護技術の実際」
各節で習得してほしい看護技術の実際を，順を追って提示しています。正確な技術の習得には，本書で示している基本形を繰り返し練習し，頭とからだで覚えるよう意識してください。

「方法」に対する「留意点と根拠」が見やすい！
表形式で，左欄には順を追った技術の実施方法を，右欄にはそれに対応する留意点と根拠を明示しています。表形式だから左右の欄を見比べやすく，また対応する箇所には番号（❶など）をふっているので，方法に対する根拠がすぐにわかるようになっています。

看護技術の実際

A 体位変換

● 目　的：(1) 同一体位をとり続けることにより…
　　　　　(2) 重力に抗して身体を起こすこと…
　　　　　(2) 円背があり，自力での体位変換が困難な…
● 適　応：円皮クッション2～3個
● 使用物品：枕

方　法	留意点と根拠
…トする（→❶）	❶体位変換により循環動態や呼吸の…とがあるため
…レベル，バイタルサイン，同一体位	●高齢者の意識状態や認知のレベル，視力や聴力に合わせて声かけや説明を行う
…説明し，承諾を得る	

看護技術の「目的」
何を目指してこの技術を用いるのかを簡潔に示しています。

看護技術の「適応」
この技術が，どんな状態の高齢者に用いられるのかを示しています。

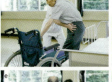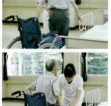
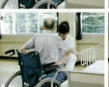

図4-6　ベッドから車椅子への移乗

7　姿勢を整える
1) 看護師は高齢者の背後に回り，高齢…らう
2) 看護師は高齢者の両脇下から手を入れ，…かむ
3) 看護師は高齢者と共に前傾姿勢をとる（→…
4) 看護師は高齢者を手前に引き寄せる
5) フットレストを下ろし，両足を乗せ，移動の準備を整える

…らず，姿…
…ため，…
…骨盤の一部が浮き，少ない力で動かすことができる
●前方や後方などにからだが傾くような場合は，傾くほうにクッションを挟み，からだを支える
●着衣を整え，必要時膝かけなどを使用し，保温に努める

わかりやすい写真がたくさん！
写真を中心に，イラストや表などがもりだくさんで，イメージしやすくなっています。

文　献

…西和子編：老年看護学─概念と看護の実践，第5版，ヌーヴェルヒロカワ，2013．
…拠と事故防止からみた老年看護技術，医学書院，2012．

1) 奥野茂代・大西和子…者総合機能評価，運動機能障害，臨牀看護，32(4)：500-507，2006．
2) 亀井智子編：根拠…
3) 神崎恒一：高齢者…トNiCE)，南江堂，
4) 葛谷雅文・雨水野敏…
　真田弘美・大原重明監，道…医学書院，2005．
9) 堀内ふき編：高齢…
10) 水戸美津子編：高齢…

「文献」
引用・参考文献を提示しています。必要に応じてこれらの文献にもあたり，さらに学習を深めましょう。

■編　集

泉　　キヨ子	帝京科学大学医療科学部
小山　幸代	北里大学看護学部

■執筆者（執筆順）

小山　幸代	北里大学看護学部
泉　　キヨ子	帝京科学大学医療科学部
シェザード樽塚まち子	北里大学看護学部
千葉　京子	日本赤十字看護大学
蛯名由加里	北里大学病院看護部
本間　礼子	座間総合病院看護部
菅原　峰子	共立女子大学看護学部
正源寺美穂	金沢大学医薬保健研究域保健学系
松岡　千代	佛教大学保健医療技術学部
荒木美千子	日本福祉大学看護学部
長谷川真澄	札幌医科大学保健医療学部
迫田　綾子	前日本赤十字広島看護大学
金　　志純	前日本赤十字広島看護大学
榊原　千秋	訪問看護ステーションややのいえ
平松　知子	金沢医科大学看護学部
田中マキ子	山口県立大学看護栄養学部
和田奈美子	北里大学北里研究所病院看護部
片井美菜子	北里大学看護学部
行俊　可愛	北里大学東病院看護部

■撮影協力

原田大炊／井口幸子／藤井敏恵／医療法人社団昌栄会介護老人保健施設のどか／医療法人興生会介護老人保健施設老健さがみ

目次 contents

第Ⅰ章　老年看護技術のとらえ方　　1

❶ 老年看護の目的と老年看護技術　（小山幸代）　2

- ❶ 老年看護の目的 …………………………… 2
  - 1）目標1：加齢に伴う身体的・精神的・社会的機能の変化による生活への影響を最小限にできる ……………………………………… 2
  - 2）目標2：可能な限り自律した生活が継続でき，満足した人生を送ることができる ……… 3
  - 3）目標3：安楽な死が迎えられる ………… 3
- ❷ 老年看護の基本的アプローチ …………… 4
  - 1）高齢者本人への援助 ……………………… 4
  - 2）家族を含めた援助 ………………………… 6
  - 3）生活環境への働きかけ …………………… 6
  - 4）社会資源の活用 …………………………… 6
  - 5）チームアプローチ ………………………… 6
- ❸ 老年看護技術の特徴 ……………………… 6
  - 1）看護技術のとらえ方 ……………………… 6
  - 2）老年看護技術のとらえ方 ………………… 7

❷ 老年看護技術に反映される超高齢社会の現状と老年観　（泉キヨ子）　9

- ❶ 超高齢社会におけるわが国の高齢者の現状 … 9
- ❷ 老年観の3つの特徴 ……………………… 11
  - 1）老年観の両義性 …………………………… 11
  - 2）老年観の多様性 …………………………… 11
  - 3）老年観の多重性 …………………………… 12
- ❸ エイジズムと高齢者虐待，サクセスフルエイジング ……………… 12
  - 1）エイジズム ………………………………… 12
  - 2）高齢者虐待とその現状 …………………… 12
  - 3）サクセスフルエイジング ………………… 13
- ❹ 老年観としての発達性知能 ……………… 14

第Ⅱ章　老年看護のための基本技術　　17

❶ 老年看護に必要なアセスメント技術　（シェザード樽塚まち子）　18

- ❶ 高齢者のアセスメントの目的 …………… 18
- ❷ フィジカルアセスメントに必要な基本的技術 ……………………… 19
  - 1）問　診 …………………………………… 19
  - 2）視　診 …………………………………… 20
  - 3）触　診 …………………………………… 20
  - 4）打　診 …………………………………… 20
  - 5）聴　診 …………………………………… 20
- ❸ 系統別アセスメント ……………………… 21
  - 1）外観の観察 ………………………………… 21
  - 2）バイタルサイン …………………………… 21
  - 3）循環器系機能 ……………………………… 23
  - 4）呼吸器系機能 ……………………………… 26
  - 5）運動器系機能（脳神経・筋骨格系） …… 28
  - 6）消化器系機能 ……………………………… 31
  - 7）泌尿器系機能 ……………………………… 33
  - 8）感覚器系機能 ……………………………… 34
  - 9）外皮系機能（皮膚・頭髪・爪） ………… 36
- ❹ 生活機能評価 ……………………………… 37
  - 1）高齢者総合的機能評価 …………………… 37

- 2）国際生活機能分類 …………………… 38
- 3）日常生活動作（ADL）評価 ………… 39
- 4）手段的日常生活動作（IADL）の評価 …… 41
- 5 精神・心理機能評価 …………………… 42
- 6 生活歴や社会的役割に関するアセスメント … 44
- 7 家族に関するアセスメント …………… 46

2 老年看護に必要なコミュニケーション技術　（千葉京子）── 47

- 1 老年看護における
  コミュニケーション技術の重要性 …… 47
- 2 コミュニケーションの構成要素 ……… 47
  - 1）コミュニケーションとは ………… 47
  - 2）コミュニケーションの形態の分類 … 48
  - 3）対人コミュニケーション過程の構成要素 … 48
- 3 高齢者のコミュニケーションに
  影響を与える要素 ……………………… 48
  - 1）「個人」の要素：高齢者の特徴 ……… 48
  - 2）「媒体」の要素 ……………………… 50
  - 3）「状況」の要素：対人関係・目的（目標）… 50
- 4 高齢者にとってのコミュニケーションの
  機能と意義 ……………………………… 51
  - 1）コミュニケーションの機能 ……… 51
  - 2）コミュニケーションの意義 ……… 51
- 5 高齢者とのコミュニケーション過程における
  看護師の基本的姿勢 …………………… 52
  - 1）高齢者が体験していることを尊重する … 52
  - 2）自己の状態を意識する …………… 52
- 3）自己開示する ……………………… 52
- 6 高齢者とのコミュニケーションを図るための
  基本技術 ………………………………… 52
  - 1）言語的コミュニケーション技術 … 52
  - 2）非言語的コミュニケーション技術 … 54
- 7 感覚機能の低下がある高齢者との
  コミュニケーションのポイント ……… 56
  - 1）聴覚機能の低下がある高齢者との
    コミュニケーションのポイント … 56
  - 2）視覚機能の低下がある高齢者との
    コミュニケーションのポイント … 57
- 8 三者間コミュニケーション …………… 57
- 9 コミュニケーション技術を高めるために … 57
  - 1）看護師側の影響要因 ……………… 57
  - 2）社会的スキルトレーニング
    （social skills training：SST）… 58
- 🌱 看護技術の実際 ………………………… 59
  - Ⓐ 難聴のある高齢者とのコミュニケーション … 59

3 高齢者のエンドオブライフを支える看護技術　（蛯名由加里・本間礼子・小山幸代）── 62

- 1 高齢者にとってのエンドオブライフケアの重要性 … 62
  - 1）エンドオブライフケアとは ……… 62
  - 2）高齢者にとってのエンドオブライフケアの
    重要性 ………………………………… 63
- 2 高齢者へのエンドオブライフケアにおける
  老年看護の役割 ………………………… 63
  - 1）エンドオブライフケアを支えるチームケアの
    必要性と看護の役割 ………………… 63
  - 2）高齢者が望ましい死を迎えるための看護 … 65
  - 3）エンドオブライフケアにおける倫理的課題 … 66
- 3 高齢者の終末期における看護 ………… 67
  - 1）終末期のプロセスの理解と
    看護アセスメント …………………… 67
- 2）症状マネジメントと緩和ケア …… 68
- 3）日常生活行動の援助 ……………… 69
- 4）臨終時の援助 ……………………… 70
- 5）家族への援助 ……………………… 70
- 6）ケア提供者自身の悲嘆への対応 … 70
- 🌱 看護技術の実際 ………………………… 71
  - Ⓐ 終末期に起こりやすい呼吸困難，浮腫，悪心・嘔吐
    の苦痛を軽減する看護技術 ………… 71
    - 1）呼吸困難 ……………………………… 71
    - 2）浮　腫 ……………………………… 72
    - 3）悪心・嘔吐 ………………………… 72
  - Ⓑ 身体の清潔を保持するための看護技術 …… 73
    - 1）入浴（シャワー浴）………………… 73

2）清　　拭 …………………………………… 73
3）陰部洗浄 …………………………………… 74
C 不動による苦痛を緩和する看護技術 …………… 75
D 死後の処置 ………………………………………… 75

第Ⅲ章　高齢者への生活行動援助のための看護技術　79

❶ 食べる　（菅原峰子）　80

❶ 高齢者の"食べる"ことの特徴と看護技術の目標 ………………………………… 80
❷ "食べる"機能の加齢変化 ……………………… 81
1）認知・感覚機能の変化 …………………… 81
2）運動機能の変化 …………………………… 81
3）咀嚼，嚥下機能の変化 …………………… 82
4）消化機能の変化 …………………………… 82
❸ 高齢者の"食べる"ことに関するアセスメント ……………………………………… 82
1）アセスメントの目的 ……………………… 82
2）"食べる"ことのアセスメント方法 …… 82
3）栄養のアセスメント方法 ………………… 83
4）脱水のアセスメント方法 ………………… 85
❹ 栄養摂取の方法 ………………………………… 86
1）経口摂取 …………………………………… 87
2）経管栄養 …………………………………… 87
🌱 **看護技術の実際** …………………………………… 90
A 上腕周囲長（AC）の測定 ………………… 90
B 上腕三頭筋皮下脂肪厚（TSF）の測定 … 91
C 食事の介助 ………………………………… 93
D 経鼻経管栄養法（胃部までのカテーテル挿入） … 95
E 経鼻経管栄養法（栄養剤の注入） ……… 97
F 胃瘻（栄養剤の注入） …………………… 99
G 胃瘻（瘻孔の洗浄） ……………………… 100

❷ 排泄する　（正源寺美穂）　102

❶ 高齢者の"排泄する"の特徴と看護援助の目標 ……………………………………… 102
1）高齢者の排尿機能の特徴と生活への影響 … 102
2）高齢者の排便機能の特徴と生活への影響 … 103
3）看護援助の目標 …………………………… 105
❷ 排尿・排便機能のアセスメント ……………… 105
1）排尿機能のアセスメント ………………… 105
2）排便機能のアセスメント ………………… 108
❸ 可能な限り自力で安全安楽に排泄できるよう援助するための看護技術 ………………………… 109
1）適切な排泄方法の選択 …………………… 109
2）便秘の予防 ………………………………… 110
3）尿・便失禁の予防 ………………………… 111
🌱 **看護技術の実際** …………………………………… 111
A 骨盤底筋体操 ……………………………… 111
B 排尿誘導法 ………………………………… 112

❸ 身体の清潔を保ち，身だしなみを整える　（松岡千代）　114

❶ 身体の清潔を保ち，身だしなみを整えることの特徴と看護援助の目標 …………………… 114
1）身体の清潔を保つことの特徴と看護援助の目標 ………………………………… 114
2）身だしなみを整えることの特徴と看護援助の目標 ………………………………… 114
❷ 高齢者の皮膚の特徴 …………………………… 114
1）表皮の構造と加齢変化 …………………… 115
2）表皮の機能と加齢変化 …………………… 115
3）真皮の構造・機能と加齢変化 …………… 116
❸ 高齢者のドライスキンと予防的スキンケア … 116
1）予防的スキンケアの考え方 ……………… 117

2）保護的な皮膚の洗浄方法 …………… 117
　　3）皮膚洗浄剤，保湿剤，保護剤の使用方法 … 118
4 高齢者の足の清潔を保つための援助 …… 118
　　1）加齢による足の変化 ………………… 119
　　2）高齢者の足の清潔を保つための援助
　　　（フットケア）………………………… 119
5 安全・安楽に身体の清潔を保つための
　　高齢者の入浴ケア ……………………… 119
　　1）入浴中の危険性と対処 ……………… 120
　　2）入浴の効能と注意点 ………………… 121
6 高齢者の身だしなみを整える看護援助 … 122
　　1）整髪・ひげそり ……………………… 123
　　2）化　　粧 ……………………………… 123

　　3）耳の清潔ケア（耳垢の除去）………… 124
　　4）衣類の選択と着替え ………………… 124
🌱**看護技術の実際** 125
　A フットケア：足浴，爪切り，胼胝（たこ）のケア … 125
　　1）足浴（ベッド上で行う場合）………… 126
　　2）爪切り，胼胝（たこ）のケア ……… 128
　B 入浴の介助 ……………………………… 129
　C 洗髪の介助 ……………………………… 131
　　1）ベッドサイド，洗髪車を使用 ……… 132
　D ひげそり ………………………………… 133
　E 耳垢の除去 ……………………………… 134
　F 更衣の介助 ……………………………… 135

④ からだを動かす （荒木美千子） 137

1 高齢者の"からだを動かす"ことの意義と
　　看護援助の目標 ………………………… 137
2 運動機能の加齢的変化 ………………… 137
3 廃用症候群 ……………………………… 139
　　1）廃用症候群とは ……………………… 139
　　2）廃用症候群の主な症状 ……………… 139
　　3）廃用症候群の予防 …………………… 140
4 適切な運動ができるようにするための
　　看護援助 ………………………………… 140

　　1）適切な運動習慣を支援する看護技術 …… 140
　　2）関節可動域訓練 ……………………… 141
　　3）可能な限り自力で，からだを動かすことがで
　　　きるように援助するための看護技術 …… 141
🌱**看護技術の実際** 142
　A 体位変換 ………………………………… 142
　B 歩行介助（歩行補助具を使用した場合）… 143
　C 車椅子への移乗（部分介助の場合）…… 146

⑤ 睡眠・休息する （長谷川真澄） 149

1 高齢者の睡眠・休息の特徴と看護援助の目標 … 149
　　1）睡眠・覚醒パターンの変化 ………… 149
　　2）サーカディアンリズムの変化 ……… 149
　　3）睡眠障害 ……………………………… 149
　　4）生活リズム障害 ……………………… 149
　　5）睡眠・休息の看護援助の目標 ……… 151
2 適切な睡眠・休息がとれるよう援助するための
　　看護技術 ………………………………… 151
　　1）アセスメント ………………………… 151
　　2）援助の実施と主な看護技術 ………… 152
🌱**看護技術の実際** 156
　A 睡眠環境調整ケア ……………………… 156

　　1）彩光・照明の調整 …………………… 156
　　2）騒音・臭気の排除 …………………… 156
　　3）寝室・寝床気候の調整 ……………… 156
　　4）寝具・寝衣の調整 …………………… 157
　B 足　　浴 ………………………………… 157
　C リラクセーションケア ………………… 158
　　1）呼　吸　法 …………………………… 158
　　2）漸進的筋弛緩法 ……………………… 159
　D 生活習慣を整えるケア ………………… 159
　E サーカディアンリズムを整えるケア …… 159
　F 睡眠薬投与時のケア …………………… 160

⑥ 活動する　（菅原峰子）　161

1 高齢者の活動することの意義 …………… 161
2 活動することに関連する側面の加齢変化 …… 161
　1）高齢者の心理面における加齢変化 ……… 161
　2）職業や子育てからの引退に伴う対人関係や
　　 役割の変化 …………………………………… 162
　3）生活機能の障害や生活の場の移転に伴う
　　 対人関係や役割の変化 …………………… 162
3 高齢者の活動することに関するアセスメント … 163
　1）生活背景や人生に対する価値観 ………… 163
　2）気分・意欲の評価 ………………………… 163
　3）ソーシャルネットワークの評価 ………… 164
4 高齢者が活動することを支える看護技術 …… 164
　1）日常生活の見直し ………………………… 164
　2）レクリエーション ………………………… 166
🌱 看護技術の実際　167
　A レクリエーションの実施 ………………… 167

第Ⅳ章　高齢者の健康障害と看護技術　169

❶ 摂食嚥下障害　（迫田綾子・金志純）　170

1 摂食嚥下障害とは ………………………… 170
　1）摂食嚥下のメカニズム …………………… 170
　2）摂食嚥下障害の原因 ……………………… 170
　3）摂食嚥下障害における合併症 …………… 173
2 摂食嚥下障害の看護援助の目標 ………… 174
　1）看護援助の目標 …………………………… 174
　2）摂食嚥下障害の看護援助の基本 ………… 175
　3）チームケアと看護師の役割 ……………… 175
3 摂食嚥下障害のアセスメント …………… 175
　1）情報収集の方法 …………………………… 176
　2）身体所見・神経学的所見 ………………… 176
　3）摂食嚥下障害のスクリーニング検査 …… 176
　4）摂食嚥下障害の専門的検査 ……………… 177
　5）評価とゴール設定 ………………………… 178
4 摂食嚥下障害のある高齢者の看護援助 …… 178
　1）食物を用いない間接訓練 ………………… 179
　2）食物を用いる直接訓練 …………………… 179
5 口腔内を清潔にするための看護技術 …… 181
　1）口腔ケアの目的および効果 ……………… 181
　2）高齢者の口腔問題 ………………………… 181
　3）包括的口腔アセスメント ………………… 182
　4）口腔ケアの種類 …………………………… 182
　5）口腔ケアの進め方 ………………………… 184
　6）口腔清潔技術に用いる用具 ……………… 185
6 誤嚥・窒息リスクを低減するための看護技術 … 186
　1）誤嚥・窒息のリスクを低減する技術 …… 186
　2）摂食嚥下障害のある高齢者の
　　 ポジショニング（姿勢調整） …………… 186
7 摂食嚥下障害のある人への食事介助方法 … 187
8 摂食嚥下機能向上のための看護技術 …… 190
9 誤嚥・窒息に対応するための看護技術 … 191
🌱 看護技術の実際　192
　A 反復唾液嚥下テスト（RSST） …………… 192
　B 改訂水飲みテスト（MWST） …………… 192
　C フード（食物）テスト（FT） …………… 193
　D 頸部聴診法 ………………………………… 194
　E 液体の誤嚥を防ぐとろみ調整剤の使用 … 195
　F 口腔を清潔にする技術 …………………… 196
　G 唾液腺マッサージ ………………………… 199
　H ベッド上での食事時のポジショニング … 200
　I のどのアイスマッサージ ………………… 201

❷ 排尿・排便障害 （榊原千秋・正源寺美穂） ―― 203

- ❶ 高齢者に起こりやすい排尿障害 ……… 203
  - 1） 尿排出障害 ……………………… 203
  - 2） 蓄尿障害 ………………………… 204
  - 3） 尿排出障害と蓄尿障害の場合 …… 205
- ❷ 高齢者に起こりやすい排便障害 ……… 205
  - 1） 便の状態の分類 ………………… 206
  - 2） 排便困難（便秘） ……………… 206
  - 3） 蓄便障害 ………………………… 206
- ❸ 排尿・排便障害のアセスメント ……… 207
  - 1） 排尿機能のアセスメント ……… 207
  - 2） 排便機能のアセスメント ……… 207
- ❹ 尿失禁のある高齢者への援助方法 …… 208
- ❺ 便秘・下痢のある高齢者への看護援助 … 209
  - 1） 便　秘 …………………………… 209
  - 2） 下　痢 …………………………… 209
- 看護技術の実際 ……………………………… 210
  - A 腰背・腹部罨法 ………………… 210
  - B 坐薬挿入 ………………………… 211
  - C グリセリン浣腸 ………………… 212
  - D 摘　便 …………………………… 214
  - E おむつ交換 ……………………… 215

❸ 転倒・骨折 （平松知子） ―― 217

- ❶ 高齢者の転倒の特徴と看護援助の目標 …… 217
  - 1） 高齢者の転倒の特徴と背景 …… 217
  - 2） 看護援助の目標 ………………… 218
- ❷ 転倒のアセスメント …………………… 218
  - 1） 転倒リスクのアセスメント …… 218
  - 2） 骨折リスクのアセスメント …… 219
- ❸ 転倒・骨折を予防するための看護技術 …… 220
- 看護技術の実際 ……………………………… 220
  - A 転倒リスクを軽減するための看護技術 …… 220
  - B 転倒に伴う骨折を予防するための看護技術 …… 223
  - C 転倒時の対応のための看護技術 …………… 225

❹ 褥　瘡 （田中マキ子） ―― 227

- ❶ 高齢者の褥瘡の特徴と看護援助の目標 ……… 227
  - 1） 褥瘡発生メカニズム …………… 227
  - 2） 応力，ずれ力と褥瘡の関係 …… 228
  - 3） 加齢に伴う皮膚の変化と褥瘡との関係 … 228
  - 4） 看護援助の目標 ………………… 229
- ❷ アセスメント …………………………… 229
  - 1） リスクアセスメント …………… 229
  - 2） 褥瘡の状態を観察・判断するためのアセスメント … 230
  - 3） 褥瘡の治癒経過を評価するアセスメント … 231
- ❸ 褥瘡を予防するための看護技術 ……… 233
  - 1） スキンケア ……………………… 233
  - 2） 栄　養 …………………………… 234
  - 3） 臥位での圧再分配，摩擦・ずれの回避 … 235
  - 4） 摩擦とずれのケア：体位変換 …… 240
- 看護技術の実際 ……………………………… 243
  - A スキンケア ……………………… 243
    - 1） 皮膚の観察から基本的な皮膚洗浄 …… 244
    - 2） 浮腫がある場合 ………………… 244
    - 3） 多汗の場合 ……………………… 245
    - 4） 尿失禁の場合 …………………… 245
    - 5） 便失禁の場合 …………………… 246
  - B 体位変換（ベッド上，椅子上） …… 246
    - 1） ベッド上 ………………………… 247
      - ■ 自力で体位変換ができない患者：仰臥位→起座位 …… 247
      - ■ 自力で体位変換ができない患者：仰臥位→側臥位 …… 248
      - ■ 骨突出がある患者 ……………… 248
      - ■ 関節拘縮がある患者 …………… 249
    - 2） 椅子上 …………………………… 249
      - ■ 座位に問題がない場合 ………… 249
      - ■ 座位に問題がある場合 ………… 250

5 せん妄　（長谷川真澄）　251

1 高齢者のせん妄の特徴と看護援助の目標 …… 251
　1）せん妄とは ………………………………… 251
　2）せん妄患者の体験世界 …………………… 251
　3）看護援助の目標 …………………………… 251
2 せん妄のアセスメント ……………………… 253
　1）せん妄発症リスクのスクリーニング …… 253
　2）せん妄の早期発見 ………………………… 253
　3）せん妄発症時のアセスメント …………… 253
3 せん妄を予防するための看護技術 ………… 253

4 せん妄がある高齢者への看護技術 ………… 253
　看護技術の実際 …………………………… 255
　A 全身状態を整えるケア …………………… 255
　B 環境調整ケア ……………………………… 255
　C 感覚刺激を適正に整えるケア …………… 256
　D 苦痛・不快を軽減するケア ……………… 256
　E 落ち着きがない・興奮時のケア ………… 257
　F 知覚障害・妄想へのケア ………………… 257
　G 家族ケア …………………………………… 258

6 薬物療法に伴うリスク　（和田奈美子）　259

1 加齢に伴う薬物動態の変化 ………………… 259
　1）薬物吸収の変化 …………………………… 259
　2）薬物分布の変化 …………………………… 259
　3）薬物代謝・排泄の変化 …………………… 259
2 薬物療法による有害反応 …………………… 260
　1）高齢者に有害反応が増加しやすい要因 … 260
　2）多剤併用の問題点 ………………………… 260
　3）高齢者が示す有害反応の特徴 …………… 260
　4）有害反応から守るための留意点 ………… 261
3 高齢者への服薬支援 ………………………… 261
　1）服薬状態の把握 …………………………… 261
　2）服薬支援方法 ……………………………… 261

　看護技術の実際 …………………………… 263
　A 高齢者への与薬のケア …………………… 263
　1）経口与薬（錠剤・カプセル剤・粉末薬）… 263
　2）口腔内与薬（舌下錠・バッカル錠）…… 265
　3）直腸内与薬 ………………………………… 265
　4）貼付剤 ……………………………………… 266
　5）点　眼 ……………………………………… 266
　B 高齢者に多く用いられる薬剤使用時のケア … 266
　1）睡眠薬 ……………………………………… 266
　2）鎮痛薬（内服薬）………………………… 267
　3）緩下剤 ……………………………………… 268
　4）認知症治療薬 ……………………………… 268

第Ⅴ章　認知症の高齢者を支える看護技術　271

1 認知症の高齢者へのアセスメント技術　（片井美菜子・行俊可愛）　272

1 認知症とは …………………………………… 272
　1）認知症の定義 ……………………………… 272
　2）認知症の有病率 …………………………… 272
　3）認知症・認知症様症状をきたす疾患 …… 272
　4）加齢によるもの忘れと認知症の違い …… 273
　5）認知症疾患の病態と経過 ………………… 273
2 認知症の症状 ………………………………… 274
3 認知症と間違われやすい疾患・症状 ……… 275

　1）うつ状態（うつ病）……………………… 275
　2）せん妄 ……………………………………… 275
4 認知症の診断・治療 ………………………… 275
　1）認知症の診断 ……………………………… 275
　2）認知症の治療 ……………………………… 276
5 認知症の高齢者への看護の目標 …………… 277
　1）認知症の高齢者の理解 …………………… 277
　2）パーソンセンタードケア ………………… 278

xi

3）認知症の高齢者への看護の目標……… 278
❻アセスメントの実際……… 279
　　1）アセスメントの視点……… 279
　　2）情報収集の方法……… 279
　　3）情報収集項目と分析……… 279
　　4）身体機能および日常生活行動のアセスメント… 281
　　5）心理面のアセスメント……… 282
　　6）保持されている力のアセスメント……… 284
　　7）生活環境のアセスメント……… 284
　　8）家族に関するアセスメント……… 286
🌱 **看護技術の実際**　286
　Ⓐ 改訂長谷川式簡易知能評価スケール（HDS-R）の実施方法……… 286

❷ 認知症の高齢者とのコミュニケーション技術　（小山幸代）──289

**❶認知症の高齢者との看護における
　コミュニケーション技術の重要性**……… 289
❷認知症の高齢者のコミュニケーションの特徴… 289
　　1）認知症の中核症状によるコミュニケーションへの影響……… 289
　　2）認知症の行動・心理症状（BPSD）によるコミュニケーションへの影響……… 290
　　3）認知症があっても保持されている機能とコミュニケーションとの関連……… 290
❸認知症の高齢者とのコミュニケーションの基本… 290
　　1）コミュニケーションを阻害する因子を低減する……… 290
　　2）場の状況の理解を助ける……… 290
　　3）本人が伝えたいメッセージを理解しようとする。そのうえで理解したメッセージに対応することから始める……… 290
　　4）自分のメッセージが伝わりやすい工夫をする… 291
　　5）社会的存在としての生活を支えるためのコミュニケーションを促進する……… 291
🌱 **看護技術の実際**　292
　Ⓐ 近時記憶障害および見当識障害がある認知症の高齢者とのコミュニケーション技術……… 293
　　1）K氏が病棟に入院してきた場面……… 293
　　2）手術後の場面……… 295
　　3）物盗られ妄想出現の場面……… 297
　Ⓑ 認知症の高齢者が保持している生活行動を引き出すコミュニケーション技術……… 300

❸ 中核症状に対応するための看護技術　（片井美菜子）──303

❶中核症状……… 303
　　1）記憶障害……… 303
　　2）見当識障害……… 304
　　3）実行機能障害……… 304
　　4）失語，失行，失認……… 304
❷認知症の中核症状による影響……… 304
❸中核症状に対する対応方法……… 305
　　1）リアリティオリエンテーションを活用した対応方法……… 305
　　2）回想法を活用した対応方法……… 306
　　3）本人の感情に焦点をあてたコミュニケーションによる対応……… 306
　　4）生活行動への影響に対応した看護援助… 307
🌱 **看護技術の実際**　308
　Ⓐ 記憶障害（近時記憶障害）がある認知症の高齢者への対応……… 308
　Ⓑ 実行機能障害がある認知症の高齢者への対応… 309
　Ⓒ 失行（着衣失行）がある認知症の高齢者への対応… 310

❹ 行動・心理症状の予防と対応のための看護技術　（行俊可愛）──312

❶行動・心理症状……… 312
❷BPSD発症の要因と予防……… 312

1）心理症状の要因を低減し，
　　安心感につながる支援をする ……… 313
　2）中核症状による生活上の困難を，自尊心を
　　傷つけることなく支援する ……… 314
　3）もっている力を発揮し，
　　満足できる生活ができるよう支援する … 314
❸ BPSD発症時の対応 ………………………… 315
　1）BPSDの種類や程度をアセスメントする … 315
　2）適切な薬物療法が受けられるように支援する … 315
　3）BPSD出現時の対応 …………………… 315
🌱 看護技術の実際　316
　Ａ BPSD発症予防のための入院時の対応 ……… 316
　Ｂ BPSD（興奮）出現時の対応 ……………… 317

❺ 認知症の発症予防と早期発見のための看護技術　（小山幸代）——319

❶ 認知症の発症予防の重要性と支援の方向性 … 319
　1）認知症の発症予防の考え方 ……………… 319
　2）認知症の発症予防に役立つ支援の方向性 … 319
❷ 認知症の早期発見の重要性と支援の方向性 … 320
❸ 軽度認知障害と支援の方向性 ……………… 320
🌱 看護技術の実際　321
　Ａ 認知症の発症予防，早期発見のための看護技術 … 321

索　引 ……………………………… 325

第Ⅰ章

老年看護技術のとらえ方

1 老年看護の目的と老年看護技術

学習目標
- 老年看護の目的と目標を理解する。
- 老年看護の基本的アプローチについて理解する。
- 老年看護技術の特徴を理解する。

1 老年看護の目的

　老年看護の目的は，老年期を生きる人々（高齢者）が人生の最期まで健康的な生活ができるよう支援することである。健康的な生活とは，健康状態が回復・維持または増進し，自らがもっている力を使って本人が満足できる生活をさす。また，人生の最期までとは，本人が安楽な死を迎えることも含む。この目的を達成するための目標は次のとおりである。

1）目標1：加齢に伴う身体的・精神的・社会的機能の変化による生活への影響を最小限にできる

　老年期は，身体的には成熟した後の衰退がみられる時期であり，老年期の日常生活は身体的な衰退による影響を受ける。たとえば，加齢による筋力・神経伝達能力・平衡感覚・視覚の低下，柔軟性の低下などより様々な生活行動場面で転倒しやすくなる。高齢者は骨粗鬆症がある場合も多く，転倒により容易に骨折してしまう。また，高齢者は身体機能の恒常性を保つ防衛力，予備力，適応力，回復力の低下があるため，いったん健康障害を引き起こすと回復しにくく，日常生活の自立度低下につながりやすい。したがって，転倒の要因となる生活環境を見直す，安全な歩行動作が実行できるようにする，筋力維持や増強の運動を勧めるなどの支援により，転倒を防ぐ。

　人間の生理的機能は加齢によって一律ではないが低下する。たとえば最大酸素摂取量は30歳に比べ70歳代で約60％，肺活量は約44％の低下を示すという[1]。つまり，通常の呼吸機能は，70歳になっても56％は保持されているといえる。また，加齢に伴う機能低下は成人期移行徐々に低下する。したがって，多くの高齢者は，徐々に低下する身体機能に応じた生活の仕方を身につけている。現に，日常生活に影響のある者の割合は65歳以上で2割程度であり，高齢者の約8割は自立して日常生活を送っている[2]。これらの状態を維持するためには，高齢者ゆえに療養上生じるリスクに対する予防的看護，疾病の予防や罹患している疾病の管理は重要である。

　また，社会的にも職業からの引退や子育ての終了，配偶者や友人の死を体験する時期である。これらの社会的な変化が精神面には，嫌悪感，喪失感，孤立感などを生じさせてし

まうこともある。孤立して他者と交流しなくなり，身体活動が減少すると廃用性の体力低下が増強するなど悪循環が生じる可能性が大きい。したがって，加齢による社会的変化を本人がどのように受け止めているか，役割の変化にどのように適応していこうとしているのかを見守り，必要時新たな活動への参加を促すなどして日常生活へのマイナスの影響を防ぐ。

2）目標2：可能な限り自律した生活が継続でき，満足した人生を送ることができる

　自律した生活とは，日常生活動作（activities of daily living：ADL）の自立のみではなく依存も含んだ，高齢者の意思によって選択される生活をさす。1）で述べたとおり，高齢者は加齢による身体的・精神的・社会的変化を体験し，日常生活の自立度が低下するリスクを抱えている。一方，高齢者は，自分が置かれてきた生活環境のなかで長い間自律して生活してきた経験をもち，老化によって低下する能力に応じた生活に適応しようとする力をもっている。社会的な役割の変化により，生活圏が縮小し，自由な時間が拡大するという特徴があり，これらは身体機能の低下に合わせた生活の実現や新たな活動に馴染んでいくうえでプラスの要因にもなる。高齢者が可能な限り自律した生活を継続できるためには，低下する能力を補うためにどの部分を依存するのか，どこをどのように援助してほしいのかを選択する意思，できるところはやりぬく意思が発揮できているのか見極め，発揮できていない場合はそれらを引き出すよう援助する。これらの援助は，高齢者が長い人生で培ってきた自尊心をもち続けることにもつながる。

　そのうえで，日々の生活をとおして高齢者自身が満足した人生であるといえるためには，一生を通じた人としての発達という観点が重要である。エリクソン（Erikson EH）[3]によると，老年期では次のような発達課題に取り組むと説明している。人生の最終段階にある高齢者は過去への後悔，逃れることのできない死を感じて望みがないという感覚（絶望）に陥りやすい。同時に，過去を受け入れ全体として満足いく人生だったというとらえ方（統合）を構築していく。両方の心理社会的危機をバランスよく経験しながら人生を再吟味してうまく折り合い，やがて訪れる死を受け入れるあり様（英知）が生み出される。したがって，高齢者が老年期の発達課題にどのように取り組んでいるか見守り，必要時支援していくことが大切である。たとえば，以下のような援助である。

- 絶望につながる身体的苦痛を取り除き，悩みや苦しみを乗り越えていく過程に寄り添う。
- 支えになることを一緒に見つける。
- 過去の人生を語るなかで，頑張ってきた自分を認めていけるよう話を傾聴する。

3）目標3：安楽な死が迎えられる

　ここでいう安楽な死とは，全人的な苦痛が緩和され，本人が満足いくような死をさす。全人的な苦痛（身体的・心理的・社会的・霊的な苦痛）を軽減するとともに，本人が満足する死を迎えるためには，自分の人生の最期をどのように迎えたいのかを高齢者自身が考えていけるよう支援することが望ましい。

　高齢者の終末期は，疾病や障害と老化による影響があるため，経過の予測が難しい。高

齢であることを理由に必要な医療が提供されないということがないよう，本人が望まない延命治療などが行われないよう，常に本人・家族の意思が尊重できるよう努める。

以上のような支援は，終末期や臨死期に限定された期間を超えて，老年期の日常生活を通じて必要であることがわかる。すなわち，高齢者の看護は，エンドオブライフケア（第Ⅱ章3, p.62参照）の観点が極めて重要となる。

2 老年看護の基本的アプローチ

老年看護の目標を達成するためには，図1-1に示すとおり，本人，家族，生活環境，社会資源，チームアプローチという視点が基本となる。

1）高齢者本人への援助

（1）健康状態を把握する

加齢に伴う身体的・精神的・社会的機能の変化の程度や現れ方は個人差が大きい。合わせて，高齢者は疾病に特有の症状が現れにくい，自覚症状を感じにくいなどの特徴があるため，総合的なフィジカルアセスメントが必須である。

（2）意思や希望を確認する

高齢者は，支援を受ける立場になりやすい状況から，意思決定についても弱者とみなされやすい。また，家族や援助者に遠慮して意思や希望を表出しない場合もある。日常的な援助場面をとおして，本人の意思や希望を引き出すなどの意図的なコミュニケーションを工夫する。

（3）生活歴を把握する

生活歴とは，出生から現在までどのようなライフステージを経てきたかについての情報である。生育歴，学歴，職歴，結婚歴，療養歴などを含む。具体例を図1-2に示す。発達

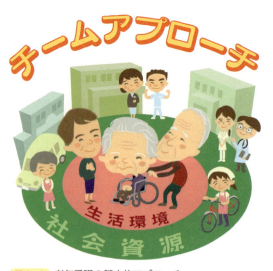

図1-1 老年看護の基本的アプローチ

文部科学省，小山幸代・シェザード樽塚まち子・千葉京子・他編集協力：老年看護，教育出版，2014, p.53.より引用

課題にかかわる情報や次に述べる本人の強みなどを知る手がかりにもなる。

（4）高齢者がもっている強みを生かす

強み（ストレングス）とは，高齢者が長い人生で培ってきた知恵や生活技能，対処行動，

年代（年）	年齢（歳）	出来事	時代背景
1922（大正11）	0	東北地方の農家の長女として誕生 ● 下に妹2人，弟2人 ● 兄弟の面倒をみながら育つ	（1923）関東大震災 （1929）世界恐慌 （1931）満州事変
1934（昭和9）	12	尋常小学校卒業 ● 家事手伝いをして過ごす	
1940（昭和15）	18	見合いで公務員と結婚	（1941）太平洋戦争始まる
1943（昭和18）	21	長女誕生 夫 召集 満州へ	
1946（昭和21）	24	夫 無事帰還	（1945）終戦
1947（昭和22）	25	次女 誕生	（1947）日本国憲法施行
1951（昭和26）	29	三女 誕生	（1950）朝鮮戦争で特需景気
1952（昭和27）	30	長男 誕生 ● 家事，育児のかたわら，夜なべで内職の日々	（1953）テレビ放送開始 （1964）東京オリンピック
1970（昭和45）	48	初孫 誕生 長男 進学のため上京 ● 自宅で近所の子どもをあずかる仕事をして生活を支える	（1970）大阪万博
1973（昭和48）	51	夫 定年退職　長男就職 ● 夫と野菜づくりを楽しむ ● 老人会で得意の手芸を教える	（1973）オイルショック （1993）バブル崩壊 （2000）介護保険導入 アメリカ同時多発テロ
2000（平成12）	78	夫 病死　一人暮らしとなる	（2008）リーマンショック
2009（平成21）	87	脳梗塞を起こし近医に入院	
2010（平成22）	88	介護老人保健施設入居 ● 車いす自走リハビリ	（2011）東日本大震災
2012（平成24）	90	自宅へ戻る ● 定年退職した次女と同居	

図1-2　生活歴の例

文部科学省，小山幸代・シェザード樽塚まち子・千葉京子・他編集協力：老年看護，教育出版，2014，p.4.より引用一部改変

特技，家族や友人との人間関係などである。強みはその人らしさともいえ，老年看護にとって重要な視点である。

（5）問題志向のみではなく，目標志向の視点を取り入れる

高齢者の看護上の問題に関連する要因は複数にわたり，除去や軽減が難しいものも多い。それゆえ，要因へアプローチしても問題解決が不可能な場合も少なくない。問題発生のリスクを低減しながら，本人や家族の希望する生活を目指すという目標志向を取り入れると看護の可能性は大きく広がる。

2）家族を含めた援助

家族関係や本人にとってのキーパーソンを理解したうえで，家族やキーパーソンの理解と協力を得ながら援助していく。高齢者にとって家族は心の支えとなっている場合が多いので，直接介護に協力が得られない場合でも，情緒的なサポートを担えるよう援助する。同時に，家族も看護の対象である。家族が抱える問題に応じて情報提供や心身の負担の軽減などを行う。

3）生活環境への働きかけ

生活は環境との相互作用で成り立っており，低下する生活機能を抱える高齢者ができる限り自立して生活していくためには，生活環境を調整する視点は重要である。住居内の手すりやスロープ，家具の配置，椅子や机の高さの調節，自助具の工夫などがある。生活圏である地域の生活環境にも目を向ける。

4）社会資源の活用

高齢者は健康面の支援だけでなく，生活全般に支援が必要になる場合が多い。したがって，保健医療福祉分野にとどまらず，経済的側面を支える年金制度や就労支援，地域活動などの制度，人材の活用が不可欠である。社会資源の活用にあたっては，本人と家族の相談にのり，関係する機関や職種への連絡や調整をしていく。

5）チームアプローチ

4）で述べた生活全般の支援は，多職種によるチームで行うこととなる。支援の目標を患者や家族を含めたチームで共有し，各職種がそれぞれの役割を発揮して連携を図っていく。看護師には，看護援助をとおして得られた本人や家族の希望や選択をチーム内に伝えていく役割も求められる。生活行動援助をともに担う介護職者との協働も重要である。

3 老年看護技術の特徴

1）看護技術のとらえ方

本書では，看護技術を「看護の専門知識に基づいて，対象の安全・安楽・自立をめざした目的意識的な直接行為であり，実施者の看護観と技術の習得レベルを反映する」[4]ととらえる。すなわち，看護技術は看護の目的を達成するためには不可欠なものである。看護技

術は,以下のような特性をもつ。

① 看護師が行う一定の目的をもった援助プロセスのなかにあり,そのプロセスを成り立たせている具体的な直接行為である。
② 一般に,技術とは生産的行為であり,看護技術の成果（生産するもの）は,対象に目的とした状態をつくり出すことである。
③ 一定の目的を達成するための科学的根拠や法則性に裏づけられた具体的行為である。言語化可能で再現性があり,繰り返し訓練することで一定のレベルの行為ができるようになる。
④ 相手の反応を常にとらえつつ進行する,幅のある目的意識的行為である。

2）老年看護技術のとらえ方

　本書では,老年看護技術とは,前述の看護技術のとらえ方を踏まえ,「老年期を生きる人々（高齢者）を対象に,看護の専門知識に基づいて,高齢者の安全・安楽・自立を目指した目的意識的な直接行為であり,実施者の老年看護観と技術の習得レベルを反映する」と定義する。1）で述べた看護技術に追加されるのは,対象が高齢者であるという点である。老年看護技術は,成人を対象とした基礎看護技術および成人看護技術をベースに,高齢者の特性を踏まえ,老年看護の目的達成を目指したものとなる。合わせて,エンドオブライフケアを支える看護技術やせん妄や転倒リスク,認知症の高齢者を支える看護技術など老年看護に特有の看護技術もある。

　老年看護技術を用いるためには以下の要素が重要となる（図1-3）。

（1）どんな状態をつくり出すのかという目的をもつ

　1で述べた老年看護の目的,目標が基本となる。看護技術を用いる援助場面に応じて,対象となっている高齢者のどんな状態を目指すのかを設定し,看護技術を用いた後で目的に対する評価を行うことが重要である。

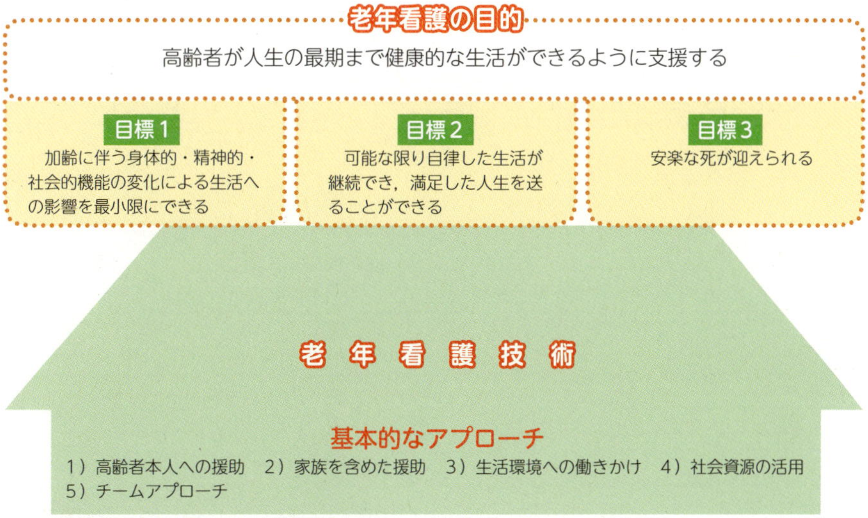

老年看護の目的
高齢者が人生の最期まで健康的な生活ができるように支援する

目標1	目標2	目標3
加齢に伴う身体的・精神的・社会的機能の変化による生活への影響を最小限にできる	可能な限り自律した生活が継続でき,満足した人生を送ることができる	安楽な死が迎えられる

老年看護技術

基本的なアプローチ
1）高齢者本人への援助　2）家族を含めた援助　3）生活環境への働きかけ　4）社会資源の活用
5）チームアプローチ

図1-3　老年看護の目的と老年看護技術

（2）目的を達成するための科学的根拠や法則性に裏づけられた具体的行為であり，そのために必要な老年看護の専門的知識が必要である

　成人を対象とした基礎看護技術・成人看護技術の根拠や法則性に加え，高齢者ゆえの特徴を加えた科学的根拠や法則性の追加が必要である。

（3）高齢者の反応に応じて用いられる具体的行為という特性をもつ

　高齢者の場合は，加齢の影響により反応を表出されにくく，援助者への遠慮から要求を控えてしまう傾向にあるなどの特徴もある。看護技術を用いる際は，注意深い観察や意図的な確認行為により，必要時看護技術を中止あるいは変更することが重要である。

（4）同じ目的の同じ看護技術であっても，それを用いる看護師の老年看護観と看護技術の習熟度が反映される

　看護習熟度が低ければ，看護技術のレベルも低くなり，それが原因で目的が達成されないという状況も引き起こしてしまう。高齢者と看護師の人間関係によっても影響を受ける。最初からレベルの高い看護技術を実行することは難しいが，（2）で述べた専門的知識や基本となる看護技術の科学的根拠や法則性および技法習得は必須である。老年看護技術に反映される老年看護，特に老年観については次の節で述べる。

文　献

1）道場信孝：臨床老年医学入門—すべてのヘルスケア・プロフェッショナルのために，医学書院，2005，p.47.
2）厚生労働省：平成22年度国民生活基礎調査の概況，2012．http://www.mhlw.go.jp/toukei/saikin/hw/k-tyosa/k-tyosa10/
3）Erikson EH, Erikson JM & Kivnick HQ著，朝長正徳・朝長梨枝子訳：老年期—生き生きしたかかわりあい，みすず書房，1990．
4）日本看護科学学会看護学学術用語検討委員会：日本看護科学学会看護学学術用語検討委員会報告，日本看護科学学会誌，14（4）：68-69，1994．
5）小玉香津子・高﨑絹子：看護学概論，第3版，文光堂，2000，p.75-85.

2 老年看護技術に反映される超高齢社会の現状と老年観

学習目標
- 超高齢社会におけるわが国の高齢者の現状を理解する。
- 老年観の3つの特徴を理解する。
- エイジズムやサクセスフルエイジング，発達性知能について理解し，医療者として望ましい老年観を考える。

1 超高齢社会におけるわが国の高齢者の現状

　老年期がいつから始まるかは定まったものはない。世界保健機関（WHO）の定義では高齢者とは65歳以上をさすことが多いので，一般には65歳以上を高齢者とよぶことが定着している。高齢者は前期高齢者（young old, 65～74歳）と後期高齢者（old old, 75歳以上）に大別される。前期高齢者はたとえ慢性疾患をもっていても健康状態が比較的良好であり，仕事やボランティアなどの社会活動も活発な人が多い。2012年（平成24年）度では65～69歳では男性の約50％，女性の約30％が就業している。75歳以上になると，元気に活動している反面，身体的にも次第に機能低下を自覚し，健康状態にも支障を来しやすい人が増えている。したがって，ライフサイクルのなかで老年期は，身体の形態や機能の変化など加齢の様相が次第に現れ，社会生活や家庭での役割の移行や周りの人々との喪失を体験し，自分の人生を受容し，死を身近に考える時期である。とりわけ後期高齢者になると，この様相が強く，老年看護学においてもこの年代に焦点を合わせた多くの看護技術が重要視されている。そのため，今日の高齢者の現状を理解しておくことが必要である。

　わが国は超高齢社会（高齢化率21％以上）となり，2014年9月15日の敬老の日に合わせた総務省の推計では，高齢化率は25.9％であり，4人に1人が高齢者となり，8人に1人が75歳以上である。65歳以上の高齢者人口は3,296万人となった。男女別では，男性対女性の比は約3対4となっている。平均寿命は，男性80.21歳，女性86.61歳（2013年）であり，女性の上昇傾向はやや減少してきた。健康寿命とは「健康上の問題がない状態で日常生活を送れること」であるが，これは男性が70.42歳，女性が73.62歳（2010年）である。つまり，平均寿命から健康寿命までの期間は，男性は約10年，女性は約13年と女性のほうが健康状態がよくない期間が長い。したがって，高齢者の生活機能を維持するためには健康寿命を長く保つことが重要である。さらに，認知症者が急激に増加しており，認知症者462万人と軽度認知障害（mild cognitive impairment：MIC）者400万人を合わせて862万人とされている。これは，65歳以上の4人に1人が認知症者とその予備軍ということである。

　さらに，介護保険制度における要支援・要介護の認定者は580.6万人（2013年）であり，

特に75歳以上の割合が高い。介護が必要となった主な原因は全体として，脳血管疾患（脳卒中），認知症，高齢による衰弱の順であるが，要介護度別にみると，要支援者では関節疾患が20.7％で最も多く，次いで高齢による衰弱が15.4％となっている。要介護者では脳血管疾患（脳卒中）が21.7％，認知症が21.4％と多くなっている（表2-1）。特に要支援者に多

表2-1 要介護度別にみた介護が必要となった主な原因（上位3位）

要介護度	第1位		第2位		第3位	
総　　数	脳血管疾患（脳卒中）	18.5	認知症	15.8	高齢による衰弱	13.4
要支援者	関節疾患	20.7	高齢による衰弱	15.4	骨折・転倒	14.6
要支援1	関節疾患	23.5	高齢による衰弱	17.3	骨折・転倒	11.3
要支援2	関節疾患	18.2	骨折・転倒	17.6	脳血管疾患（脳卒中）	14.1
要介護者	脳血管疾患（脳卒中）	21.7	認知症	21.4	高齢による衰弱	12.6
要介護者1	認知症	22.6	高齢による衰弱	16.1	脳血管疾患（脳卒中）	13.9
要介護者2	認知症	19.2	脳血管疾患（脳卒中）	18.9	高齢による衰弱	13.8
要介護者3	認知症	24.8	脳血管疾患（脳卒中）	23.5	高齢による衰弱	10.2
要介護者4	脳血管疾患（脳卒中）	30.9	認知症	17.3	骨折・転倒	14.0
要介護者5	脳血管疾患（脳卒中）	34.5	認知症	23.7	高齢による衰弱	8.7

厚生労働省：平成25年「国民生活基礎調査」より　　　　　　　　　　　　　　　　　　　　　　　　（単位：％）

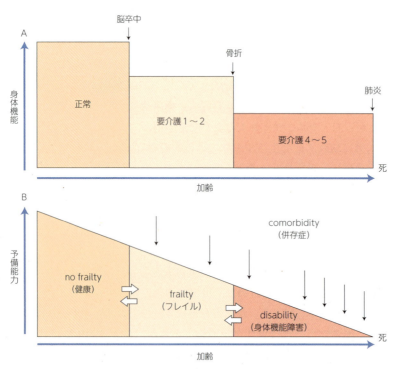

Aモデル：障害を引き起こす疾病の蓄積により要介護状態に至る要介護疾病モデル
Bモデル：障害につながる疾病に罹患しなくても徐々に身体的能力が低下していき，ついには身体機能障害に至る虚弱モデル
このモデルでは healthy（non-frail）→frail→disability という一方方向の変化だけではなく，反対方向の移行もあり得る

図2-1 老化に伴い死に至るプロセス
葛谷雅文：高齢者診療におけるサルコペニアと虚弱の考え方，*Modern Physician*, 31（11）：1288-1291, 2011. より転載

い原因は，心身の機能低下で日常生活機能も次第に低下していくことに関連した高齢者の虚弱化（フレイル，frailty）や加齢に伴って筋肉が減少するサルコペニアが近年注目されている。サルコペニアが進行すると活動度が低下しやすくなるので，ますます要介護状態になる可能性が高い。つまり，関節炎や高齢による衰弱などによる高齢者の予備力の低下が身体機能障害（disability）につながるということになる（図2-1）。

このように超高齢社会に伴い，高齢者に対する考え方やイメージも様々な変遷をしている。看護師が高齢者をどのようにとらえるかは看護の質に影響する。高齢者に対する様々な見方を理解して，よりよい老年観を育み，看護に生かしたいものである。

2 老年観の3つの特徴

私たちは，日常的に腰の曲がった高齢者や杖歩行やシルバーカーを押す高齢者に接することが多い。一方では，100歳以上の高齢者が50,000人以上となり，テレビなどをとおして100歳近くでも元気で活躍している人も多い。すなわち，高齢者を身体が衰退していく孤独な存在とみることもあれば，信念をもった経験豊かな存在とみている場合もある。

老年観とは，高齢者や老いに対する意識や態度，イメージの総称をいう。老年観はその時代や社会的・文化的・歴史的な状況によって異なる。また高齢者自身が老いをどのように受容しているかの自己認識にも影響している。

老年観の特徴には，①両義性，②多様性，③多重性がある[1]。

1）老年観の両義性

老年観の両義性とは，高齢者に対する肯定的な見方と否定的な見方の相反する2つの意味をもっていることである。前述したように，老年観を人の完成された生き方として肯定的にみること，もう一つは身体が衰退して死に至る時期として否定的にみることなどである。老いという漢字をみても，長老や元老，老練などのポジティブなものと老衰，老残，老醜などのネガティブなものがある。医療職者の老年観はサービスの質に影響を及ぼし，肯定的な老年観は，サービスの質を向上させ，否定的な老年観は質の低下を招く[2]とされている。たとえば高齢者を頑固な人ととらえやすいが，なぜかと考えると，高齢者はその過ごしてきた人生をとおして，自分の考えを経験から確固たるものにしてきたことに気づかされる。その人のライフヒストリーを描くことで，頑固に意味があると理解できよう。看護師は肯定的な見方を基盤にしながら，プラス面もマイナス面もみることが求められる。

2）老年観の多様性

老年観の多様性とは，多様な常識，多様な発想，多様な健康水準や体力などから高齢者のとらえ方も多様性があることをいう。さらに，高齢者自身にも多様性があり，高齢者の概念も多様性が特徴となっている。すなわち，超高齢社会となり，65歳以上の高齢者を高齢者として一括りにできない多様性をもった集団が増えている。多様な高齢者が若い世代よりも多様な履歴，経験そして価値観をもっており，身体的にも，精神的にもさらに社会的にも多様性が特徴である。今日，時代の多様性と複雑性を背景にますます多様性が顕著

になっている[1]。

3）老年観の多重性

　老年観の多重性とは，「老い」を考えるとき，たとえば一人の人が自分の60代前半に感じる老いと，70代のときに感じる老い，80代になったときの老いなど，それぞれ年を経るごとに自分の老いに対する認識の仕方が違うことである。老いのまた老いというように，絶えず新しい老いを体験しながら人は本当に老いていくことを老いの多重性という。

3 エイジズムと高齢者虐待，サクセスフルエイジング

　老年観の変遷を振り返ると，社会学な視点から一つは否定的なとらえ方としてエイジズムがあり，そこから今日における高齢者虐待，肯定的なとらえ方としてのサクセスフルエイジングについて考えたい。

1）エイジズム

　エイジズム（ageism）とは高齢者に対する差別や偏見である。1968年，米国の精神科医バトラー（Butler RN）によって提唱された。彼は「人種差別や性差別が，皮膚の色や性別をもってその目的を達成するように，高齢者の差別は，年を取っているという理由で高齢者たちを組織的に一つの型にはめ差別をする」とした。老いることは心身の機能を低下させ，退職することで社会と断絶し，孤立し，収入もなくなるので，高齢者は弱者であるなど，一面的な見方で高齢者を偏見や差別をしていくことである。今日の社会のなかで，年齢だけに着目して，自立と生産性や社会性のある成人と差別していくことは，その差別した者もいつかは老いを迎えることになることを自覚すべきであろう。看護師は，このような社会のエイジズムを理解し，年齢的なものさしに惑わされないで，老いの意味を考える視点をもつことが重要である。

2）高齢者虐待とその現状

　高齢者虐待はエイジズムを無意識に受け入れた結果，生じたものであるともいえる。2006年に高齢者虐待防止法が施行されたが，高齢者人口の増加に従い，増加の傾向にある。
　高齢者虐待とは，家庭内や施設内における高齢者に対する虐待のことである。高齢者虐待の種類には身体的虐待（平手打ちや，殴る，蹴るなど身体に外傷を与えること），介護拒否・放置（着替えさせないなど高齢者を不衛生な状態で生活させるなど），心理的虐待（怒鳴る，からかうなど高齢者に心理的外傷を与える），性的虐待（わいせつな行為をすること，または高齢者をしてわいせつな行為をさせることなど），経済的虐待（高齢者の財産を不当に処分することなど），セルフネグレクト（生活に関する能力や意欲が低下して自分の身の周りのことができない）などがある。
　背景要因には，虐待者側の要因（介護疲れや介護に対する知識不足など），高齢者側の要因（認知症による言動の混乱や身体的自立度の低さなど），人間関係などの要因（高齢者と虐待をしている人のこれまでの人間関係，精神的・経済的依存など），社会環境などの要因

（老老介護，単身高齢者の増加，社会からの孤立など）がある。

「高齢者の虐待防止，高齢者の擁護者に対する支援等に関する法律に基づく対応状況等に関する調査結果」（平成24年度）によると，家庭内の虐待の特徴として，虐待を受ける高齢者の約8割が女性（77.6％）で年齢も75歳以上が7割を占めている。虐待者との続柄では息子が42％と最も多く，次いで夫の順である。一方，施設内での虐待は，身体的虐待が57％と最も多く，次いで心理的虐待44％の順である。虐待を受ける施設高齢者は，女性が約7割と多く，年齢では80歳以上が7割以上を占め，要介護状態では要介護3以上が8割弱（78.0％）を占めている。虐待を行った施設従事者（虐待者）は，介護職が79.6％，看護職が7.2％であり，年齢では40歳未満が約4割を占めている。

看護師は，これらの要因や内容を理解して，虐待発見や家族のケアにつなげることおよび高齢者施設では看護職なども含まれることを認識しておくことが重要である。

3）サクセスフルエイジング

1980年代になって老年期の否定的な考えから肯定的な考えが強調された。その一つがサクセスフルエイジング（successful aging）である。サクセスフルエイジングとは，「幸せな老化」と訳され，人生に納得し，加齢変化にうまく適応して成功裏に老いるという意味が含まれている。

エイジングの概念をサクセスフルエイジングとユージュアルエイジング（usual aging，通常の老化）に分けて，サクセスフルエイジングは生活の仕方によって獲得できるものであり，その要素には①病気・疾病を避ける，②高い精神的・身体的機能を維持する，③社会活動に積極的に参加し，人間関係を良好に維持する，この3要素を備えることがサクセスフルエイジングにつながるとしている（図2-2）。

たとえば，認知症の予防につながる介入として，メタボリックシンドロームの早期治療や有酸素運動の習慣，禁煙およびうつ病の予防などは"通常の老化"に含まれる要素であり，

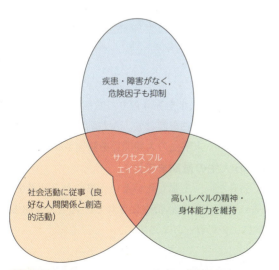

図2-2 サクセスフルエイジングの主要な構成要素

小澤利男：老年医学の先駆者たち―老年医学を学び，研修する人々のために，ライフ・サイエンス，2006，p.80．より引用

これらの要因を排除して認知機能低下を改善していくことが，サクセスフルエイジングを導く可能性となる[1]。

老年観としての発達性知能

　今日，記憶の生成を司る海馬や脳の高次機能を司る大脳皮質において，老年になっても新たに細胞が生成されることがわかり，脳の発達は年齢を問わず継続すると考えられるようになった。また，若い人が脳の一部を使っていく作業が，年齢を重ねていくと，脳の多くの場所を活用するようになる。米国のジョージ・ワシントン大学加齢健康人文科学研究センター所長のコーエン博士[3]は，これらを科学的に解明した。そして，認知力，感情的知性，判断力，社交力，人生経験，意識の各要素が成熟した状態を「発達性知能（development intelligence）」とよび，年齢を重ねるにつれてこれらの要素は成熟し続けるとしている。これには人間として成長するための衝動体験があり，この原動力として衝動，欲求，熱望，憧れ，探究などの要素があり，「インナープッシュ」とよんで重要視している。つまり，加齢のプロセスを否定的な段階や肯定的な段階でみるのではなく，両者を超えたより人間に真の成長をもたらす発達の段階としてとらえている。さらに，老いても自らの運命を自分でコントロールし，工夫すれば，脳神経細胞の構造も知的能力も変えられるとしている。

　彼は人の後半人生における成長と発達のステージは，再評価段階，解放段階，まとめの段階，アンコールの段階の4つに分類されるとしている。

（1）再評価段階（40代前半から50代後半）

　折り返し地点の年代に，残された問題（いつかは自分も死ぬなど）を意識するようになる。探究心や，まれに危機感に駆り立てられて計画を立てたり，行動したりする。

　この段階で起こる脳の変化が発達性知能を刺激する。

（2）解放段階（50代後半から60代前半）

　「いまやるしかない」という意識をもつことが多くなり，自分の意思から行動を起こす。新しい何かを欲する気持ちが，新たな神経細胞の生成を促す。退職や早期退職で新しい体験に挑む時間的余裕ができる。

（3）まとめの段階（60代後半から80代）

　自分の知恵をみんなと共有しようとする。人生を振り返り，総括するなかで，人生の意味を見つけたいという欲求から計画を立て，行動を起こす。左右両脳の海馬が働くことで，自己の表現能力が向上する。未完成の仕事や未解決の人間関係を修復させたいと思う。

（4）アンコール段階（70代後半から人生の最期まで）

　人生のテーマについてもう一度，語りたい，主張したいという思いから計画を立てたり，行動したりする。扁桃体の変化によって肯定的な感情が促される。人生の最期まで立派に生きたいという欲求が，家族や地域によい影響を与える。

　このような高齢者が創造性をかきたてる衝動，欲求，探究の原動力となる脳の発達性知能を働かせ，豊かで希望のある老年観をもつことが，今日の超高齢社会では必要である。

看護師として，老年看護技術を用いる際にも，高齢者に対して豊かで希望のある老年観をもって看護を実践したいと考える。

文　献
1）長谷川和夫：老年観の変遷について，老年精神医学雑誌，19（10）：1125-1131, 2008.
2）松本啓子・渡辺文子：後期高齢者の Successful Aging の意味，日本看護研究学会誌，27（5）：25-30, 2004.
3）Cohen GD著，野田一夫監訳：いくつになっても脳は若返る，ダイヤモンド社，2006.

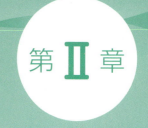

老年看護のための基本技術

1 老年看護に必要なアセスメント技術

学習目標
- 高齢者のアセスメントの目的を理解し，説明できる。
- 高齢者に必要なアセスメント項目を理解し，意図的な情報収集ができる。
- 高齢者の身体機能の把握に必要なフィジカルアセスメントの方法がわかる。
- 高齢者の日常生活機能の評価ができる。
- 高齢者の生活歴や社会背景に関する情報と身体機能に関するアセスメントから，統合的に行うヘルスアセスメントの方法を理解する。

1 高齢者のアセスメントの目的

　加齢とはヒトの誕生から成長・発達後に衰退していく過程で年を重ねて変化することを指す。一方老化はヒトとしての身体的機能の成熟後にみられる衰退の様子を指している。加齢によって起こる現象は，細胞数の減少が起因しており，肉体的には老化ととらえることが多い。身体機能の多くは低下するため，高齢者の健康問題をとらえるうえで問題の直接的要因となる身体的機能の状態把握は非常に重要である。同じような疾患でも，成人期と老年期では環境への適応能力や予備能力が異なり，回復過程に差が生じることがある。簡単な手術目的での入院や静養が目的の施設入所でも，短期間で状態が悪化することもある。また感覚機能の低下や認知機能の低下もきたしやすく，自覚症状が乏しいこと，自覚症状は外観からは判断しにくいことなどからも，異常が生じた際の発見が遅れがちとなるため，高齢者の看護では常に身体機能のアセスメントが求められるといえる。疾患や障害から生じる身体的変化をとらえる際は，加齢に伴う身体的変化を加味し，障害部位に限らず高齢者を全人的に把握することが望ましい。

　一方，日常体験の積み重ねにより，語彙力などの知的能力や物事の分析，判断力などの精神機能の多くは向上する。精神機能にかかわる疾患や障害をもつ場合もあるため，精神心理機能のアセスメントをすることで，高齢者の健康上の課題を解決することに生かすことができる。さらにこのような高齢者のもつ強みという意味でのプラス面のアセスメントは，ADLの拡大やQOLの向上を目指す看護計画に活用できるという意義をもつ。したがって，高齢者のアセスメントの目的は，対象者のその人らしさに寄り添う看護を行ううえで，対象のもつ心身の機能の変化を適切に把握することにあるといえる。

2 フィジカルアセスメントに必要な基本的技術

1）問　診

　通常成人に対して行われる問診では，事前に症状や障害の程度などを自己記入してもらい，その用紙をもとに問診をするが，高齢者の場合は視力や聴力，認知機能の低下をきたしていることが考えられる。症状をうまく伝えることができなかったり，医療者に対して遠慮をして不安や痛みを我慢していたり，これまでの経過で大変だった思いを述べていくうちに話の焦点がずれてしまうこともある。問診をする看護師の適切な質問によって高齢者は安心感を得，不安や気がかりなことを話すきっかけとなる。問診の際に留意すべき点を以下に示す。

（1）話すことに適した環境づくり

　難聴などの聴力低下を考慮し，できるだけ静かに話せる場所で，他者に聞かれる心配のないプライバシーに配慮された空間であることが望ましい。問診後にフィジカルアセスメントを行うことも考えると，時間に余裕をもち，安楽な姿勢の保持に加え，室温の調整や掛け物などを準備する。これから何をするのか，どれくらい時間がかかるかを初めに伝え，必要があれば排泄は済ましておくように準備する。

（2）雰囲気づくり

　話しやすい雰囲気づくりのためには看護師のもつ姿勢が影響する。看護師を信頼して話をしてもらううえで，高齢者の時代背景を知り，身だしなみや表情，言葉遣いなど，どの年代の人にも受け入れられやすい態度で臨み，相手に不快な思いをさせないことも問診の技術である。問診が始まったら答えを急かさず待つ姿勢も忘れてはならない。

（3）洞察力

　質問の意図を理解しているかどうか，自分の症状や思いを適切に表現できているかどうかという点にも着目する。質問に対する言語的な表現のみならず，表情や仕草のような非言語的表現に注意する。メモを取りながらなるべく高齢者の用いた言葉を使って確認する。無意識に膝をさすったり，皮膚を掻いていたりすることもあり，自覚症状とは別に身体を動かしている部分にも着目する。

（4）質問の仕方

　どのような症状がいつごろからどの程度生じているかを把握できるような質問をする。高齢者の気がかりな点は何か，どのように対処してもらいたいと考えているかをていねいに探り出す。看護師の固定観念（思い込み）にとらわれないよう，高齢者の表現をありのまま用い，反復確認する。

　　例）　高齢者：「胸が苦しい」
　　　　 看護師：「胸が苦しいというのは息がしづらいということですか？」
　　　　 高齢者：「いや，胸がつかえるようだ」
　　　　 看護師：「胸のつかえというのは，食べすぎたときのような感じですか？」
　　　　 高齢者：「そうかもしれない」

　一方で質問攻めにすると高齢者が混乱し，疲れや怒りが生じることもある。質問の焦点

を絞り，短時間で行えるよう配慮する。

2）視　　診
外観上得られる情報は，体形や皮膚の状態，姿勢，歩行の様子，動作，栄養状態，疲労度，表情などから精神状態まで，多岐にわたる。外観上，加齢とともに変化する部位が多く，個人差も出やすいため，普段の様子と併せて情報を整理する。

3）触　　診
高齢者の場合，感覚機能の低下をきたしていることがあり，麻痺や知覚鈍麻など，感覚の異常を高齢者自身が普段理解していないこともあるため，実際に触れてみると異常が生じていることがわかることがある。

4）打　　診
看護師の指あるいは打腱器を用いて行う。高齢者の場合，主な打診部位は腹部や腱反射であり，特に便秘や下痢などの腸管の状態を把握する際に用いられる。通常は臓器のある部分の体表に，左手の中指（遠位指節間関節）の腹側を密着させ，右手（利き手）の中指の先端で左手の中指背面を叩打する（図1-1）。腸にガスがたまっているときには鼓音といって太鼓のような響いた音がする。便の貯留や筋肉，肝臓などは中の詰まったような濁音が聴かれる。

5）聴　　診
呼吸や心音，腹部のアセスメントでは，聴診による観察を行う。普段の高齢者の正常な状態を把握しておく。心不全や呼吸器疾患などの既往をもつ高齢者の場合，普段の聴診によって異常の早期発見につながることがある。胸部の聴診および打診部位を図1-2に示す。①→②→③という順序で聴診器を左右に移動させ，左右差がないかどうかも確認しながら，音の特徴や強弱を聴き分ける。

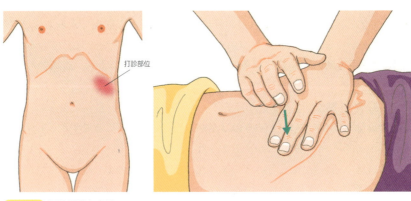

図1-1　打診部位と方法

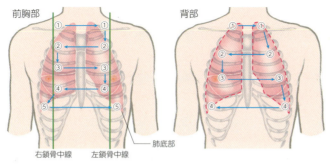

図1-2 胸部の打診と聴診の順序

3 系統別アセスメント

1）外観の観察

　加齢によって起こる外観上の変化を図1-3に示す。個人差はあるが，身長の短縮や毛髪の減少，皮膚の形状の変化や骨格系の老化によって起こる姿勢や筋肉量の変化などがみられる。徐々に変化するため，生活に支障をきたしていることに対して自覚していないことが少なくない。自覚症状が乏しく，症状の悪化に気づきにくい特徴がある。

2）バイタルサイン
（1）脈　拍

　加齢に伴い冠状動脈の変化，心臓弁膜の硬化，心臓の刺激伝導系や心筋の線維変性，脂肪浸潤などの変化がみられるようになる。心筋収縮力の低下から心拍出量の減少をきたし，運動負荷に伴う脈拍の変化が若いときの対応能力に比して回復しにくく，不整脈が起こりやすくなる。高齢者の場合，動脈硬化をきたしていることがあり，末梢の脈拍は触れにく

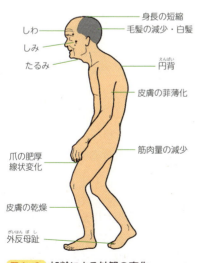

図1-3 加齢による外観の変化
文部科学省，小山幸代・シェザード樽塚まち子・千葉京子・他編集協力：老年看護，教育出版，2014, p.61.より引用

く，末梢の静脈が蛇行していることもあるため左右差を比較しながら測定する。不整脈など脈拍の異常を認める場合は心拍数の聴診を行う。

（2）呼　　吸

　高齢者の呼吸で変化がみられるのは，肺活量の減少や動脈血酸素分圧，一秒率（努力肺活量の最初の1秒に呼出された量）の低下などである。肺の弾力性の低下だけでなく，気道の線毛上皮の萎縮から気道クリアランスが低下したり，骨格系の変化から前傾姿勢（円背）となり，胸郭の運動制限がかかることで換気機能が低下することも関係する。また，呼吸器系の疾患や嚥下障害などの機能障害を伴う場合は，雑音が聴かれたり，左右の対称性がなかったり，肺底部での音が聴こえにくくなったりと異常がみられる。疾患の特にない高齢者で基本的な日常生活に支障がなくても，旅行やいつもと違う運動を取り入れた際の回復過程に影響があるため，呼吸リズムが乱れたり，息切れを起こすことがある。それまでの生活で適度な運動を続けてきた高齢者と，そうでない高齢者では体力も異なるため，生活歴や既往歴も考慮してアセスメントする。

（3）血　　圧

　動脈硬化による動脈壁の弾力性の低下や，末梢血管抵抗の上昇，心臓の拍出力の低下，血液の粘稠性の上昇，脈圧の増大などにより，加齢になると血圧は上昇する傾向にある。高齢者の血圧をアセスメントする際には，血圧の上昇にかかわる要因と助長する因子を考慮する。また，循環器系の疾患や糖尿病などの生活習慣病，食生活や運動習慣などの生活スタイル，喫煙やアルコールなどの嗜好品の有無とも関連する。高血圧は心筋梗塞や脳血管疾患の引き金となりやすく，コントロールがきちんとできているか，服薬のコンプライアンスについても把握する。

　一方で，高齢者は食事の後に低血圧になりやすい（食後低血圧）。内臓の血管に血流が集中する際に全身の末梢抵抗が減少し，血圧の低下を引き起こす。体位の変化によっても立位時に低血圧を起こすことがあり（起立性低血圧），食後の急激な体位変換から脳虚血などの重篤な疾患となることもあるため，注意する。

（4）体　　温

　高齢者の体温は熱を蓄える筋肉量の減少や血流量の減少により，基礎代謝量が低下することから，成人期に比べてやや低体温となる。肺炎やウイルス性感染症を発症しても，平熱が35℃台の高齢者であれば37℃程度の発熱にとどまることがある。また，高齢者は自覚症状が乏しく症状の把握が遅れることもあるため，平熱を把握しておく。体温調節機能も低下する傾向にあり，熱産生（体の震え）が遅れることがある。また発汗後の気化熱によって起こる体温調節は身体的ストレスが増加することとなる。環境にも左右されるため，気温の上昇による熱中症や脱水などを引き起こさないよう，生活環境とも併せてアセスメントする。

（5）意　　識

　意識障害を伴う疾患だけでなく，高齢者の場合では脱水や熱中症，薬物の副作用によっても意識障害をきたしやすい。認知機能障害を伴う場合は意識障害の判別も困難になるため，問診を行う際には，高齢者本人の理解度を把握しながら，家族や知人に普段の様子などを確認しアセスメントする。意識障害の評価だけでなく，四肢の動きや頸部硬直，バイ

タルサインなども併せてアセスメントする。意識障害の起こる前兆に，活気のなさや反応の鈍さ，食思不振や睡眠障害など，普段と少し違う様子があることもある。環境の変化などから起こるせん妄や，認知症では対応方法が異なるため，見分けることも重要である。

3）循環器系機能

　加齢に伴い血圧は上昇する傾向がある。血圧を左右する要因は動脈壁の肥厚や硬化であったり，老化による自律神経機能の低下によっても生じる。心拍出量の増加や減少などから血圧が上下するが，その際に自律神経の求心性線維を通して情報が脳に伝達され，血圧を安定させる仕組みとなっている。加齢や自律神経を障害される疾患などによって，この伝達機能が低下すると，体位や精神的興奮によって起こる血圧の変化にうまく対応できなくなる。また，心臓そのものの機能低下も考えられるため，心臓のポンプ機能と血管の状態が正常かどうかをアセスメントする。

　高血圧や疾患のない高齢者では，心臓の大きさにあまり変化はみられないが，心筋の肥大や皮下脂肪の増加により，重量は増加する。そのため成人期と比較して30〜40％の心拍出量の減少がみられ，心拍もゆっくりとなる傾向がある。心拍の減少から心拍出量が代償的に増加するため，高血圧を助長する。血管の変化では，冠動脈や筋層中間被膜が頸動脈の拡張や歪曲によって石灰化が進み，弾力性が低下する。血管の表面も歪曲し，血管が浮き立ってみえるようになる（図1-4）。左は90代女性，右は50代男性の手背だが，比較すると血管の歪曲が顕著であることがわかる。

　高齢者の循環器系疾患の特徴としては，心不全や大動脈弁狭窄症，僧帽弁閉鎖不全などの虚血性心疾患を生じることが多く，わが国における心臓疾患の死因の大半を占める。症状が典型的でなかったり，症状に気づかない高齢者も多く，突然の発作で疾患に気づくケースもみられる。心機能の低下は多臓器に影響するため，合併症の頻度も高くなる。不整脈のみられる高齢者は多いが，一般的な健康診断では検査に費やす時間が短時間のため，心電図や運動負荷試験で異常が発見されにくい。

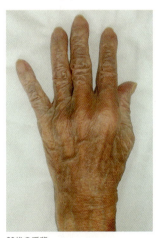
90代の手背

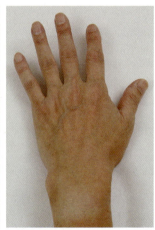
50代の手背

図1-4　血管の表面

◆アセスメントの実際

- ●目　　的：高齢者では，心臓と血管のどちらも老化が影響する．加えて何らかの疾患や合併症がある場合は，原因や要因についても観察しケアへ反映させる
- ●必要物品：ペンライト，聴診器，血圧計，掛け物（バスタオルなど），アルコール綿，時計，定規

	方法と留意点	判　　断
1	**問　診** 1）以下の症状の有無について確認する 　胸痛（ある場合は痛みの種類，持続時間，部位，収まってからどのくらい時間が経過したか），動悸・息切れ，めまい，四肢の浮腫や冷感，靴や指輪がきつく感じたかどうか，易疲労感 2）喫煙歴，飲酒歴 3）既往歴：先天性の心疾患や高血圧の有無，糖尿病，高コレステロール血症 4）家族歴 5）運動習慣 6）睡眠状況 ●自覚症状がある場合，いつからどのようなときに生じるのか，持続時間や頻度，そのときの対処方法，随伴症状などを確認する ●内服薬の種類や理解度，管理方法，服薬のコンプライアンス状況を確認する	●症状がないことが望ましい ●浮腫の悪化や，症状の頻度が増加している場合は注意を要する
2	**視　診** 1）患者の姿勢を整え，座位または仰臥位での観察を行う 2）正面から胸郭の形状を観察する 3）外頸静脈を観察する 4）浮腫の有無を観察する 5）頭部の動きを観察する 6）粘膜の斑状出血の有無 7）両側の頬の色調（僧帽弁狭窄では紫色を呈する） 8）爪の色 9）皮膚の冷感や色調 10）ばち状指の有無（先天性心疾患やうっ血性心不全の可能性） 11）下肢の脛骨面の浮腫の有無（心臓性浮腫を疑う） 12）静脈瘤の有無（下肢静脈瘤は，運動不足や加齢などが原因，側枝型，くもの巣状，網目状，伏在型） ●掛け物などを使用して露出を避ける ●室温を調節するなど，保温に配慮する ●安楽な体位を確認し，手際よく実施する（呼吸や腹部の観察と同時に行ってもよい） ●右心不全が疑われる場合は，中心静脈圧の測定を行う	●外頸静脈の蛇行がみられる場合，動脈硬化が考えられる ●頭部が心拍に連動して動く場合は，大動脈弁逆流を疑う（ミュッセ徴候） ●粘膜に斑状出血や爪床に線状出血がある場合，心内膜炎を疑う
3	**触　診** 1）脈拍測定を行う．脈の触知では看護師の指先を使用して軽く圧をかける 2）血圧測定をする．麻痺のある場合は四肢の測定を行い，左右差を確認する ●高齢者の場合，脈圧が弱い場合があり，看護師のかける圧が強すぎると脈拍が触知できなくなる．看護師の指先の圧の調整が重要である	●正常時の脈は軽く押すと触れ，かなり強く押すと触れなくなる．弱脈や結滞がみられる場合がある ●脈拍の左右差がなく触知が可能であれば正常である ●脈拍の左右差や冷感のある場合は何らかの要因で血管狭窄や閉塞の可能性がある

方法と留意点	判　断
● 脈拍は左心室の収縮を反映しているため，大動脈弁や動脈壁の様子を把握することにも役立つ。一般に収縮期血圧が60mmHg以上であれば橈骨動脈で触知が可能である。心疾患のある高齢者の場合，初回の脈拍の確認時は末梢の脈拍だけでなく，頸動脈の触知も併せて行うことが望ましい ● 高齢者の多くは動脈硬化をきたしており，その場合は頸動脈も血流量の制限がみられることがある。両側の圧迫で一過性の脳虚血を起こしたり，意識障害を起こす場合があるため，頸動脈の両側の触知（圧迫）を同時に行ってはいけない	● リズムの不整や結滞がなければ正常である

<外頸静脈の観察>
　高齢者の顔を左に傾かせ，ペンライトで胸鎖乳突筋周辺を照らす（図1-5）。外頸動脈の輪郭を確認できる。

<浮腫のアセスメント>
　高齢者は皮下組織の老化から皮膚の弾力性の低下によって，特に下肢の皮下浮腫を確認することが多い（図1-6）。浮腫のアセスメントを行う際は，水化（hydration）のアセスメントと併せて行う。出納バランスを把握し，心臓のポンプ機能，腎機能，一側性なのか両側性なのかを確認する。一側性の場合，下肢の動脈の閉塞が疑われるため，対処方法が異なってくる。歩行障害があり，車椅子の生活が中心となっている高齢者では，歩行によるポンプ機能の補助が減少し，同一体位を取ることによって浮腫を助長しているケースがよくみられる。

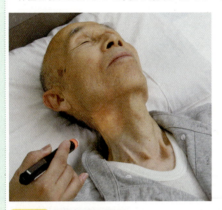

図1-5　外頸静脈の観察

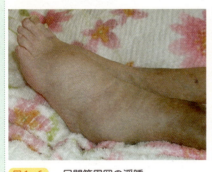

図1-6　足関節周囲の浮腫

4　聴　診

高齢者の場合，老化によりその機能が低下していることが多い。心臓の拍動に伴う音を聴くことで，弁膜の機能低下をある程度把握することができる。心音は「ラップタップ」あるいは「ラブータブ」という表現を用いて第Ⅰ心音（ラップ）と第Ⅱ心音（タップ）を聴き分ける

1）聴診器を使用し，心音を聴取する	● 正常時，雑音は聴取しない

方法と留意点	判　断
2）Ⅰ音の聴取では，心室に流出した血液が動脈に送り出される際に，三尖弁，僧帽弁が閉じるときに聴取される。心尖部でよく聴かれる。Ⅱ音は心室から動脈へ血液が流出した際に，肺動脈弁と大動脈弁が閉じるときに聴取される ●姿勢の取り方によって聴こえやすい領域が異なる ●仰臥位では三尖弁，肺動脈弁の雑音を聴取しやすい ●左側臥位では心臓が胸壁に近くなるため，僧帽弁の雑音が聴きやすくなる（心尖部のゴロゴロとした低音） ●大動脈弁では座位で軽く前傾姿勢を取ると，第3肋間胸骨左縁（エルプ領域）で高めの逆流性雑音や分裂音を聴取する	●第Ⅰ心音の後に違う性質の音が聴こえる場合，過剰心音と判断する ●過剰心音には3種類あり，①第Ⅱ心音の分裂，②第Ⅲ心音の発生，③第Ⅳ心音の発生がある。①の場合，大動脈弁と肺動脈弁の2つの弁が閉じるタイミングのずれを示している。右脚ブロックまたは左脚ブロックが疑われるが，吸気と呼気のどちらかに分裂音が聴かれない場合は生理的なずれととらえる。呼気時・吸気時の両方に分裂音を聴取する場合は，心臓の信号が左右どちらかのみに伝わっている状態（ブロック）であり，危険と判断する。高齢者で②が生じている場合は左心不全をきたしていることがある。③では左心室の伸展が悪い状態が考えられ，心筋梗塞や心不全を疑う

4）呼吸器系機能

　加齢に伴い肺活量の減少がみられるが，高齢者であっても日常的に運動を行っている場合では成人の機能とさほど変化がみられない。慢性的な呼吸器疾患であったり，嚥下反射や咳反射の低下をきたしている場合は，肺炎などを合併していることがあり，肺の線維化などから十分な換気が行えていない可能性がある。また，呼吸器に関連する疾患がなくても，円背のように姿勢による圧迫を受ける状態では肺の換気能力が減少する。

◆**アセスメントの実際**

●目　　的：先天性以外ではほとんどの呼吸器疾患において老化が影響する。加えて何らかの疾患や合併症がある場合は，原因や要因についても観察しケアへ反映させる
●必要物品：ペンライト，聴診器，掛け物（バスタオルなど），アルコール綿，時計

	方法と留意点	判　断
1	問　診 1）以下の症状の有無について確認する 　咳嗽・喀痰，呼吸苦，胸部の痛み，労作時の息切れ，易疲労感 2）喫煙歴（喫煙年数，1日の本数），家族の喫煙 3）既往歴：肺結核，肺気腫，肺炎，喘息，気管支炎，肺がんなど 4）アレルギーの有無 5）治療内容（手術歴や内服薬）の管理状況，理解の程度 ●自覚症状がある場合，いつからどのようなときに生じるのか，持続時間や頻度，そのときの対処方法，随伴症状などを確認する ●内服薬の種類や理解度，管理方法，服薬のコンプライアンス状況を確認する	●症状がないことが望ましいが，既往歴がある場合は内服薬の服薬実施状況，症状の安定性から，症状のコントロールができているかを判断する
2	視　診 1）輪郭の視診を行う 2）前傾姿勢や円背の状況，胸郭の動きや呼吸の速さ，リズム，深さ，胸式呼吸か腹式呼吸か，左右の対称性，肋骨の走行などの観察をする ●高齢者に座位をとってもらう。背部の視診も行うため，背もたれのない椅子が望ましい	●高齢者は腹式呼吸が多く，女性や子どもは胸式呼吸が多い。呼吸は左右対称が正常である。口すぼめ呼吸や肩呼吸などは呼吸困難と判断する

	方法と留意点	判断
	● 肌の露出を最小限に，保温に注意して行う。空調や掛け物を利用するとよい	
3 触診	1) 胸郭の拡張，前面および背面の左右の対称性の確認をする 2) 肋骨の走行を確認する際に，高齢者が肥満の場合は触診にて確認する 3) 両手の親指を左右の肋骨縁に置き，胸郭の拡張を確認する。背部も同様に両手の親指を脊柱を中心に左右の第10肋間に当てて胸郭の拡張を確認する ● 呼吸とともに上下運動があるかを確認する，背部では呼吸とともに左右に拡張するかどうかを確認する	● 左右の対称性があるのが正常な呼吸である ● 肺気腫のような慢性閉塞性肺疾患，肺炎，気胸などでは胸郭の動きが小さく，左右差が大きい場合は無気肺を疑う
4 打診	1) 肺の打診を行う 2) 皮膚の表面を打診する。打診の位置と順番で行い，左右の対称性を確認する 3) 肺野では共鳴音，心臓や肝臓などの臓器の上では濁音を聴取する ● 留意点は視診に準じる	● 共鳴音が左右対称性に聴かれれば正常と判断する ● 気胸や肺嚢胞では鼓音を聴取する ● 濁音が聴かれる場合は肺炎や無気肺，肺水腫などを疑う
5 聴診	1) 打診と同じ順序で肺野の前面と背面を聴診する 2) 高齢者には深呼吸を促し，1呼吸につき1か所を満遍なく聴取する 3) 肺胞呼吸音は両肺の大部分で聴かれ，吸気のほうを長く聴取する ● 留意点は視診に準じる	● 正常では気管呼吸音は鎖骨よりも上で聴取し，呼気と吸気の時間は同じである ● 鎖骨下では気管支呼吸音を聴取し，呼気が長く聴かれる ● 気管支肺胞呼吸音は前面では第1・2肋間，背面では肩甲骨間で聴取する ● 異常呼吸音は「副雑音」とよぶが，臨床では「肺雑音」や「ラ音」とも表現される。異常呼吸音が聴かれた場合，図1-7のようなチャートを用いると整理がしやすくなる

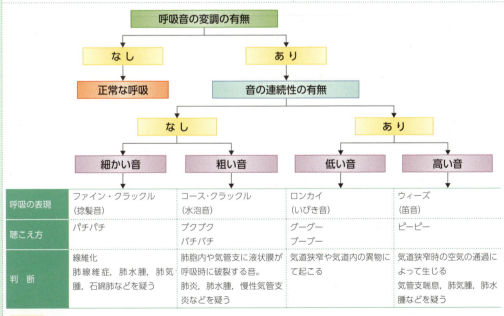

図1-7 異常音の聴き方とアセスメント

堀内園子：系統別 高齢者 フィジカル・メンタルアセスメント，日総研出版，2013，p.58．より引用一部改変

方法と留意点	判　　断

＜ばち状指の有無＞
ばち状指の確認をする（図1-8）。
呼吸不全や慢性的な末梢循環不全があると，血液中の酸素不足によって爪の付け根部分の浮腫が生じる。これをばち状指とよび，正常な場合は爪と爪を重ねると菱形状の隙間を確認するが，ばち状指では隙間ができない。

＜動脈血酸素飽和度（SpO_2）の測定＞
呼吸による換気状態を把握するうえで，厳密には動脈血のガス分圧を測定するが，比較的侵襲の少ない末梢のSpO_2を測定する。98〜100％を正常ととらえるが，個人差があったり，慢性的な呼吸不全の高齢者では，95％前後でも通常の活動を行っていることがある。自覚症状が少ない場合もあり，その高齢者にとっての正常の値をとらえることで，異常の早期発見につながるといえる。

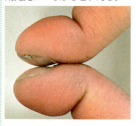

図1-8　ばち状指
写真提供：大沢弘先生（弘前大学医学部附属病院）

5）運動器系機能（脳神経・筋骨格系）

　高齢者に多くみられる運動機能障害は，脳血管障害や脳の変性疾患による神経指令機能の障害により生じるものと，筋力の低下や骨粗鬆症，変形性関節症などの活動を行う部位そのものの障害によるものがある。運動機能の低下は，セルフケア能力に影響するだけでなく，転倒のリスクを高める要因にもなる。運動機能を評価する際には実際の動作を見るが，障害とその要因の関連を理解し観察することで，今後のケアに活用することができる。

（1）脳神経機能

　大脳皮質の運動野からの指令が，上位運動ニューロン，下位運動ニューロン，神経筋接合部，筋へと伝達されることで随意運動が可能となる。この過程が障害されると，随意的な運動ができなくなる。この状態を運動麻痺という。麻痺の有無はセルフケア行動に大きく反映するため，ADLのアセスメントにつながっていく。高齢者に多い脳の疾患は，脳血管障害のほかにパーキンソン病やアルツハイマー病に代表される変性疾患がある。パーキンソン病は加齢との関連性が高い疾患の一つで，振戦，無動・寡動，姿勢反射障害，筋固縮の4徴が主症状となるが，いずれも運動障害であるため，生活への支障が大きい。また，小脳の機能障害では協調性運動や平衡バランスの障害を伴うため，機能検査を行いアセスメントする。運動機能の評価では，高齢者の協力を必要とするものが多く，相手の理解に合わせて実施する。

（2）筋骨格系機能
①筋　　力

　個人差はあるが40歳を過ぎると速筋が減少し，瞬発的な活動機能が低下する。運動習慣などにもよるが，特に下肢の筋力は基本的な生活を支えるために重要な役割をもつ。筋力を測定する指標には，徒手筋力テスト（Manual Muscle Testing：MMT，表1-1）がある。

②神経・腱反射

加齢に伴い神経伝達速度は低下する。脳血管障害による麻痺などによって，神経伝達に障害を生じている場合や，腱反射が異常を示すこともある。いずれも運動機能に欠かせない機能である。反射の有無や程度の表記は図1-9のように示される。

③関節可動域

加齢とともに骨粗鬆症や関節の組織の摩耗などが影響し，脊柱の彎曲が強まり，円背となるほか，股関節や膝関節に体重の負担がかかり，関節軟骨や骨が変形しやすくなる。下肢の関節の変形（図1-10）や拘縮は歩行障害とも関連する。また，加齢に伴う関節の硬化や筋力の低下によって，関節可動域（range of motion：ROM）が制限される。食事をする動作や着替えなど，関節の曲げ伸ばしに支障がないかをみるために，関節の可動性を把握する。

表1-1 徒手筋力テスト（MMT）

表示法			判定基準
正常	5	(normal)	強い抵抗を加えてもなお重力に打ち勝って完全に動く
優	4	(good)	いくらか抵抗を与えても正常可動域まで運動が行える
良	3	(fair)	抵抗を加えなければ正常可動域まで運動が行える
可	2	(poor)	重力を加えなければ正常可動域まで運動が行える
不可	1	(trace)	関節は動かないが筋収縮は認められる
ゼロ	0	(zero)	筋の収縮が認められない

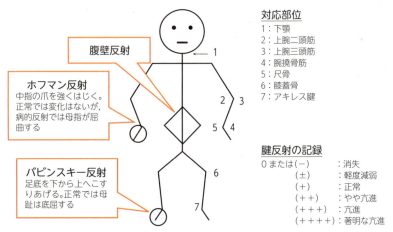

図1-9 反射の評価と記載

文部科学省，小山幸代・シェザード樽塚まち子・千葉京子・他編集協力：老年看護，教育出版，2014，p.69．より引用

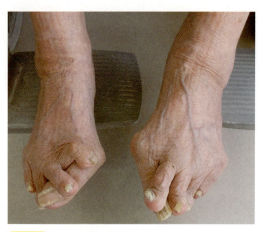

図1-10 足趾の関節変形

◆アセスメントの実際

- 目　　的：脳神経・筋，骨格系機能の観察をする。高齢者の日常生活における看護上の問題を探り，看護ケアに活用する
- 必要物品：関節角度計（ゴニオメーター）

	方法と留意点	判　断
1	問　診 1）以下の症状の有無について確認する ・痛み ・関節の動かしにくさ ・しびれ感 ・感覚の異常（知覚鈍麻） ・めまい・ふらつき ・不随意運動 ・動作の困難さ 2）脳神経疾患や骨折などの基礎疾患および治療歴 3）転倒の既往と部位 ●安楽な体勢で問診ができるように配慮する ●症状がある場合，いつからどのようなときに生じるのか，持続時間や頻度，そのときの対処方法，随伴症状などを確認する ●寒暖差や気圧の変化などにより症状が増減することもあるため，出現時の状況を詳しく聞く ●パーキンソン病では日内変動をきたすことがあるため，内服薬のコントロール状況も確認する	●起床時の関節のこわばりがある場合は，リウマチのような関節の炎症性疾患が考えられる ●一側性の症状では，末梢の神経障害をきたしていることがある ●日内変動がある場合は一度の観察だけでなく，一日の変化を観察する必要性を判断する
2	視　診 1）骨格の左右対称性 2）円背や関節の変形 3）不随意運動の有無 4）歩行状況（バランス，跛行，ふらつき，姿勢反射障害，すくみ足，歩幅の短縮など） 5）椅子からの立ち上がり 6）杖や車椅子の操作状況，姿勢保持 ●検査実施時にふらつきや疲労感があると，転倒のリスクとなるので注意する	●わずかな非対称性は正常と判断する ●歩行時の症状がある場合は，移動能力の低下に加え，転倒のリスクが高いと判断する ●椅子からの立ち上がりが困難なときは，歩行に必要な筋力が低下していると考えられる

方法と留意点	判　　断
3　関節可動域 歩行に関連する下肢の主要関節について述べる <股関節> ・屈曲，伸展，外転，内転，外旋，内旋 ・拘縮の有無と程度 　●筋力低下をきたしていることが多いため，仰臥位または座位で行う 　●両側同時に行うとバランスを崩しやすいため，片側から測定する 　●人工関節置換術の既往のある場合は，屈曲90度以上で脱臼しやすくなるので可動域検査を控える <膝関節> ・屈曲 ・伸展 ・拘縮の有無と程度 　●座位または側臥位にて行う <足関節> ・背屈 ・底屈	<参考角度> ・屈曲125度 ・伸展15度 ・外転45度 ・内転20度 ・外旋45度 ・内旋45度 ●屈曲90度以下の場合，立ち上がりが困難となる。外旋，内旋の制限では，変形性股関節症を疑う <参考角度> ・屈曲130度 ・伸展0度 ●不安定さ，関節の動揺がみられる場合は，変形性膝関節症やリウマチ疾患を疑う <参考角度> ・背屈20度 ・底屈45度 ●背屈が10度以下では尖足と判断し，歩行障害を推測する
4　小脳機能検査 <ロンベルグ試験> ・高齢者につま先をそろえて立ってもらう ・目を閉じてもらう 　●いずれもふらつく場合は中止する 　●ふらつきを考慮し，いつでも支えられる位置に立つ <指鼻試験> ・開眼し，人差指で自分の鼻に触れてもらう ・左右交互に行う ・閉眼し，同様に左右の人差指で自分の鼻に触れてもらう 　●動きの滑らかさも観察する	●成人では20秒ほどの立位保持を正常ととらえるが，高齢者では閉眼時5秒ほど立位保持できれば問題ないと判断する ●正常では閉眼時と開眼時で差がない

6）消化器系機能

消化器の加齢による変化は，摂取，吸収，代謝，排泄などの機能にも関連するが，基礎疾患がない場合はそれほど障害がみられない。

（1）摂取機能

高齢者の場合，口腔内の病変や咀嚼・嚥下に関する機能の変化が食事の摂取量に影響する。口腔アセスメント表や嚥下機能のアセスメント表などを用いて継続的に観察する。

また，食事を摂取するための動作や食事を認知する能力の変化が食事の摂取量に影響する。その他胃がん手術後のように摂取量そのものが減少することがある。

（2）消化機能

胃の加齢に伴う変化として，胃粘膜の萎縮による胃酸・ペプシンの分泌量低下が挙げられる。胃酸の低下は腸内での鉄吸収や殺菌力の低下につながる。ペプシンの分泌量低下に伴い，タンパク質の消化能力が低下するため，低栄養に陥りやすい。

（3）排泄機能

高齢者の場合，活動性の低下による腸の蠕動運動の低下や内服薬の副作用などによる慢

性的な便秘が問題となることが多い。そのため下剤の乱用などから腸管の炎症をきたし，腸の絨毛運動の妨げとなっていることもある。腹部のアセスメントにより高齢者の排泄パターンを理解し，適切な看護援助に反映させることが重要である。さらに腸閉塞や閉塞性大腸炎などの消化器系疾患や，虚血性大腸炎，悪性腫瘍などがある場合，重篤な感染性腸炎に移行することがある。

◆アセスメントの実際

- **目　　的**：腹部の筋力，動脈，腹腔内臓器に老化が影響している。何らかの疾患や合併症がある場合は，原因や要因についても観察しケアへ反映させる
- **必要物品**：聴診器，掛け物（バスタオルなど），アルコール綿

	方法と留意点	判　断
1	**問　診** 1) 以下の症状の有無について確認する 　腹部の疼痛，不快感（腹部膨満感，気分不快など），食欲の低下，排便の回数，残便感，排便時の痛み 2) 内服薬の有無 3) 服薬状況 4) 運動習慣など活動の度合い ● 観察を行う前に排尿を済ませてもらう ● 腹部の観察は仰臥位で行う。問診は座位でもできるが，視診・触診などをスムーズに行うために，仰臥位になってもらうとよい ● 自覚症状がある場合，いつからどのようなときに生じるのか，持続時間や頻度，そのときの対処方法，随伴症状などを確認する ● 内服薬の種類や理解度，管理方法，服薬のコンプライアンス状況を確認する	● 症状がないことが望ましい ● 腹部の疼痛は，他の臓器の関連痛の場合がある ● 平常時の腹部の状態と比較して判断する
2	**視　診** 1) 腹部を4分割（もしくは9分割）し，観察する 2) 皮膚の状態（腫瘤，発疹，静脈の怒張，傷など） 3) 左右対称性，腹部の膨満 ● 掛け物などを使用して露出を避ける ● 室温を調節するなど，保温に配慮する ● 安楽な体位を確認し，手際よく実施する（呼吸や循環の観察と同時に行ってもよい）	● 腹水の悪化や，症状の頻度が増加している場合は注意を要する
3	**触　診** 1) 腹壁の状態を観察する 2) 腸の走行に沿って確認し，痛みや腫瘤を確認する ● 初めに腹部に触れる際は，利き手でそっとなでるように，緊張感を与えないようにする	● 痛みがあればそれ以上の触診は避ける ● 腹部の痛みは便通時によるものもあるが，腫瘤や炎症の可能性もある
4	**聴　診** 1) 聴診器の膜側を使用し，腸蠕動の減退や亢進がないか腸蠕動音を聴く 2) 腹部では腹部大動脈，左右腎動脈，左右腸管動脈，左右大腿静脈を聴取できる ● 聴診器はあらかじめ温めておく ● 腹部の聴診は1分間を目安にする	● 便秘の場合，腸蠕動音は減退するが，活動性の低下した高齢者のほとんどは微弱に聴かれる ● 金属音のような高い音は腸閉塞の可能性がある ● 30秒以上の聴診でもまったく蠕動音を聴取しないとき，麻痺性イレウスの可能性がある

	方法と留意点	判　断
5	打　診 関節打診法にて時計回りに行う 　●痛みが生じないように注意する	●鼓音を聴取するときは胃腸にガスが貯留している可能性がある ●臓器や便の貯留した部位では濁音を聴取する ●平常時と比較することが重要である

<高齢者に多い便秘>
活動量の低下や腸蠕動運動の低下，筋力の低下に関連した努責の困難，飲水量の低下などから，高齢者は便秘になりやすく，放っておくと腸閉塞を起こす可能性がある。便秘の原因は様々であり，大腸がんが見つかることもあるため，安易に浣腸や下剤で対応すると危険な状態となることがある。アセスメントに必要な基礎知識が重要となる。

便秘のアセスメント：
・便の回数，性状，色，におい，量
・便の性状は，ブリストル便性状スケールを参考にする（p.103参照）
・内服などの排便コントロール状況
・腸蠕動音
・食事摂取状況（量，形態）
・排便のセルフケア状況（姿勢の保持，筋力，所要時間，後片づけなど）

7）泌尿器系機能

　老化により膀胱の筋肉量が減少すると，収縮力が低下し排尿困難を生じる。また尿道括約筋の筋力低下によって，尿失禁が生じる。その他，膀胱の容量が減少することで頻尿となることがある。男性ではホルモンバランスの変化から，高齢になると前立腺肥大が起こり，排尿困難がみられる。尿管の異常では，尿中のミネラル成分が固まり結石ができることがある。尿管結石によって排尿困難や排尿時痛を引き起こすこともある。このように高齢者には加齢による筋力低下やホルモンの分泌の減少から排尿に支障をきたすことが多くみられるが，羞恥心などの要因から排泄に関するトラブルは早期に発見することが難しい。症状の要因によって対処方法が異なるため，アセスメントが重要となる。

（1）アセスメント項目
・一日の尿回数（夜間の頻尿の有無）。
・1回の尿量。
・排尿にかかる時間。
・排尿困難感の有無（初期排尿痛・残尿感・終末時排尿痛がない，尿線が細くなっているか，腹痛の有無など）。
・飲水量。
・残尿。
・失禁の有無。

（2）高齢者に多い失禁
　加齢による運動機能の低下や認知機能の低下から，機能性尿失禁が起こりやすい。また，女性では出産に関連して尿道括約筋のゆるみから腹圧性尿失禁も多くみられる。失禁の種類によって対処方法が異なるが，高齢者の訴えからは判断がつきにくいため，注意深く観察しアセスメントする。失禁の分類はp.208を参照のこと。

（3）尿路感染症
　高齢者の尿路感染は複雑性であり，前立腺肥大症，神経因性膀胱，前立腺がん，膀胱が

んなどの疾患や，失禁によるおむつの使用，膀胱留置カテーテルの使用などが関連する。排尿困難から飲水を控える高齢者も多く，脱水や尿路感染を助長させてしまうため，排尿トラブルがないか注意して観察する。

8）感覚器系機能
（1）眼
　眼球の水晶体の弾力性低下によって，もともと正常な視力をもった人でも，40歳を過ぎたころから焦点のピントを合わせる調節能力が低下し，近見能力が低下する（老眼）。また眼精疲労なども生じやすくなる。眼球内の組織だけでなく視神経の伝達機能低下によって加齢とともに視覚障害を起こすことが多い。その他，水晶体線維量の含水量が増加し，それが崩壊することで白内障となる。70歳以上の高齢者の90％は白内障を患っているといわれ[6]，視力の低下だけでなく霧視や羞明感，全体の黄変など物の見え方に困難を生じる。

◆**アセスメントの実際**

● 目　　的：脳血管障害や眼科疾患など，視力に関連する疾患の有無を確認する。日常生活の支障の度合いをアセスメントするため，正確な視力検査でなくともよい。新聞や雑誌，テレビなどの視聴や注意書きの確認に支障がないかを判断する
● 必要物品：遮眼子もしくはそれに代わるもの

	方法と留意点	判　　断
1	**視　野** 1）高齢者と向かい合って座る。距離は60cmくらいとる 2）看護師と同じ動きをしてもらうよう指示し，片方の目を覆ってもらい，看護師は手を挙上する 3）上，中央，下，左側，右側と手の動きをまねてもらう ●認知機能障害や聴覚障害のある場合は，無理に実施しない	●顔の上下がわかり，左右は上下の見える範囲よりも広く見えていれば正常ととらえる ●左の視野欠損がある場合は，空間無視や半盲を疑う

（2）耳
　耳は聴覚の器官であり，構造は外耳，中耳，内耳に分けられる。音を集めて脳に伝達する機能のほか，平衡感覚を司る。加齢とともに外耳内の耳介は大きくなる。外耳道の内部組織は壊れ，外耳道が狭くなるほか，線毛は粗く硬くなり，耳垢は少なくなる一方で乾燥傾向となる。中耳は加齢による影響は少ない。内耳は聴覚と平衡覚の2つを司り，老化によって音の伝達速度や伝わり方のほか，高音・低音のような周波数をとらえる力も衰える。

◆**アセスメントの実際**

● 目　　的：老化により音の弁別能力が低下することで，会話の聞き間違いや聞き逃しが生じることがある。症状の有無と要因について判断し，ケアに反映させる
● 必要物品：ディスポーザブル手袋，ペンライト，綿棒

	方法と留意点	判　断
1	問　診 以下の症状の有無を確認する 聴こえにくさ，耳の痛み，耳鳴り，めまい，外耳の瘙痒感 ●問診の時点ですでに難聴を確認することがある。その際，無理に口頭で確認せず筆談などで観察をする	●会話が支障なくできるかを目安に聴力を確認する
2	視　診 1）外耳内の異物や耳垢の有無を確認する 2）皮膚の損傷の有無を観察する	

<老人性難聴とは>
　老人性難聴は音を伝える内耳の神経伝達機能の障害によって生じる。これらを感音難聴とよぶ。感音難聴に関連する聴力低下の要因は，蝸牛から聴神経を通り脳中枢に音を伝える有毛細胞の減少や代謝の低下などによる。周波数の高い音ほど有毛細胞を激しく刺激するため，高齢者は周波数の高い音から順に聴こえなくなる（図1-11）。また，老人性難聴は感覚細胞の老化だけが原因となるわけではない。蝸牛の老化や脳の老化が関係していることも多い。一方，有毛細胞が劣化する主な原因は「加齢」ではなく「動脈硬化」にある。したがって，老人性難聴がある場合はメタボリックシンドロームにも注意する。

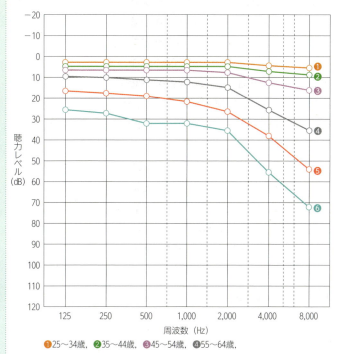

❶25〜34歳，❷35〜44歳，❸45〜54歳，❹55〜64歳，
❺65〜74歳，❻75歳以上

図1-11　**正常耳の年齢別平均オージオグラム（加齢による変化）**
立木孝：感音難聴の長期予後，神崎仁編，Client21 第6巻聴覚，中山書店，2000，p.480-486．より引用

（3）鼻

　鼻の機能は呼吸の出入り口であること，嗅覚を司ることに分けられる。嗅覚は加齢によって影響を受ける部位であるため，ここでは嗅覚の変化を取り上げる。嗅覚が低下すると，食べ物の劣化に気づきにくくなり，下痢を起こしたり，ガス漏れや煙に気づくのが遅れるなど，生命にかかわるサインを見逃すことにもつながる。また，排泄臭や体臭などの生活上の臭いにも鈍感となり，着替えや入浴を拒否する場合もある。

◆アセスメントの実際

- ●目　　的：加齢とともに嗅覚は低下し，においの識別が困難となる。日常生活への支障の程度を把握し，ケアへ反映させる
- ●必要物品：コーヒーやスパイスなどにおいが強くなじみのあるもの

	方法と留意点	判　断
1	**嗅　覚** 1）誰もが識別できる特有のにおいのあるものを用いる（コーヒーやカレーのスパイスなど） 2）高齢者には閉眼を促し，片方の鼻腔を塞いで嗅いでもらう 3）何のにおいかを尋ねる 4）反対の鼻腔を塞ぎ，別のにおいをかいでもらい，答えてもらう	●正常では正しく答えられる ●認知機能障害がある場合，正しく答えられないことがある。日常生活で食事のにおいに反応があるかどうかをみるなど，高齢者になじみのあるにおいの反応を観察することでも判断できる ●正常に判定できない場合は，鼻腔粘膜から嗅覚中枢にかけての障害を考える

9）外皮系機能（皮膚・頭髪・爪）

　外皮とは皮膚，爪，毛髪を含み，外部からの刺激を緩衝させる機能がある。皮膚の機能は外部からの刺激の保護やバリア機能に始まり，体温調節機能，呼吸作用，知覚作用，ビタミンDの産生作用などがある。加齢による皮膚の変化は，皮脂腺や汗腺の機能低下とも関連する。皮膚表面が乾燥傾向となるため，皮膚のバリア機能は低下し，皮膚トラブルを起こしやすくなる。表皮は薄くなり，表皮化の回転周期（ターンオーバー）は延長する。表皮真皮の接合部の扁平化から，表皮剥離を起こしやすくなるため，皮下組織の減少によって弾力性が低下することと合わせて褥瘡のリスクとなる。その他毛髪の白毛化，爪床の血流現象（爪甲縦条化）も加齢によって生じる外皮系の変化である。

◆アセスメントの実際

- ●目　　的：老化により皮膚のバリア機能が低下することで，感覚障害や防御機能の低下につながる。原因や要因についても観察し，ケアへ反映させる
- ●必要物品：ディスポーザブル手袋，掛け物（バスタオルなど），アルコール綿

	方法と留意点	判　断
1	**問　診** 以下の症状の有無を確認する 疼痛の有無やその対処，瘙痒感（かゆみ）の有無やその対処（外用薬使用の有無など），頭皮の状態（瘙痒感・疼痛・フケなど）	
2	**視診・触診** 以下の症状のある部分を中心に観察する 皮膚の色（チアノーゼなど）や状態（乾燥や湿潤，発汗），発疹の有無とその状態，浮腫（むくみ）の有無，冷感や熱感の有無，痛みの有無と程度，足や爪の状態（色や変形）（図1-12, 13），毛髪の状態（脱毛や頭髪量など） ●それぞれ左右差があるかを確認する ●肌の露出を不必要に避けるため，背部や仙骨部などの褥瘡好発部位は，入浴時や排泄介助の際に行うなど，工夫する	●正常では症状がないことが望ましいが，症状がコントロールできているかを中心に，日常生活に支障はないかを判断する ●呼吸・循環・栄養の状態の変調によって皮膚に変化をきたしていることもある。症状から考えられる関連疾患と併せて判断する

| 方法と留意点 | 判　断 |

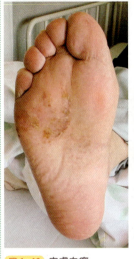
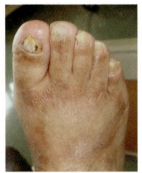

図1-12 皮膚白癬　　図1-13 爪白癬

4　生活機能評価

1）高齢者総合的機能評価

　高齢者総合的機能評価（Comprehensive Geriatric Assessment：CGA）とは，高齢者の生活機能を多角的に評価するためのツールである。高齢者のQOLを維持・改善するためには，健康面だけでなく生活上の課題を見出し，必要な医療・保健・福祉のサービスが受けられるようにケアマネジメントすることが求められる。CGAによる評価は，高齢者の全人的な状況把握に有用である。

　CGAは高齢者が生活を営むうえで必要な機能を次のような項目から評価する。

①日常生活活動度：基本的日常生活動作（ADL）から最低限の生活の自立ができるかどうかを評価する。

②手段的日常生活活動度：手段的日常生活動作（IADL）をとおして，療養中の家事などの生活手段の自立度を評価する。

③認知機能：物忘れ，認知症の程度。

④行動異常：認知症などの疾患から起こる問題行動，周辺症状を評価する。

⑤気分：うつ状態などの抑うつ，不安，意欲の減退などを評価する。

⑥社会的環境：療養生活を送るための家族・介護者の介護能力，介護負担の程度，療養生活上の社会資源の活用について，経済環境や介護サービスの利用状況を含めて評価する。

　高齢者医療の場では生活上の問題点（障害）を理解することにある。高齢者と初めて接する際に，CGAのすべての項目を網羅して把握することは困難であるため，簡易版を用いることで問題点を抽出しやすくすることができる。簡易版CGAは**表1-2**に示すような7項目から構成され，CGA7と標記する。表中には例として質問が挙げられているが，各設問で

表1-2 総合機能評価簡易版（CGA7）

設問	質問／回答	解釈	次の評価
1	〈外来患者に対して〉診察時に被験者の挨拶を待つ ● 自分からすすんで挨拶をする＝○ ● 返事はする，または反応なし＝× 〈入院患者もしくは施設入所者に対して〉 自ら定時に起床するか，もしくはリハビリへの積極性で判断 ● 自ら定時に起床する，またはリハビリその他の活動に積極的に参加する＝○ ● 上記以外＝×	意欲の低下がみられる ▶趣味，レクリエーションもしていない可能性が高い	Vitality Index
2	「これからいう言葉を繰り返してください（桜・猫・電車）」 「あとでまた聞きますから覚えておいてください」 ● 復唱可能＝○ ● 不可能＝× ※復唱できなければ4の認知能は省略する	復唱ができない ▶失語，難聴がなければ，中等度以上の認知症が疑われる	MMSE/HDS-R
3	〈外来患者に対して〉「ここまでどうやって来ましたか？」 〈入院患者もしくは施設入所者に対して〉「普段バスや電車，自家用車を使ってデパートやスーパーマーケットに行きますか？」 ● 自分でバス，電車，タクシー，自家用車を使って移動できる＝○ ● 付き添いが必要＝×	付き添いが必要 ▶タクシーも自分で使えなければ，虚弱か中等度の認知症が疑われる	IADL：Lowton & Brody
4	「先ほど覚えていただいた言葉を言ってください」 ● ヒントなしで全部再生可能＝○ ● 上記以外＝×	遅延再生ができない ▶軽度の認知症が疑われる，遅延再生が可能なら認知症の可能性は低い	MMSE/HDS-R
5	「お風呂に自分ひとりで入って，洗うのに手助けは要りませんか？」 ● 自立＝○ ● 部分介助または全介助＝×	入浴，排泄の両者が× ▶要介護状態の可能性が高い。入浴と排泄が自立していれば他の基本的ADLは自立していることが多い	Barthel index
6	「失礼ですが，トイレで失敗してしまうことはありませんか？」 ● 失禁なし，集尿器自立＝○ ● 上記以外＝×		
7	「自分が無力だと思いますか？」 ● いいえ＝○ ● はい＝×	無力であると思う ▶うつの傾向がある	GDS-15

※問題ありと判断した場合，次の評価を実施し，詳細な評価を行う。
鳥羽研二監：高齢者総合的機能評価ガイドライン，厚生科学研究所，2003．
日本老年医学会編集／発行：健康長寿診療ハンドブック，2011．

問題があると解釈された場合，次の評価に挙がるような尺度を用いて，より詳細に把握することが望ましい。

2）国際生活機能分類

　国際生活機能分類（International Classification of Functioning, Disability and Health：ICF）は，2001年に国際障害分類の改訂版として世界保健機関（WHO）総会において採択された。図1-14は，厚生労働省によって日本語版として活用されているものである。健康状態が疾患や加齢の現象によって変調をきたした場合，身体機能の変化からADLに支障をきたす場合や，社会参加が困難になる場合がある。これらの相互作用を図式化したもので，高齢者や障害者の生活機能を把握し，ケアの方向性を考えるうえで活用することができる。

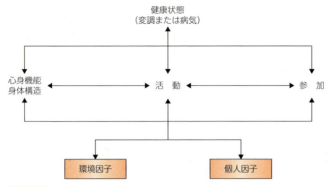

図1-14 ICFの構成要素間の相互作用
国際生活機能分類－国際障害分類改訂版－（日本語版）、厚生労働省ホームページ.
http://www.mhlw.go.jp/houdou/2002/08/h0805-1.html

活動や参加の構成要素は，①学習と知識の応用，②一般的な課題と要求，③コミュニケーション，④運動・移動，⑤セルフケア，⑥家庭生活，⑦対人関係，⑧主要な生活領域，⑨コミュニティライフ・社会生活・市民生活の9点が挙がる。

これらの構成要素は人が生活を営むうえで必要になる機能であるといえる。ICFの活用により，高齢者やその家族，保健・医療・福祉などの幅広い分野の従事者が，障害や疾病の状態について共通理解し，高齢者の生活を統合的に把握することができる。適切なケアやサービスの導入に結びつけるうえで高齢者の生活機能のアセスメントは非常に重要である。

3）日常生活動作（ADL）評価

ADLは高齢者の自立支援を考えるうえで欠かせない指標である。疾患や障害の程度によっては新たな動作方法を獲得する必要があるため，ADLの評価は重要となる。日常の基本的なセルフケアを行うための機能の評価をする代表的な指標として，カッツインデックス（Katz Index, 表1-3），バーセルインデックス（Barthel Index, 表1-4），機能的自立度

表1-3 カッツインデックス（修正版）

入浴	自立：浴槽の出入り，シャワー，入浴を介助なしに行う。または身体の一部の洗浄についてのみ介助を受ける 依存：浴槽の出入り，シャワーで介助を受け，入浴は付き添いを必要とし，身体の2か所以上の洗浄で介助を受ける。または全面的に他者に介助されて入浴する
更衣	自立：自分で行う。または靴ひもの結びのみ介助を受ける 依存：更衣に付き添いを必要とし，靴ひもの結び以外にも介助を受ける。または全面的な介助により更衣を行う
移乗	自立：ベッドから椅子への移乗を介助なしに行う 依存：介助を受けるか，ベッドから出ない
食事	自立：自分で行う。またパンにバターを塗る，あるいは肉を切るのに介助を受ける 依存：食事に付き添いを必要とし，パンにバターを塗る，あるいは肉を切る以外にも介助を受ける。または全面的に他者により食事を摂らせてもらう

Katz S, Branch LG, Branson MH, et al：Active life expectancy, N Engl J Med, 309(20)：1218-1224, 1983. より引用改変

評価法（Functional Independence Measure：FIM，表1-5）がある。カッツインデックスは，セルフケア動作がどのようにして行われているかを，「している」「していない」の視点から整理することに役立つ。バーセルインデックスは，介助の度合いを点数化し，100点満点で評価する。同様にFIMは，18項目からなる動作の自立度の度合いを点数化した評価方法で，リハビリテーションの場でよく用いられる。各項目の配点は，完全自立7点，修正自立6点，監視または準備5点，最小介助4点，中程度介助3点，最大介助2点，全介助1点の7段階評価で，合計点の最低点は7点，最高点は126点となる。患者が実際に行っているADL（しているADL）をスタッフと協力して評価する。

表1-4 バーセルインデックス（Barthel Index）

1	食事	10：自立，自助具などの装着可，標準的時間内に食べ終える 5：部分介助（たとえば，おかずを切って細かくしてもらう） 0：全介助
2	車椅子から ベッドへの 移動	15：自立，ブレーキ，フットレストの操作も含む（非行自立も含む） 10：軽度の部分介助または監視を要する 5：座ることは可能であるがほぼ全介助 0：全介助または不可能
3	整容	5：自立（洗面，整髪，歯磨き，ひげ剃り） 0：部分介助または不可能
4	トイレ動作	10：自立（衣類の操作，後始末を含む，ポータブル便器などを使用している場合はその洗浄も含む） 5：部分介助，体を支える，衣服，後始末に介助を要する 0：全介助または不可能
5	入浴	5：自立 0：部分介助または不可能
6	歩行	15：45m以上の歩行，補装具（車椅子，歩行器は除く）の使用の有無は問わず 10：45m以上の介助歩行，歩行器の使用を含む 5：歩行不能の場合，車椅子にて45m以上の操作可能 0：上記以外
7	階段昇降	10：自立，手すりなどの使用の有無は問わない 5：介助または監視を要する 0：不能
8	着替え	10：自立，靴，ファスナー，装具の着脱を含む 5：部分介助，標準的な時間内，半分以上は自分で行える 0：上記以外
9	排便コント ロール	10：失禁なし，浣腸，坐薬の取り扱いも可能 5：ときに失禁あり，浣腸，坐薬の取り扱いに介助を要する者も含む 0：上記以外
10	排尿コント ロール	10：失禁なし，収尿器の取り扱いも可能 5：ときに失禁あり，収尿器の取り扱いに介助を要する者も含む 0：上記以外

合計点：0～100

表1-5 機能的自立度評価法（FIM）

レベル		
	7　完全自立（時間，安全性を含めて） 6　修正自立（補助具使用）	介助者なし
	部分介助 　5　監視，準備 　4　最小介助（患者自身で75％以上） 　3　中等度介助（50％以上） 完全介助 　2　最大介助（25％以上） 　1　全介助（25％未満）	介助者あり

			入院時	退院時	フォローアップ時
セルフケア					
	A．食事	箸 スプーンなど			
	B．整容				
	C．清拭				
	D．更衣（上半身）				
	E．更衣（下半身）				
	F．トイレ動作				
排泄コントロール					
	G．排尿コントロール				
	H．排便コントロール				
移乗					
	I．ベッド，椅子，車椅子				
	J．トイレ				
	K．浴槽，シャワー	浴槽 シャワー			
移動					
	L．歩行，車椅子	歩行 車椅子			
	M．階段				
コミュニケーション					
	N．理解	聴覚 視覚			
	O．表出	音声 非音声			
社会的認知					
	P．社会的交流				
	Q．問題解決				
	R．記録				
		合計			

注意：空欄は残さないこと，リスクのために検査不能の場合はレベル1とする

千野直一：リハビリテーション医療の流れ，日本医師会雑誌，118（9）：239-247，1997．より引用

表1-6 老研式活動能力指標

毎日の生活についてうかがいます。以下の質問のそれぞれについて，「はい」「いいえ」のいずれかに○をつけて，お答えください。質問が多くなっていますが，ごめんどうでも全部の質問にお答えください。

(1)	バスや電車を使って1人で外出できますか	1. はい	2. いいえ
(2)	日用品の買い物ができますか	1. はい	2. いいえ
(3)	自分で食事の用意ができますか	1. はい	2. いいえ
(4)	請求書の支払いができますか	1. はい	2. いいえ
(5)	銀行預金・郵便貯金の出し入れが自分でできますか	1. はい	2. いいえ
(6)	年金などの書類が書けますか	1. はい	2. いいえ
(7)	新聞を読んでいますか	1. はい	2. いいえ
(8)	本や雑誌を読んでいますか	1. はい	2. いいえ
(9)	健康についての記事や番組に関心がありますか	1. はい	2. いいえ
(10)	友だちの家を訪ねることがありますか	1. はい	2. いいえ
(11)	家族や友だちの相談にのることがありますか	1. はい	2. いいえ
(12)	病人を見舞うことができますか	1. はい	2. いいえ
(13)	若い人に自分から話しかけることがありますか	1. はい	2. いいえ

4）手段的日常生活動作（IADL）の評価

　前述のADL評価法は基本的な動作をみるが，実際に生活者として高齢者をとらえる場合に，家事や交通機関を利用しての移動能力などを把握する。IADLは地域で療養する際の自立度の評価に役立てることが可能である。ここではロートンらが作成した尺度と比較的自立度の高い，社会的役割を指標に取り入れた老研式活動能力指標を紹介する（表1-6, 7）。

5 精神・心理機能評価

　加齢に影響のある機能には，精神・心理的な機能もある。認知機能障害のように，高齢者に多くみられる症状は，周囲の理解や対応にもよるが，あまり正しく評価されずにおかれることが少なくない。病院や施設においても，十分な評価がされていないこともあり，その対応も看護や介護をする者によってまちまちである。認知症やうつは場面によっても症状の出方が異なるため，様々な角度から総合的に判断されることが望まれる。認知機能の評価方法はいくつかあるが，認知機能といっても記憶や注意，状況解釈，計算，推理など多様である。代表的な認知機能評価方法には，Mini-Mental State Examination（MMSE，表1-8）がある。11項目を30点満点で評価し，23点以下で認知機能障害ありと判断する。比較的簡便であり，広く地域在住の高齢者など，入院患者以外にも広く認知症のスクリーニングや理解力の程度を測ることに用いられる。

　高齢者のうつは症状が多岐にわたり，食欲不振や不眠などの症状や，無力感，憂うつ，体重減少，自殺企図などがみられることがある。身近な人の死の体験や社会的役割の喪失から起こることが多く，身体的にできなくなる喪失体験を伴うことが多い。GDS-15は臨床で用いられることの多い高齢者のうつの評価尺度である（表1-9）。1つのスケールに頼らず，表情や行動などの多角的な評価と併せてアセスメントすることが重要である。

表1-7 ロートンらの手段的日常生活活動（IADL）尺度

項目	採点：男性	女性
A．電話を使用する能力		
1．自分から電話をかける：電話帳を調べたり，ダイヤル番号を回す，など	1	1
2．2〜3のよく知っている番号をかける	1	1
3．電話に出るが自分からかけることはない	1	1
4．まったく電話を使用しない	0	0
B．買い物		
1．すべての買い物は自分で行う	1	1
2．少額の買い物は自分で行える	0	0
3．買い物に行くときはいつも付き添いが必要である	0	0
4．まったく買い物はできない	0	0
C．食事の準備		
1．適切な食事を自分で計画し，準備し，給仕する		1
2．材料が供与されれば適切な食事を準備する		0
3．準備された食事を温めて給仕する，あるいは食事を準備するが，適切な食事内容を維持しない		0
4．食事の準備と給仕をしてもらう必要がある		0
D．家事		
1．家事を一人でこなす，あるいは時に手助けを要する（例：重労働）		1
2．皿洗いやベッドの支度などの簡単な日常的仕事はできる		1
3．簡単な日常的仕事はできるが，妥当な清潔さの水準を保てない		1
4．すべての家事に手助けを必要とする		1
5．すべての家事にかかわらない		0
E．洗濯		
1．自分の洗濯は完全に行う		1
2．ソックス，靴下のゆすぎなどの簡単な洗濯をする		1
3．すべて他人にしてもらわなければならない		0
F．移送の様式		
1．自分で公的輸送機関を利用して旅行したり，自家用車を運転する	1	1
2．タクシーを利用して旅行するが，その他の公的輸送機関は利用しない	1	1
3．付き添いがいたり皆と一緒なら公的輸送機関で旅行する	0	1
4．付き添いがいるか皆と一緒で，タクシーか自家用車に限り旅行する	0	0
5．まったく旅行しない	0	0
G．自分の服薬管理		
1．正しいときに正しい量の薬を飲むことに責任がもてる	1	1
2．あらかじめ薬が分けて準備されていれば飲むことに責任がもてる	0	0
3．自分の薬を管理できない	0	0
H．財産取り扱い能力		
1．経済的問題を自分で管理して（予算，小切手書き，掛け金支払い，銀行に行く），一連の収入を得て，維持する	1	1
2．日々の小銭は管理するが，預金や大金などでは手助けを必要とする	1	1
3．お金の取り扱いができない	0	0

Lawton MP, Brody EM：Assessment of older people；Self-maintaining and instrumental activities of daily living, *Gerontologist*, 9：179-186. 1969. より引用

第Ⅱ章 老年看護のための基本技術

表1-8 ミニ-メンタルステート・イグザミネーション（MMSE）

	質問内容	回答	得点
1（5点）	今年は何年ですか	年	
	今の季節は何ですか		
	今日は何曜日ですか	曜日	
	今日は何月何日ですか	月	
		日	
2（5点）	ここは何県ですか	県	
	ここは何市ですか	市	
	ここは何病院ですか		
	ここは何階ですか	階	
	ここは何地方ですか（例：関東地方）		
3（3点）	物品名3個（相互に無関係） 検者は物の名前を1秒間に1個ずつ言う．その後，被検者に繰り返させる 正答1個につき1点を与える．3例すべて言うまで繰り返す（6回まで） 何回繰り返したかを記せ ＿＿＿＿回		
4（5点）	100から順に7を引き（5回まで），あるいは「フジノヤマ」を逆唱させる		
5（3点）	3で提示した物品を，再度，復唱させる		
6（2点）	（時計を見せながら）これは何ですか （鉛筆を見せながら）これは何ですか		
7（1点）	次の文章を繰り返させる 「皆で，力を合わせて綱を引きます」		
8（3点）	（3段階の命令） 「右手にこの紙を持ってください」 「それを半分に折りたたんでください」 「机の上に置いてください」		
9（1点）	（次の文章を読んで，その指示に従ってください） 「眼を閉じなさい」		
10（1点）	（何か文章を書いてください）		
11（1点）	（次の図形を書いてください） 	得点合計	

Folstein MF, et al：Apractical method for granding the cognitive state of patients for the clinician, *J Psychiat Res*, 12：189-198, 1975. より引用一部改変

6 生活歴や社会的役割に関するアセスメント

　加齢による機能の正常・異常について考えるために，全体的存在としての高齢者に関する情報を統合して把握する．これらはヘルスアセスメントに必要な項目であり，対象がより健康な生活を送るための支援を考えるうえで重要となる．生活歴とは高齢者がどのようなライフステージを歩んできたのかということであり，学歴，職歴，結婚，家族構成や社会的役割，生活を確立するうえで影響するような健康状態などを指す．それぞれの生活歴

表1-9 GDS-15：高齢者のうつスケール（簡易版）

設問	質問内容	回答		得点
1	毎日の生活に満足していますか	いいえ	はい	
2	毎日の活動力や周囲に対する興味が低下したと思いますか	はい	いいえ	
3	生活が空虚だと思いますか	はい	いいえ	
4	毎日が退屈だと思うことが多いですか	はい	いいえ	
5	大抵は機嫌良く過ごすことが多いですか	いいえ	はい	
6	将来の漠然とした不安に駆られることが多いですか	はい	いいえ	
7	多くの場合は自分が幸福だと思いますか	いいえ	はい	
8	自分が無力だなあと思うことが多いですか	はい	いいえ	
9	外出したり何か新しいことをするよりも家にいたいと思いますか	はい	いいえ	
10	なによりもまず，物忘れが気になりますか	はい	いいえ	
11	いま生きていることが素晴らしいと思いますか	いいえ	はい	
12	生きていても仕方がないと思う気持ちになることがありますか	はい	いいえ	
13	自分が活気にあふれていると思いますか	いいえ	はい	
14	希望がないと思うことがありますか	はい	いいえ	
15	周りの人があなたより幸せそうに見えますか	はい	いいえ	
	合計得点			／15

※1，5，7，11，13には「はい」に0点「いいえ」に1点を，2，3，4，6，8，9，10，12，14．15にはその逆を配点し合計する。5点以上がうつ傾向，10点以上がうつ状態とされている

Sheikh JI, Yesavage JA：Geriatric Depression Scale (GDS)：Recent evidence and development of a Shorter version. *Clin Gerontol*, 5：165-173, 1986.
鳥羽研二監：高齢者総合的機能評価ガイドライン，厚生科学研究所，2003．
日本老年医学会編集／発行：健康長寿診療ハンドブック，メジカルビュー社，2011．

や経験は様々な価値観，人生観，死生観の形成につながるため，老年期を生きる今の高齢者の自己実現に向かう援助を行ううえで，高齢者を全人的に理解する必要がある。
①対象者のプロフィール（年齢・性別）
②家族構成（同居・別居），家族関係
③就労状況（過去の経験）
④一日の過ごし方
⑤趣味・関心事，生きがいとしていること
⑥疾患や障害がある場合，その受け止め方や受容過程
⑦主な支援者（キーパーソン）
⑧介護状況，社会資源の利用状況など

　生活歴とらえ方の一例を挙げる（第Ⅰ章1節の図1-2，p.5参照）。A氏は青年時代に戦争の体験をし，4人の子どもを授かった。育児や家事を精力的にこなし時代の変化に対応してきた。夫を支え，子どもの成長に献身的に尽くし，内職や保育の仕事をするなど社会

的な役割も経験しているため，人とのつながりを大切にし，忍耐強く努力家であった。このような生活歴のある高齢者が障害を負い，入院生活やリハビリテーションが必要となるとき，苦痛や困難に対する閾値が高く，医療者に対しての訴えが少ないこともある。無理をしすぎていないかなどの観察が求められると考えられる。また，野菜作りや手芸などの趣味や特技が，これからの生活のなかに少しでも取り入れられると，生きる楽しみが増えることにつながる。リハビリテーションに園芸の動作が続けられるような計画立案も可能になると考えられ，農作物の成長や手芸品の完成などは活動の継続の励みにもなる。生活歴や社会的役割に関するヘルスアセスメントは，高齢者を生活者としてとらえ，健康的な生活を支援するために重要であるといえる。

7 家族に関するアセスメント

昨今では老老介護[注1]や認認介護[注2]のような核家族化が進むことによる弊害を示す用語を耳にするようになった。高齢者を取り巻く社会背景は時代とともに変わり，家族の形態も変化をみせている。様々な健康状態にある高齢者の生活を支えるためには，家族に関するアセスメントは欠かせず，自立を妨げる因子や家族の参画による療養生活の強みなどを探っていくことで，看護計画に活用することができる。

注1） 老老介護：高齢者の介護を高齢者が行うこと。高齢の夫婦，親子，兄弟などが介護者，被介護者となるケースをさす。
注2） 認認介護：認知症の家族の介護者もまた認知症であるケースをさす。

家族アセスメントに必要な情報を以下に示す。

・家族構成。
・キーパーソンはだれか。
・家族の家庭内役割分担状況：キーパーソンとなる家族が主な家事も分担するなど，負担が集中していないかどうか。
・家族の職業など社会的役割：介護が必要となる場合や面会に問題が生じないかどうか。
・家族関係（直接聴取，面会時の様子から判断する）：介護が必要となる場合や面会に問題が生じないかどうか。
・家族の発達段階：家族の危機対応能力（セルフケア能力）を把握する。
・家族の健康状態。
・介護に対する負担感の有無：介護の状況や介護に対する思い，高齢者に対する思いなど。
・介護が必要な場合は介護能力。

文 献

1) 文部科学省，小山幸代・シェザード樽塚まち子・千葉京子・他編集協力：老年看護，教育出版，2014，p.61.
2) 堀内園子：系統別高齢者 フィジカル・メンタルアセスメント，日総研出版，2013.
3) 葛谷雅文・秋下雅弘編：ベッドサイドの高齢者の診かた，南山堂，2008.
4) 堀内ふき・諏訪さゆり・大渕律子編：老年看護学①高齢者の健康と障害〈ナーシング・グラフィカ〉，メディカ出版，2012.
5) 北川公子・井出訓・植田恵・他：老年看護学〈系統看護学講座 専門分野Ⅱ〉，医学書院，2010.
6) 佐々木洋：人種，生活環境の異なる4地域での白内障疫学研究，日本白内障学会誌，13：13-20，2001.

2 老年看護に必要なコミュニケーション技術

学習目標
- 加齢により生じる感覚機能および認知機能などの変化が，コミュニケーションに与える影響を理解する。
- 高齢者にとってのコミュニケーションの意義および高齢者とのコミュニケーションにおいて配慮すべき姿勢を理解する。
- 高齢者の特徴を踏まえたコミュニケーション技術を習得する。

1 老年看護におけるコミュニケーション技術の重要性

　看護は，患者と看護師の対人関係を基盤として行われるものであり，看護援助の有効性には，患者と看護師との間で築く対人関係が大きく影響する。患者と看護師との対人関係は専門的援助関係であり，対人関係を築くにはコミュニケーション能力を高めることが必要となる。老年看護においては，高齢者の特徴を踏まえたコミュニケーション技術を習得することが必要となる。

　超高齢社会において，病院や施設，地域など様々な場で老年看護を行う機会が増えているが，高齢者と看護師には世代間ギャップが考えられる。世代間ギャップはコミュニケーションに影響が生じやすいともいわれている[1]。また，看護学生が臨地実習でコミュニケーションに対する不安が生じる要因の一つに，コミュニケーション技術の欠損があることが明らかになっている[2]。コミュニケーション技術が十分身についていない状態で看護師になると，世代間ギャップのある高齢者と専門的援助関係を築くことは容易なことではない。看護師は加齢がコミュニケーションに与える影響とコミュニケーションの本質を理解し，技術を習得する必要がある。

2 コミュニケーションの構成要素

1）コミュニケーションとは

　人と人が音声や身体，事物などのいくつかの手がかり（媒体）を用いて，心理的に意味のあるメッセージを伝え合うことを対人コミュニケーションという[3]。メッセージの送り手と受け手が共に，送り手のメッセージを理解したときに成立する。コミュニケーションは情報の共有であり，問題解決であり，学習や発達を促進する能動的で協力的な過程である。

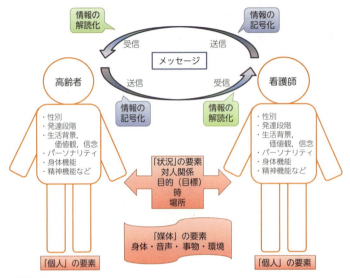

図2-1 対人コミュニケーション過程の構成要素

2）コミュニケーションの形態の分類

　コミュニケーションは，言葉を用いる言語的コミュニケーションと言葉以外の記号を用いる非言語的コミュニケーションに分類されるものと，音声か非音声かに分類されるものがある。詳細は後述する。

3）対人コミュニケーション過程の構成要素

　コミュニケーションには送り手と受け手がいる。送り手はメッセージを記号化し，受け手に送る。受け手は記号化されたメッセージを解読する。対人コミュニケーションでは情報の送信者は同時に受信者でもあり，常に双方向で行われる。コミュニケーションの構成要素には情報の送信・記号化，情報の受信・解読化があり，双方向に行われている状況を図2-1に示した。

　たとえば，看護師がメッセージを高齢者に送信するときは，送信するメッセージを記号に置き換えて送信する。高齢者は，看護師が送信したメッセージを受信し，受信したメッセージから記号を取り出す。これが解読化である。対人コミュニケーション過程の構成要素は送り手であり受け手となる高齢者と看護師それぞれの「個人」の要素と，その場面で使える「媒体」，そして対人関係や目標などを含めた「状況」の要素に分けることができる。情報の記号化と解読化は密接な関係にあり，これらに「個人」の要素，「媒体」と「状況」の要素が影響を与える。

3　高齢者のコミュニケーションに影響を与える要素

1）「個人」の要素：高齢者の特徴

　高齢者のなかには活動的あるいは創造的に生活している人も増えているが，一般的に老年期は衰退期とみなされることが多く，身体諸機能の低下や精神機能の停滞がみられ，社

会活動の減少などの影響が生活全般に現れてくる。身体機能の変化では，加齢による感覚機能の低下が著しく，個人差はあるがすべての人に起こる。特に，聴覚機能と視覚機能の低下は高齢者の生活に多大な影響を及ぼし，対人コミュニケーションに支障をきたす。「個人」の要素として，ここでは高齢者の特徴からコミュニケーションに影響を与える感覚機能（聴覚機能と視覚機能），精神機能（知能と認知機能）などを取り上げる。

（1）感覚機能の変化
①聴覚機能の低下
　聴覚機能は一般的に40歳代から低下する。高齢者に多いのは老人性難聴である。難聴は，伝音難聴，感音難聴，混合難聴の3つに大きく分類されるが，老人性難聴は感音難聴である。感音難聴は内耳と中枢での障害による。内耳では蝸牛のコルチ器にある有毛細胞が加齢により障害される。有毛細胞は入口に近いほうから高周波数を受け持ち，順に低周波数を感じ取る。加齢に伴い入口に近い有毛細胞から障害を受けるため，高周波数の聴力が低下する。老人性難聴は単に音が小さく聞こえるわけではなく，高い音域や子音（カ・サ・タ行など）が聞こえにくくなり，声の明瞭度が低下して聞き分けられなくなる。たとえば，「佐藤さん（SATOSAN）」が「さとうさん」と聞こえず，「あおあん（SATOSAN）」などK，S，T音が聞き取れなくなり，意味がわからなくなる。伝音難聴の原因には耳垢による外耳道の閉塞もあるので，耳垢の有無を観察する。

　聴覚機能の低下は心理面にも影響する。会話の意味が理解できなければ，人との交流に煩わしさを感じたり，煩わしさを解消するために人とのかかわりを避けるようになることが考えられる。さらには不安や緊張の原因になることもある。対人関係の減少や生活行動の変容が生じて，社会参加への意欲を低下させることが考えられる。

②視覚機能の低下
　視覚機能には視力，順応，色覚がある。一般的に40歳代から低下し，高齢者に多くみられるのは老視である。水晶体屈折力の調節にかかわるのは毛様体輪状筋・チン小帯・水晶体であるが，このうち水晶体の弾性が加齢とともに低下し，調節障害により近方視が困難になってくる。視野は狭小化し，縮瞳もみられる。また，加齢に伴い網膜視細胞は減少し，色覚を司る錐体が加齢変化を受け，紫色・青色・緑色といった色の識別が低下する。赤色や橙色の識別はあまり低下しない。

　視覚機能の低下は，心理面にも影響する。明確に見えないことへのいら立ちや煩わしさから，テレビや本を見る機会が減少し，長年の楽しみであった趣味活動が縮小することも考えられる。視覚機能の低下はコミュニケーション，高齢者の楽しみや生きがいにも少なからず影響を及ぼす。

（2）精神機能の変化
①知能の変化
　加齢に伴い知能全般が低下するわけではない。知能構造の変化をとらえるための理論モデルとして結晶性知能と流動性知能に分類するモデルがある[4]。結晶性知能は，言葉で論理思考をするようなときに働く知能であり，過去の経験や教育を通じて蓄積されていく知的機能である。一方，流動性知能は，新しい状況への適応を必要とされるときに働く知能である。加齢により低下していくのは流動性知能と考えられている。結晶性知能はほとんど低

下せず，思考の柔軟性や独創性など文化的な知識に関しては発達し続ける。

②**認知機能の変化**

情報の理解や解釈には，認知機能が関与する。認知機能の変化により記憶，見当識，会話，意思疎通，日常生活などに影響が及ぶ。

記憶には記銘，保持，想起の3つの過程がある。記銘は何かを覚えること，保持は記銘したものを頭の中にとどめておくこと，想起は保持しているものを思い出すことである。加齢に伴い新しい情報を覚えたり，関心のない事柄を覚えることに苦労する。記憶の保持時間による分類では即時記憶（数秒～1分程度），近時記憶（数分～数日），遠隔記憶（年単位）に分けられる。加齢に伴い近時記憶の障害は著しいが，長期記憶は障害されにくいので若いころの体験は繰り返し話したりする。また，手がかりがあれば記憶を思い出しやすい。

（3）言語機能の変化

加齢に伴い歯牙の喪失，部分義歯や全部床義歯などにより発音が不明瞭になる。唾液の分泌量の低下から舌の動きや滑らかさの低下，食物残渣や分泌物の貯留により，十分に発話できないなどの影響が考えられる。語彙の言語的な使用能力は減退する。

（4）生活背景や価値観・信念

高齢者のコミュニケーションは長い人生を反映し，これまでの生活背景や豊かな体験，それらによって培われた価値観や信念などに強く影響を及ぼされる。老年期は一人ひとりの体験が多様であることから個別性が際立つ。したがって，看護師の価値観や信念だけで高齢者を判断せず，高齢者が保有する力を見出し，尊重することが重要となってくる。

以上，加齢による身体機能および精神機能の変化や生活背景や価値観・信念がコミュニケーション過程の記号化や解読化に影響を及ぼすが，一人ひとりの個別性をとらえ，できること・保たれている能力を活用することは可能である。看護師にとって高齢者とのコミュニケーションを大切にしようとする姿勢がまず必要であり，関係性が築ければ体調や感情，さらには日常の生活習慣や，家庭・地域での健康問題に関連する情報を深く聴くことができるだろう。

2）「媒体」の要素

媒体とはメッセージを伝える身体・音声・事物・環境である。たとえば，発声できない状態の高齢者（個人の要素）であれば，紙に伝えたいことを書いてのメッセージの送信となるので，媒体は紙面となり，手ぶりなど身体の動きも添えられるだろう。電話での会話であれば媒体は音声と電話になり，インターネットでのやりとりであれば，文字とパソコンや携帯端末になる。

3）「状況」の要素：対人関係・目的（目標）

状況に含まれるものは，コミュニケーションにかかわる個人の関係性や親しさの程度，公的な場面か私的な場面か，どのような目的（目標）でメッセージを伝え合うのか，時，場所などである。たとえば，健康に関する問題を明らかにし解決するという目的は同じであっても，入院時と関係性が築かれた退院時ではメッセージの伝え合い方が異なる。

以上より，加齢の影響を受けた高齢者とのコミュニケーションは，「個人」「媒体」「状況」の要素を考慮してコミュニケーション技術を用いることが効果的となる。

4 高齢者にとってのコミュニケーションの機能と意義

1）コミュニケーションの機能

コミュニケーションの機能としてパターソン（Patterson ML）は次の5つを挙げている[5]。①情報の提供，②相互作用の調整，③親密さの表出，④社会的コントロールの実行，⑤サービスや仕事上の目標の促進である（図2-2）。①②は断片的な焦点の当て方であり，③④⑤はコミュニケーションの流れ全体にかかわるものである。たとえば，入院した高齢患者に病室や検査の説明を行うことは，①②④⑤の機能を担っていると考えられる。

2）コミュニケーションの意義

病院や施設で看護師が行うコミュニケーションは，職務遂行のための対人関係形成の手段として強調されがちであるが，高齢者を社会的存在とするコミュニケーションも重要である。深谷らは高齢者にとって社会生活のなかで普段に行われている家族，仕事，社会の出来事などについてのコミュニケーションが重要だと述べている[6]。これは高齢者の生活世界を尊重したケアとしてのコミュニケーションである。高齢者は子どものころや若いころの話題がはずむときがある。繰り返し自己の経験を語る会話に「そのような体験をされてきたのですか」「いい思い出ですね」と受け手が傾聴や共感すれば，自らが歩んだ人生を意義あるものとして高齢者が認識することを強化し，発達課題の達成に寄与するかかわりとなる。これもケアとしてのコミュニケーションである。

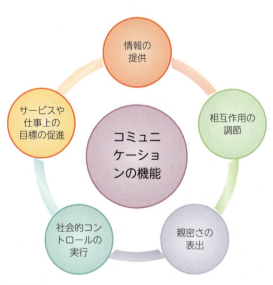

図2-2 コミュニケーションの機能

高齢者とのコミュニケーション過程における看護師の基本的姿勢

1）高齢者が体験していることを尊重する

　高齢者とコミュニケーションするうえで，まず高齢者が体験している世界をありのままに受け入れることが重要である。痛みやつらさなど主観的なものをどこまで看護師が感じ取れるかが対人関係を築く鍵となる。

2）自己の状態を意識する

　看護師は自らがどのような状態であるかを意識していることが重要と考える。たとえば，友人との関係が気まずくなり不快感を抱えたまま高齢者とかかわるとき，自らの不快感を無意識のところで対応に示してしまうこともある。また，看護師が「自分ならこう思う」という思いが，高齢者も「そう思っているはず」になっていることはないだろうか。高齢者の思いが見えなくなり，相手の独自性を認めない状態にならないようにする。

3）自己開示する

　高齢者のコミュニケーション能力を引き出し，対人関係を築くには，聴き出すだけでなく，看護師自身のことを理解してもらうことも重要である。差しさわりのない範囲で自分の情報や気持ちを伝えることも大切である。また，どのような目的や目標でコミュニケーションをとろうとしているのかを高齢者に明確に伝えることも有効である。第一印象で判断されることもあるので身だしなみや表情，言葉遣いに注意する。

  高齢者とのコミュニケーションを図るための基本技術

　看護師が高齢者とコミュニケーションをとるとき，世代間の異質性，接点の希薄さ，両者の世代に対する認識不足などの影響が考えられる。年齢や世代が異なる相手と付き合う場合に考慮するコミュニケーション技術がある。表2-1では高齢者とのコミュニケーション技術を示した。高齢者とのコミュニケーションを図るには，状況に合わせた技術を組み合わせて実施することになるが，特に傾聴は重要な技術である。
　コミュニケーションは，言語的コミュニケーションと非言語的コミュニケーションに分類することができる。以下は，その分類により技術を説明する。

1）言語的コミュニケーション技術

　言語的コミュニケーション技術は，話し言葉，文字などの言語性をもつメッセージ手段によって，メッセージを伝達する方法である。一般に日本人の話し方は，以前に比べ早口になってきており，文末の言葉が弱く曖昧な発音になりやすい。

（1）理解できる言葉

　若い人が使う言葉には高齢者が使わない言葉もある。「流行り言葉」「若者言葉」「カタカナ文字」は，高齢者にとって言語性をもたない。理解できなければ，高齢者に不快感を与

表2-1 高齢者とのコミュニケーション技術

コミュニケーション技術	目標行動	組み合わせるスキル
傾聴する	高齢者が話すことを促す	・視線を合わせる ・上半身を少し高齢者に傾ける ・うなずきや相づちを打つ ・さりげなく同じ動作を行う ・話の腰を折らない ・適切な質問をする ・自分の考えは話が一段落した時点で話す
敬意を示す	高齢者の自尊心を高める	・敬語を使う ・謙虚さを示す
存在を認める	高齢者に満足感をもたらす	・挨拶する ・相づちを打つ ・微笑む ・賞賛の言葉を話す ・ユーモアを話す
気づかう	高齢者に共感を示す	・関心を示す ・理解していることを伝える
都合に合わせる	高齢者のもつ時間の価値を認識する	・アポイントをとる ・挨拶する ・断るときは理由を明確に伝える

長田（1994）[7]を参考に作成

えかねない。

(2) 敬意を示す言葉

高齢者に敬意を示すには，丁寧語，尊敬語，謙譲語を適切に用いることが基本である。

(3) 質問する

質問の種類を大別すると，クローズドクエスチョンとオープンクエスチョンがある。高齢者の障害の程度や話の内容が限定される場合などではクローズドクエスチョンが適切な場合もある。高齢者の個人的考えや感情を理解する目的のときは，オープンクエスチョンが適切である。

オープンクエスチョンでは，高齢者は自分の話したいこと，話の分量，話し方を自由に選べる。豊かな反応や感情表明を促すのに適しているので，関係を維持・発展させることに有効である。

(4) ユーモアの活用

会話は目的的な内容だけでなく，微笑み（笑い）をもたらす内容も盛り込む。ユーモアは場を和ませ，親近感を生み出すことができる。高齢者に対して上手にユーモアを用いることは容易ではないかもしれないが，相手の年齢に合わせたユーモアを用いるよう配慮したい。

(5) 方言の活用

地域の独特の言葉遣いである方言は，高齢者が長い間，生活した地域によって身につくことがある。高齢者から教えを受け，方言を活用すれば，高齢者の緊張感を和らげたり，親近感を生み出す。

2）非言語的コミュニケーション技術

　非言語的コミュニケーションは，言葉を介さずにメッセージを伝え合う方法である。たとえば，ジェスチャー，顔の表情などがある。非言語的コミュニケーションは無意識的に行われることが多いので，これらを活用すれば，人が一般的にどのような精神状態のときに，どのような特徴を表すかがわかる。したがって，アセスメントの視点として用いることができる。また，意図的に用いることで援助的関係を発展させることもできる。高度の難聴である高齢者や言語障害により会話ができなくなった高齢者でも，非言語的コミュニケーションを活用することにより対人関係を築き，維持することができる。

　非言語的コミュニケーションの領域は，一般的に①動作学，②近接学，③パラ言語，④接触，⑤物理的・環境的要素の5つのカテゴリーに分類されている[8]。

（1）動作的側面（動作学）

　動作的側面はジェスチャー，顔の表情，目の動きからなる。ジェスチャーは，言葉の代わりによく使われる。メッセージの内容を例示したり，視覚的に表現する場合に用いられる。顔の表情は，様々な情報を伝える。看護師が高齢者の思考や感情を理解するうえで極めて重要である。

　目の動きは，顔の表情と密接に結びついている。目の動きにより，コミュニケーションの相手を評価・確認，会話の調整，感情表現に活用している。通常の会話ではアイコンタクトの平均時間は3秒未満で，両者が見つめ合う時間は平均2秒程度と報告されている[9]。医療現場ではどうだろうか。アイコンタクトが少なすぎると相手に温かみを感じられず，多すぎると心地悪く感じる。会話の内容や状況に応じて適度に見つめることが大切である。

（2）距離的側面（近接学）

　高齢者との空間的距離や相対的角度はコミュニケーションに影響する。ホール（Hall ET）によれば，他者との相互作用において，①親密，②個人，③社会，④公的という基本的に4つの距離範囲を使っているという[10]。親密距離は45cmくらいまでをいい，親密な間柄の距離で手を握ったり，身体に触れることができる距離である。ごく親しい人以外がこの距離に近づくと不快感を伴うことがあるパーソナルスペースであるが，健康を守る医療者は近づくことを許される距離である。個人距離は45～120cmくらいまでとなり，個人的な関心や関係を論議でき，高齢者の表情の細部まで見て取れる距離である。それ以上の距離は社会的あるいは公的距離となり，個人的なコミュニケーションはとりにくくなる。

　高齢者との個人的なコミュニケーションをもつには120cm以内の距離に近づく。臥床している場合ならベッドの足元より近づいた距離である。病室のドア付近から高齢者に声をかけても，温かい関心を示したと高齢者は理解できない可能性がある。個人的な関心を示す場合は，距離を近づけることである。

（3）パラ言語

　パラ言語とは，話し言葉に付随する「アー」や「ウー」といった音声に関するものである。パラ言語の要素は強度，高さ，長さに分類される。たとえば，高齢者が発話の途中で，「ウー」などのパラ言語を発した場合，言いよどんだ理由は話す内容がないのか，内容を吟味しているのか，会話の流れを変えようとしているのかなど，コミュニケーションへの影響を考慮する。その反対に，看護師が発したパラ言語は，高齢者が看護師をどのように理解

するかに影響することを意識することが重要である。

(4) 接　触
　高齢者の身体に触れる行為であり，接触をとおして，親密さや癒し，礼儀，保護などを伝えることができる。皮膚と皮膚の接触は，血流の促進や疼痛の緩和などの身体的効果のほかに，コミュニケーションの深まりによる癒しの効果が示されている[11]。高齢者は接触体験が減少するため，接触の効果は高くなる。

　意図的な接触は言語的コミュニケーションでは得られない効果を与えることもできる。無意識の接触は，相手が安全や安心を感じる範囲を逸脱する可能性があるので注意する。

(5) 物理的・環境的要素
　環境には空間の広さ，照明，色，音，匂い，温度，湿度，物品の配置，建物の構造などが含まれる。環境評価に用いる要素に，堅苦しさ，温かさ，プライバシー，拘束，空間，親しさがある[12]（表2-2）。

　これら6つの要素を考慮して，高齢者とのコミュニケーションを図れるよう環境を調整することが望まれる。

①音の調節
　ワゴン車のガタガタする音やモニターのアラーム音など医療施設で発生する音は多い。医療者は聴き慣れているので刺激としての知覚が低下しているが，高齢者には苦痛となる。騒音は補充現象を生じることがあるので，難聴の進んだ高齢者や補聴器を使用している高齢者，あるいは外耳道に耳垢がある高齢者では強い不快音として聴こえる。

　調整方法としては外耳の耳垢の除去，補聴器の調整，可能であれば機器類を高齢者から離れた場所に置く。

②光・温度・湿度の調整
・光：高齢者の視覚機能に合わせて光の調整を行う。縮瞳により明るさが十分ではなく，

表2-2　環境評価

環境評価の要素	内　容
堅苦しさ	コミュニケーションの場が形式ばっているか否かで，高齢者は状況に反応する たとえば，大勢の医療者が立ち会う場でのコミュニケーションは表面的になりやすい
温かさ	部屋の色や調度品などが高齢者の知覚に影響を与える たとえば，飾りのない病室の壁の白さは冷たさを感じる
プライバシー	話の内容が容易に他者に聞かれない・見られないことでプライバシーが保たれる たとえば，2人部屋の病室でカーテンを引いても隣の患者には会話が聞こえ，プライバシーは保てない
拘束	病室を自由に出入りできるかどうかにより，環境に対する拘束感が生じる たとえば，点滴やドレーン類が挿入されている高齢者は拘束感を感じる
空間	心理的空間と物理的空間がある たとえば，ナースステーションから離れている病室の高齢者は，心理的にも遠くに感じる
親しさ	家庭や通院したことのある医院は親しみやすい環境である たとえば，初めて受診する病院は不慣れで戸惑いを感じる

若い人が見えているほどには視覚から情報を得られていない。どの程度見えているのかをアセスメントする。

- **温度・湿度**：適切な環境温は高齢者をリラックスさせ、コミュニケーションを促進させる。室温が低いと指先の動きや指腹の触覚に影響する。高齢者が書字を用いてメッセージを伝達しようとしても、筆記具がうまく使えない場合もある。調整方法としては季節や室内環境、高齢者の着衣状況によって心地よいと感じられる温度・湿度とする。

③調度品の配置

病室や居室において季節や時間を感じたりできるもの、自己の存在を再確認できるものなどは高齢者との会話をスムーズにする。調整方法としては時計やカレンダー、自宅で使い慣れていたもの、家族との写真や大切な人と縁のある品など情緒的に安らげるものを活用し、高齢者とのコミュニケーションを豊かにする。

7 感覚機能の低下がある高齢者とのコミュニケーションのポイント

高齢者は加齢による感覚機能の低下が著しいことは前述したが、聴覚機能や視覚機能の低下がある高齢者とよりよいコミュニケーションをとるためのポイントについて述べる。

1）聴覚機能の低下がある高齢者とのコミュニケーションのポイント

聴覚機能の程度をアセスメントする。補聴器をもっていても活用できていない高齢者もいるので、聴こえ具合を確認する。

言語的コミュニケーション技術として、左右の耳でより聴力のよい側を活用、声は高くない音域とし、声の大きさや話す速さ、ゆっくりすぎず自然な抑揚、わかりやすい表現を工夫する。大きな声を出そうとして甲高い声になると聞き取りにくくなる。補聴器があれば装着してもらう。集音効果のある助聴器（2-3）など補助具の活用も検討する。

非言語的コミュニケーション技術として静かな環境で、お互いの顔の表情がよく見える親密距離をとる。ジェスチャーを加えたり、高齢者との関係性にもよるが肩や腕に触れる行為を効果的に用いる。

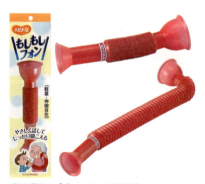

写真提供：ピジョンタヒラ株式会社

図2-3 助聴器（もしもしフォン）

2）視覚機能の低下がある高齢者とのコミュニケーションのポイント

視覚機能の程度をアセスメントする。眼鏡や拡大鏡など補助具の活用も検討する。

言語的コミュニケーション技術として，高齢者の名前を呼び，看護師は自分の名前を伝え，どのような援助を行うかをわかりやすく説明する。

非言語的コミュニケーション技術として，お互いの顔の表情が見やすい親密距離をとり，目の高さを水平にして視線を合わせる。肩や腕に触れる行為を効果的に用いる。使用する物を説明する場合は実際に触れて確認してもらう。パンフレットなどは見やすいよう文字の大きさや色彩を配慮した物を用いる。照度が十分か確認する。

高齢者は聴覚機能および視覚機能ともに低下していることが多いので，1）と2）を組み合わせ，伝えた内容が理解されているか認識の程度を確認する。また，生活上の工夫点や高齢者が大切にしていることを把握する。天気や社会の動きの話題やユーモアの活用により和やかな雰囲気をつくり，高齢者が話しているときは大きくうなずいたり，時々相づちを打つなどして高齢者の意思や感情が表出されやすいよう働きかける（➡看護技術の実際Ⓐ，p.59に詳述）。

8 三者間コミュニケーション

高齢者とのかかわりでは，入院時や検査時あるいは面会時に家族を含む三者間コミュニケーションの機会も多いだろう。今まで二者間コミュニケーションを説明してきたが，高齢者と看護師に家族が加わることによって相互作用は変わる。家族は高齢者の家庭での様子や高齢者の意思を伝えるなど高齢者の支持者としての役割を期待できる。しかし，三者間コミュニケーションでは高齢者がコミュニケーションへの参加をやめ，高齢者の視点が取り残される可能性があるので注意したい[13]。

9 コミュニケーション技術を高めるために

1）看護師側の影響要因

高齢者とコミュニケーションをとる看護師側の要因も影響を与える。看護師側の影響要因としては，以下の項目が主に考えられる。

①コミュニケーション技術のレベル
②コミュニケーション能力に対する自己効力感
③パーソナリティ
④身体的因子（疲労，疼痛，疾患など）
⑤心理的因子（不安，不全感など）

看護師側の影響要因を理解したうえで，これらを高めたり，コントロールしていく力を身につけることが大切である。

私たちは成長の過程で様々な人とかかわり，コミュニケーション技術を獲得してきた。しかし，コミュニケーション技術が上手な人もいれば，あまり上手ではない人もいる。コミュニケーション技術があまり上手ではない看護師やもう少し上手になりたい看護師が技術を

高める方略を紹介する。

2）社会的スキルトレーニング（social skills training：SST）

　対人関係を円滑に運ぶための知識や能力，コミュニケーション技術を意味する概念として社会的スキルがある。社会的スキルは心理学の領域において対人関係を円滑にするための技能として注目されている。その定義は様々あるが，相川は「対人場面において，個人が相手の反応を解読し，それに応じて対人目標と対人反応を決定し，感情を統制したうえで対人反応を実行するまでの循環的な過程」と述べている[14]。つまり，社会的スキルとコミュニケーション技術は対人コミュニケーションにおいてほぼ同義語とみなせる。

　社会的スキルは学習可能な行動として，外見的に明らかな行動とそれに関連する認知でとらえられており，社会的スキルトレーニングを通じて適切な行動レパートリーの獲得が可能となる。老年看護学の授業で実施している機関もあり[15]，SSTの進め方は，図2-4に示すように，①導入，②教示，③モデリング，④リハーサル，⑤フィードバック，⑥般化の順となる。

①**導入**：SSTの必要性や効果として何が期待できるかを説明する。
②**教示**：個々の具体的なスキルの不足が対人目標の達成にとってどのような問題を起こしているのか，獲得するにはどうすればよいかを説明する。
③**モデリング**：獲得しようとしているスキルをモデルによって示し，それを観察・模倣させる。
④**リハーサル**：教示やモデリングで示した適切なスキルを実施させる。
⑤**フィードバック**：モデリングやリハーサルで示したスキルに対して，適切なスキルを褒め，改善が必要な場合には適切なスキルを伝える。
⑥**般化**：トレーニングで学習したスキルを適切なコミュニケーション場面で実施する。

　スキルがうまく獲得できない場合は，教示やモデリングに戻り，繰り返しリハーサルを行いフィードバックを得る。大切なことは，スキルを実行してみようとする動機を高めることである。

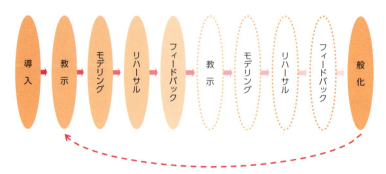

図2-4　SSTの基本的技法の進め方の例

看護技術の実際

A 難聴のある高齢者とのコミュニケーション

- 目　　的：(1) コミュニケーション障害（難聴）のある高齢者との対人関係を発展させる
　　　　　 (2) 解決が必要な健康問題の有無を確認する
　　　　　 (3) 環境に適応できているか判断する
- 適　　応：難聴があり，対人関係が十分築けていない高齢者

	方　法	留意点と根拠
1	**病室に入る** 1) ドアをゆっくり，適度な音の大きさでノックする 2) 1回目で返事がないときは，もう1度ノックする（➡❶） 3) 返事がなければ，名前を呼び病室に入ることを伝える	●高齢者に合図を伝える ●高齢者の病室空間に入る同意を得る ❶高齢者にコミュニケーションの準備を始めてもらう ●コミュニケーションに適切な環境であるか確認する
2	**挨拶をする** 1) 高齢者がベッドに臥床している場合，ベッドの枕元に近づき（➡❷），お辞儀をする 2) 目の高さを水平とし（➡❸），穏やかな表情で会話する。初対面の場合は声の高さや大きさ，速さを配慮して自己紹介を行う（➡❹） 3) 椅子に座る了解を得て，高齢者の顔の正面となる位置に座る（➡❺）	●高齢者との距離は45cm以内とする ❷高齢者の表情の細部まで見ることができ，声が聞き取りやすい ●お辞儀はゆっくり頭を下げ，ゆっくり頭を上げる ❸上から見下ろす視線は「支配・見下し」を，横からの視線は「攻撃的」なメッセージにつながりやすい ●高齢者の状態を考慮するが，基本的には穏やかに明るい表情とする ●適切な内容を話す ●初対面の場合は，高くない音域で，ある程度の大きさの声で自己紹介を行う ●句読点を目安に間をおき，自然な抑揚をつけて話す ❹高音域から聞こえが悪くなっている。ゆっくりを意識しすぎて一音節ごとに区切るとメリハリのない平坦な声になり，聴こえにくくなる。 ●敬語を用い，「よろしくお願いします」と伝える ●目の高さを水平にする ❺椅子に座ることで緊張感を軽減し，話を伺いたい姿勢を伝える。また，高齢者は視野が狭いため，顔の正面に位置することで看護師の口の動きや表情が見えやすくなる
3	**入院して困っていることや気になることがあるか尋ねる（➡❻）** 1) 漠然と尋ねるのではなく，具体的に尋ねる 2) 知識や認知機能に応じた言葉を使って話す（➡❼） 3) 話の文脈によっては肩や膝に触れる（➡❽） 4) オープンクエスチョンを行い，少しでも思いを表出しやすくする	●視線を合わせる ●尋ねる理由や目的を明確に伝える ❻関心をもっていることを伝える ●高齢者の表現を助ける言葉を使い，情報提供も行う ●高齢者の反応を待つ時間をとる ●「お困りのことはありませんか？」だけでは答えにくい。「大丈夫ですか？」と尋ねられれば，「はい」と好まれる応答を優先させやすい。「いいえ」とは言いにくい ❼自尊心を傷つけず，認知機能を刺激する ●高齢者の表情やジェスチャーなど非言語的な内容も注意深く見る ❽関心をもっていること，親しみをもっていることを伝える ●自由な語りにより，高齢者の思考や感情の表出を促すようにする

方　法	留意点と根拠
5）家での暮らしぶりや家族のことを尋ねる（➡❾）	●関係性の発展状況を考慮して尋ねる ❾高齢者の生活や人柄を知ることは価値観や信念を知ることにつながり，看護目標を共に検討できる
4　高齢者の話を傾聴している姿勢を示す	●話の合間に相づちを打つ，うなずく ●やや前傾姿勢をとり，視線を合わせる
5　天気や社会の動きなどの話題やユーモアを会話に差し込む（➡❿）	❿高齢者を社会的存在とする。ユーモアは高齢者をリラックスさせる効果がある
6　病室環境がコミュニケーションに影響を与えていないかを観察する（➡⓫）	●周囲の話し声や廊下からの音，匂い，人の出入りなどによりコミュニケーションが影響される。紙面を用いた教育を行うときは，照度は明るめにする ⓫安全で快適な環境はコミュニケーションを促進させる。高齢者は縮瞳があり，成人が適切と感じる照度より明るくしたほうが視覚情報を得やすい
7　高齢者の反応を把握する（➡⓬） 　理解してほしいことは，高齢者に繰り返して言ってもらう	●言語的メッセージとともに非言語的メッセージも把握する ⓬非言語的メッセージのほうが高齢者の思いを正確に反映していることも多い ●説明したから理解できたはずと判断せず，高齢者の認識の程度を確認する
8　退室する 　1）退室の挨拶をする 　2）お礼を述べる 　3）次の訪室予定が明確であれば伝える	●会話が終了したことを明確に伝える ●コミュニケーションがとれた感謝の気持ちを伝える ●予定を明確化し，高齢者が入院生活の時間をコントロールしやすくする
〈評価〉：難聴のある高齢者とのコミュニケーションの目的は果たせたか （1）対人関係が発展できたかの評価は，高齢者の言語的コミュニケーション量の増加，質的深まり，非言語的コミュニケーション（顔の表情など）により判断できる （2）解決すべき健康問題が有りと評価したときは，ケアプラン作成・ケア実施につなげる （3）環境に適応していないと評価したときは，ケアプラン作成・ケア実施につなげる。コミュニケーションの目的が果たせると，高齢者と看護者の双方に成果が得られる （4）コミュニケーション技術がうまく実施できなかったと評価したときは，SSTを実施してみる。病棟スタッフや友人に協力を得てモデリングやリハーサルを実施，フィードバックを得る。修正あるいは追加する技術を検討し，再度，リハーサルする。獲得した技術を，次回の高齢者とのコミュニケーション場面で実施し評価を行う	

❶小山幸代：認知症高齢者グループホームの成員が形成している集団の特性―エスノメソドロジー研究による相互作用の分析から，北里看護学誌，15（1）：11-24，2013．

文　献

1）藤田綾子：世代間コミュニケーション，高橋純平・藤田綾子編，コミュニケーションとこれからの社会，ナカニシヤ出版，1994，p.106-108．
2）伊藤まゆみ：ターミナルケア教育の方法―コミュニケーションスキル・トレーニング，看護教育，42（6）：261-266，2001．
3）大坊郁夫：しぐさのコミュニケーション，サイエンス社，1998，p.5．
4）Horn JL & Cattell RB：Refinement and test of the theory of fluid and crystallized general intelligences, *Journal of Educational Psychology*, 57（5）：253-270, 1966.
5）Patterson ML著，工藤力監訳：非言語的コミュニケーションの基礎理論，誠信書房，1995，p.89．
6）Fukaya Y, et al：Education to promote verbal communication by caregivers in geriatric care facilities. *Japan Journal of Nursing Science*, 6：91-103, 2009.
7）長田久雄：年上・年下とつきあうスキル，菊池章夫・堀毛一也編著，社会的スキルの心理学，川島書店，1994，p.124-131．
8）Northouse PG, Northouse LL著，信友浩一・萩原明人訳：ヘルス・コミュニケーション・スキル―これからの医療者の必須技術，九州大学出版会，1998，p.133．

9) Argyle M & Ingham R：Gaze, mutual gaze, and proximity, *Semiotica*, 6：32-49, 1972.
10) Hall ET著, 日高敏隆・佐藤信行訳：かくれた次元, みすず書房, 1970, p.163.
11) Suzuki M, et al：Physical and psychological effects of 6-weeks tactile massage on elderly patients with severe dementia, *Am J Alzheimers Dis Other Demen*, 25（8）：680-686, 2010.
12) Knppa ML：Social intercourse；From greeting to goodbye, Allyn & Bacon, 1978.
13) 石川ひろの：診療場面における三者間コミュニケーションと付き添いの役割, 滋賀医科大学基礎学研究, 14：7-12, 2009.
14) 相川充：人づきあいの技術　社会的スキルの心理学, サイエンス社, 2000, p.17-18.
15) 千葉京子：看護基礎教育における社会的スキル訓練, ヘルスカウンセリング, 4（6）：26-31, 2001.

3 高齢者のエンドオブライフを支える看護技術

学習目標
- 高齢者にとってのエンドオブライフケアの重要性がわかる。
- 高齢者のエンドオブライフケアにおける老年看護の役割を理解する。
- 高齢者のエンドオブライフを支える看護技術を習得する。

1 高齢者にとってのエンドオブライフケアの重要性

1）エンドオブライフケアとは

　人口の高齢化とともに，慢性疾患患者が増え，終末期のQOLやがん以外の緩和ケアについても検討されるようになり，エンドオブライフケアの考え方が提唱されている。エンドオブライフケアは，終末期ケアや緩和ケアを内包する新しい概念であるが，現在明確な定義は定まっていない。ここでは，長江らの「診断名，健康状態，年齢に関わらず，差し迫った死，あるいはいつかは来る死について考える人が，生が終わるときまで最善の生を生きることができるように支援すること」[1]という定義に基づくことにする。

　つまり，エンドオブライフケアとは，終末期だけではなく，本人・家族（あるいは重要他者）や本人を支えている主治医や看護師などの医療系専門職者が死を意識したときから始まる。たとえば，下記のB氏の事例では，本人の病気の経過のなかで初めて看護師に語った「自分の心臓はどのくらい動いているのか。終活しないとね。自分としては，調理場で死ねれば本望だけど，家族は大変だからね」の言葉から，看護師はエンドオブライフケアの視点で本人と家族への支援を検討してみようと判断する時期であることを感じ取ることができる。

　そして，B氏が「ライフ」の意味する生活や人生をどのように考え，これからどうしたいか，今をどのように生きるか，生きる意味や価値を見出すそのプロセスを支えるケアが意図的に開始される。また，本人がこのプロセスをとおして最善の生を生きるためには緩和ケアが必要であり，そのプロセスの終焉として本人が望む死を迎えるための終末期ケアや本人の死をめぐる周囲の人々へのケアも含まれる。

> **死を意識したことを表出した事例**
>
> 　B氏，70歳後半の男性。心不全で入退院を繰り返しており，今回で4度目の入院である。B氏は，妻と2人暮らしであり，自宅で妻と飲食店を経営している。B氏は，常連客との会話が好きで仕事が生きがいであり，妻もそれを理解している。心不全を繰り返さないよう医療者のアドバイスを守り生活しているが，今回も，貧血と過労が

原因で心不全の増悪を認めていた。「仕事は生きがいだし，自分を待っているお客がいるうちは続けたい」「まだ，心臓は大丈夫でしょ？」と話されていた。退院直後から仕事を再開したが，すぐに体重増加と下肢浮腫を認めるようになり，「自分の心臓はどのくらい動いているのか。終活しないとね。自分としては，調理場で死ねれば本望だけど，家族は大変だからね」と初めて身辺整理について語った。

2）高齢者にとってのエンドオブライフケアの重要性

　老年期は人生の最終段階にあり，死が遠くない将来に起こりうる時期である。したがって，老年期を生きる高齢者にとって，前述した緩和ケアや終末期ケアを内包するエンドオブライフケアは極めて重要な意味をもつ。

　また，老年期は身体的・精神的・社会的に様々な衰退や喪失体験に直面する年代であるが，生涯発達理論の観点から，老年期も発達の一段階としてとらえることが必要である。エリクソン[2]は，老年期の発達課題を「統合と絶望」とし，それを達成した人格的活力（徳）を「英知」としている。ライフサイクルの終わりに向かう人々が，今まで生きてきた人生を再吟味してうまく折り合い，全体としては満足のいく人生であったと自分の人生を受け入れ，そしてやがて来る死を受け入れていく過程である。

　たとえば前述したB氏は，今まで心不全を繰り返してきた経験と，退院直後から症状が出現し今までと様子が異なることから，人生の終わりに近づきつつあり，初めて，死が先のことではないことを認識したのであろう。人生の終焉についての準備をしていくこと，仕事だけではなく家族と向き合うことを考え始めたことは，「これ以上仕事は続けられない」死を自覚し，「仕事をセーブして生活を整える」「家族との時間を大切にする」ことに人生の意味を見出そうとする過程を歩もうとしているのかもしれない。エンドオブライフケアは，老年期にある人々の発達段階の過程のなかで，その人が老いること，自分の病気や死について考えるとき，その人が生きる意味を見出し，自分の人生をそれなりのものとして受け止め折り合いをつけていくことを支えるケア[1]である。つまり，高齢者が老年期の発達段階に取り組んでいくことを支えるケアとしても重要となる。

2　高齢者へのエンドオブライフケアにおける老年看護の役割

1）エンドオブライフケアを支えるチームケアの必要性と看護の役割

　高齢者へのエンドオブライフケアが焦点を当てているのは，高齢者の生活であり，そのプロセスである。そこには多様で複雑なニーズがある。長江は「地域を含めて看護で支えるエンド・オブ・ライフケア」として図3-1を示している。この図に前述したB氏の人生を想定してみよう。

　現在，B氏は仕事もできる状況にあり，目の前に死があるわけではない。まずは，健康の維持管理として心不全の疾病管理を継続しながら，心不全の増悪要因となっている仕事（過労）をセーブし，休息がとれるような生活リズムを整えていく。生きがいである仕事を

第Ⅱ章 老年看護のための基本技術

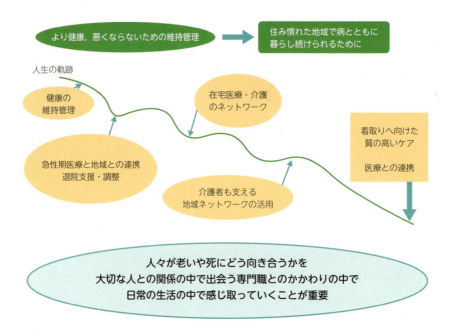

図3-1 高齢者へのエンドオブライフケアのプロセスとチームケアの視点
長江弘子編：看護実践にいかすエンド・オブ・ライフケア，日本看護協会出版会，2014，p.9．より引用

　縮小し将来的には退くことに伴い経済状態の把握や情緒的なサポートも必要となっていく。また，心不全の病気の軌跡として，治療を行っても（自己管理を継続しても）老化も含め全身の機能や症状がもとの状態まで回復せずに徐々に低下していく段階に入ってくる。現在のB氏がその段階に入りつつある状況なのかどうかを慎重に検討し，ここからエンドオブライフケアのチームケアが必要となる。B氏が初めて死を意識した発言をしたときから，医療者が本人・家族と向き合い，心不全末期状態から終末期に向かう病気の軌跡やそれに関する治療選択について，情報を提供し話し合っていく段階にあると考える。そして，B氏がどのように病気と付き合っていきたいのか，どのような治療を受けたいのか，人生の価値や尊厳をどうとらえているのか，また家族はどのように思っているのか，最期の時をどこでどのように迎えたいのかを本人・家族と話し合い準備していくことが大切である。さらに，心不全治療を継続しながら症状緩和に対するケアや生活機能の低下が予測されることから，住み慣れた地域で暮らし続けたいと望む場合には，家族の介護負担の軽減などに多くの介護サービスの活用や多職種との連携が必要になってくる。
　B氏の例が示すように，エンドオブライフケアの対象となる高齢者の多様で複雑なニーズに応えて続けていくためには，本人と家族（または重要他者）を中心としたチームケアが不可欠である。対象となる高齢者と家族がどんなニーズをもっているかよって必要なチームメンバーは異なってくる。ここには担当医師，看護師，ソーシャルワーカー，栄養士，薬剤師，理学療法士，作業療法士，臨床心理士，ケアマネジャー，介護職，民生委員，宗教家などの多職種や，本人が長い人生で培ってきた地域の仲間や友人，ボランティアなどインフォーマルなソーシャルサポートも含まれる。チームでその人へのエンドオブライフケ

64

アの目標を共有し，健康の維持管理から看取りへ向けた質の高いケアに至るプロセスのなかで，本人の意志を尊重し継続して，その時々に適切な医療やケアを協働して実践していく。

　チームケアのなかで看護師は，苦痛の緩和，日常の生活行動を健康的に整えること，本人の生が終わるときまで最善の生を生きることができるようにあらゆる支援をしていく。たとえば，B氏の症状が進み生活機能が低下したとき，症状マネジメントはもちろん，その人にとって呼吸が楽になる最適な姿勢を一緒に探し整えること，そのうえで本人が自分の好きなものを自力で摂取し満足するような生活行動を援助する。日常生活のなかで繰り返し行われる具体的ケアを安全・安楽に実施するなかで，高齢者の尊厳の保持も実現される。また，日々の具体的なケアの一つひとつにおいて本人の意思の尊重が重要となる。これらのケア自体が，どのように最期を迎えたいのかなどの意思を本人が表出しやすい環境をつくることになる。

2）高齢者が望ましい死を迎えるための看護
(1) 意思決定を支える看護

　高齢者にとって望ましい死に向けたあらゆる調整をしていくためには，今後の人生を「どのように生きたいか」「どのような最期を迎えたいのか」ということについて，本人や家族の意思を聞き，自己決定を支えることが重要となる。具体的な方法として，事前指示（アドバンスディレクティブadvance directive：AD）やアドバンスケアプランニング（advance care planning：ACP）がある。

　事前指示とは，「ある患者あるいは健常者が，将来自らの判断能力が失われた事態を想定して，自分に行われる医療行為への意向について医師へ事前に意思表示をすること（もしくは指示書そのもの）」[3]と定義される。事前指示書には，本人の意思を表示できなくなったときに，決定を行う代理人を指名しておく「代理人指示」と治療についての望みを記録した「内容指示」がある。内容指示には，「リビングウィル」（living will，尊厳ある死を望む人々の書面による生前の意思表示）も含まれる。日本においては，事前指示に法的拘束力はないが，近年，終末期の意思決定において，厚生労働省が「終末期医療の決定プロセスに関するガイドライン」[4]を策定したほか，日本救急医学会，日本医師会，全日本病院協会などが独自に指針を提案している。リビングウィルの一部として，DNAR（do not attempt resuscitation）が位置づけられる。DNARとは，「患者本人または患者の利益にかかわる代理者の意思決定を受けて心肺蘇生法を行わないこと」[5]とし，患者ないし代理者へのインフォームドコンセントと社会的な患者の医療拒否権の保障が前提となる。DNR（do not resuscitate）が蘇生する可能性が高いのに蘇生治療は施行しないとの印象をもたれやすいとの考えから，attempt（試みる）を加え，蘇生に成功することがそう多くないなかで蘇生のための処置を試みない用語としてDNARが使用されている[5]。

　アドバンスケアプランニングの定義には様々な議論があり，定まっていない。共通していることは，「将来の意思決定能力の低下に備えて，今後の治療・療養について患者・家族とあらかじめ話し合うプロセスである。話し合いの内容は，患者の現在の気がかりや不安，患者の価値観や目標，現在の病状や今後の見通し，治療や療養に関する選択肢について考えることである」[1]。終末期において，高齢者の意向を尊重するうえで，事前指示だけでは

医療の内容に十分反映できていない現状があり，高齢者とケア提供者が話し合うプロセス重視の意思決定支援のあり方が広まり，アドバンスケアプランニングの重要性が認識されるようになった。アドバンスケアプランニングは，話し合いのプロセスに焦点が当てられ，事前指示も含まれるものである。

　高齢者・家族の最も近くにいる医療者は看護師であり，意思決定するうえで必要となる情報の提供，高齢者・家族と医療者チームとの連携，チーム内の連携など，看護師の果たす役割は大きい。それぞれとよい関係性を構築するうえでコミュニケーションは欠かせない技術（p.47参照）である。

（2）高齢者が発達課題に取り組むのを支える看護

　高齢者が満足した死を迎えるためには，自分の人生をそれなりのものとして受け止めていけるかどうかも関連する。前述した老年期の発達課題に取り組むのを支える看護も大切である。エンドオブライフケアの対象となる時期の高齢者には，心身の衰退やそれまで獲得してきた能力や役割の喪失に直面し，前述した老年期の発達課題の危機である「絶望」に陥ることも少なくないだろう。その「絶望」の度合いや危機を乗り越え「統合」に向かっていく状況は一様ではない。老年期を生きる人々の特性を理解し，人生の「統合」に取り組む過程を見守り，人生経験を語るなかで頑張ってきた自分を認めていけるようにその語りを傾聴する。身体的苦痛を取り除き，悩みや苦痛（絶望）を乗り越える過程に寄り添い，共に人生の支えとなることを一緒に探していく看護も重要である。

　たとえば，B氏への看護としては生きがいでもある仕事を継続できるよう，体調の管理を共に模索し支援していきながら，やがて来る心機能の不調と仕事や日常生活のバランスが崩れて終末期に向かっていくなかで，B氏が「どのように生きたいのか」「どのような最期を迎えたいのか」を，本人・家族と話し合いをしていく。B氏がこれまでの人生に「失敗も後悔もあるがそれなりに頑張ってきた，まあまあ満足のいく人生だった」というように折り合いをつけていく過程に寄り添い，共に考えていくことが重要であるといえよう。

3）エンドオブライフケアにおける倫理的課題

　高齢者へのエンドオブライフケアにおいては，次のような障壁があり倫理的課題が生じることが多い。

①日本の社会全体に死をタブー視する傾向があり，平均寿命を超える超高齢者の寿命としての自然な死の姿が受け入れられていない状況にある。このことが自らの死や家族の死について考えることの障壁となる。

②現在の日本の高齢者自身には，老いては子に従えというような価値観や世話を受けているという遠慮などがあり，自らの意思を表出することに積極的でない場合が少なくない。エンドオブライフケアにおいては本人の意思決定を中心とすることの障壁となる。

③認知機能の低下や言語障害などによりコミュニケーションの障害を抱え，意思を確認することが難しい高齢者が少なくない。ケア提供者に高齢者差別があると，さらにこの障壁は大きくなる。

④高齢者では終末期の判断が難しいため，あいまいさや予測できない状況のままケアをしなければならない。

したがって，看護師は高齢者本人の意思決定の力を信じ，前述した日常の具体的ケア場面で培った信頼関係を強みとして，必要な場面において高齢者の意思の表出を助けていくことが大切である。また，看護師自身の倫理的感受性を高め，常にその人にとっての最善の状態とは何かを意識してケアを行う。そして，倫理的課題を見逃さず，チーム間で課題を共有し対応する。

3 高齢者の終末期における看護

終末期とは一般的に人生の終末，すなわち死が近づいてきた時期をいう。成人のがんなどの場合は，病気の進行という医学的な視点からおおむね死期を予測している。しかし，高齢者は複数の疾病や障害をもち，加齢現象が加わるために病態が成人に比べて多様となるため，死期の予測は困難である。ここでは死期を予測するうえで重要な情報となる身体の微妙な変化が現れ亡くなるまでの時期を終末期とする。

終末を迎える場所は病院，介護保険施設，自宅など様々である。どの場所であろうとその人らしく人生の終焉を迎えられるよう援助することが重要である。高齢者の終末期を支えるにあたり，看護師は多くの情報をもつ立場にあり，適切な情報を医療・ケアチームに提供し共有しながら支援体制を整えていかなければならない。

また，「この人に看取られたい」と思われるような態度，言葉かけ，ケアの提供は終末期の高齢者にとって安心した生活につながる。看護師には前述した高い倫理的感受性とともに，対象となる高齢者の安寧をもたらすことのできる卓越した高い看護技術も求められる。

1）終末期のプロセスの理解と看護アセスメント

疾患別の予後モデルを図3-2に示す。がんは長い期間機能が保たれ，予後予測は比較的容易であるのに対し，呼吸器疾患や心疾患の臓器不全では急性増悪を繰り返しながら徐々に悪化するプロセスをたどり，終末期の判断は難しい。認知症・老衰も緩やかに機能が低下していくため，予後の予測は難しい。表3-1に高齢者の終末期にみられる主な身体的な変化を示した。これらを目安として，包括的な視点で情報を集めアセスメントを行う。身体的変化を継続的に観察することで最期の時への経過を予測し，終末期ケアを組み立てていく。同時に，高齢者の終末期は個別性が大きいことも，常に考えておく。

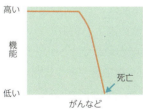
がんなど
比較的長い間機能は保たれ，最後の2か月くらいで急速に機能が低下する経過

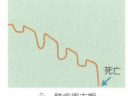
心・肺疾患末期
急性増悪を繰り返しながら，徐々に機能が低下し，最後は比較的急な経過

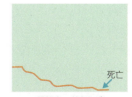
認知症・老衰など
機能が低下した状態が長く続き，ゆっくりと徐々にさらに機能が低下していく経過

図3-2 終末期のプロセス
篠田知子訳：在宅医療テキスト，第1版，勇美記念財団，2006．より引用改変

表3-1　高齢者の終末期にみられる主な身体的変化

目安	出現する身体的変化
亡くなる3か月〜1か月前	・起きているより寝ている時間が長くなる ・食欲が低下する ・嚥下が困難になる（以前よりむせこみが増える） ・食事摂取量や水分摂取量が少なくなる ・発熱を繰り返したり，低体温になる ・トイレに行くことが徐々に困難になる（失禁することがある） ・体重が減少する
亡くなる2週間〜1週間前	・食事や水分があまり摂取できなくなる ・悪心・嘔吐や便秘・下痢などがみられることがある ・発語が少なくなる ・ほとんど寝て過ごす ・多くの場合は血圧が低くなる ・心拍数が変化する（増えたり減ったりする） ・手足が冷え，色が青白くなる ・尿量が減少したり，濃い尿色になる ・むくみが出ることがある ・呼吸が変化する（リズムや回数の変化） ・痰が増えることがある ・表情が乏しくなる
亡くなる数日〜数時間前	・低体温になる ・手足の冷えがひどくなり，末梢からチアノーゼがみられ，徐々に広がる ・脈拍が弱くなり（橈骨動脈が触れにくいなど），頻脈，徐脈，不整脈になる ・血圧が低くなる ・呼吸が異常になる（無呼吸，下顎呼吸，チェーン-ストークス呼吸） ・痰が増え，下咽頭に常に分泌物がたまったような音が聴こえる ・意識レベルの低下，昏睡状態になる ・尿量がさらに減少するまたは無尿になる ・対光反射，角膜反射，痛みへの反応が低下する

Karnes B著，服部洋一訳：旅立ち，日本ホスピス・緩和ケア振興財団. をもとに作成

2）症状マネジメントと緩和ケア

　安らかな状態で最期の時が迎えられるよう身体的変化（表3-1参照）をアセスメントして苦痛を緩和することは重要である。終末期によくみられる食欲不振，下痢・便秘，褥瘡，せん妄については，第Ⅲ章および第Ⅳ章を参考にケアを実施してほしい。また，終末期の高齢者の意思決定で問題となることは経口から栄養や水分が摂取できなくなったときの対応である。「その人らしく」最期を生きるうえで，点滴や経管栄養，胃瘻を行うことに関して高齢者に代わって決定を委ねられる家族の心の負担は重い。その人にとってよりよい選択を行ううえで日本老年医学会が人工的水分・栄養補給の導入の検討の際の指針を決定，公表した[6]。終末期の状態になる前に高齢者の意思を確認しておくことが望ましい。

　身体的苦痛だけでなく，精神的苦痛（不安・いらだち・孤独感・うつ状態など），社会的苦痛（人間関係や経済的な問題，仕事などの役割に関することなど），スピリチュアルな苦痛（自己の存在意義，苦しみの意味，死への恐怖など）を含めた全人的苦痛に対する緩和ケアの視点も重要である。ここでは，呼吸困難，浮腫，悪心・嘔吐の身体的苦痛を軽減する症状マネジメントを示す（➡看護技術の実際A，p.71に詳述）。

3）日常生活行動の援助

　終末期にある高齢者にとって清潔な身体の保持（➡看護技術の実際B，p.73に詳述），快適な療養環境の保持は一人の個人が尊厳をもって最期を迎えるための重要な援助である。身体機能の変化を考慮して苦痛を与えない援助（➡看護技術の実際C，p.75に詳述）が行

表3-2　終末期における家族への援助

援助	具体的内容
基本的アプローチ	・介護者も高齢である場合があり，疲労や健康状態に配慮する ・家族の既往歴も情報として知っておく ・在宅での看取りの場合は家族の心理的負担が大きいため，訪問時は家族の複雑な思いを傾聴し，家族の努力をたたえる ・家族が休息できるよう「看護師が看ていますから，少し休んでください」などの声かけを行う ・施設や病院では家族用に休憩室が用意されていることがあるので活用する ・死に向かう高齢者と家族がゆっくり話ができる静かな時間をつくる ・死に向かう高齢者と家族の過去の出来事を聴くことで家族の精神の安定を図る ・訪室，訪問時に家族に話しかけ，家族が思いを吐露できるような関係性を築く
情報の提供	・在宅で看取る場合は終末期のプロセス，これから起こる身体的変化をわかりやすい言葉で説明しておく ・施設や病院では，身体的変化を早い時期からわかりやすい言葉で説明する ・面会時にそのつど現在の状態について説明をする ・亡くなる数日から数時間前は家族が急激な身体的変化に動揺するため，情報提供は丁寧に時間をかけて家族の思いを傾聴しながら行う ・急激な身体的変化があった場合，家族が説明を受け止められる心理状態かをアセスメントして説明方法，タイミングを決める ・わからないこと，疑問に感じたことを質問できないことがあるため，説明を理解しているか確認する
ケアへの参加	・顔を拭く，手を拭く，さする，髪を整える，体位変換をする，爪を切るなどのケアに一緒に参加をすることで援助できた実感を味わってもらう ・ケアの参加は無理強いせず，家族の様子を見ながら相談し，何ができるか，やりたいかを聞きながら家族と共に考えていく ・死に向かう高齢者に直接触れることは最期の時間を共に過ごす充実感につながる ・ケアによる高齢者の反応を伝える，返事ができない状態や意識がない状態であっても「表情が穏やかになった」「楽そうに見える」など高齢者の変化を伝え，家族がケアに参加してよかったと思えるようにかかわる
臨終時の配慮	・家族が死にゆく高齢者の傍らにいられるよう観察と身体的変化のアセスメントによって適切な時期をとらえ，「その時」が来たことを家族に説明する ・「手を握っていてください」「身体をさすってください」など，家族が高齢者と寄り添って最期の時を過ごせるよう配慮する ・静かに看取りができるよう部屋，周囲の環境を整える ・家族が高齢者との思い出や自分たちの気持ちを話しているときは傾聴し，別れの準備ができるようにする
死別後の配慮	・亡くなった直後の処置（点滴やモニター類の除去などと死後の処置）についてていねいに説明し，希望があれば死後の処置は一緒に行う ・家族だけの別れの時間を設ける（時間については適宜判断する） ・家族の思いを傾聴し，故人の人生や家族のこれまでの介護を尊重したねぎらいの言葉かけを行う ・家族は悲嘆のプロセスにおり，様々な感情をもつことを知っておく ・家族会，外来，医療相談室などで悲嘆を癒すグリーフケアを行っている場合は紹介する

えるよう生活行動援助技術のスキルアップに努めなければならない。介護職者と共にケアを行っている場合は，ケア方法の検討や注意点の共有を行い，ケアチームが最善に機能するよう努めなければならない。

4）臨終時の援助

臨終に立ち会うことで家族や周囲の人々は戸惑いや不安，後悔，安堵など複雑な心理状態を体験する。故人となった高齢者との別れを受け入れてもらえるよう死後の処置は故人の尊厳を維持するよう行われなければならない（➡看護技術の実際D，p.75に詳述）。最近は病院内でも葬儀社による死後の処置が行われるようになっている。

5）家族への援助

終末期の場合，家族が介護している期間が長期間にわたることも少なくないため，家族もケアチームの一員である。看取り後の家族には心残りが多々ある。その軽減や死別後の悲嘆からの回復には終末期ケアへの参加が有用とされている。家族の間には様々な関係性や価値観がある。看護師は家族の個別性を考慮したうえで終末期ケアへの参加のあり方を共に模索していく姿勢をもたなければならない。終末期における家族へのケアの具体的な内容を表3-2に示す。

6）ケア提供者自身の悲嘆への対応

高齢者の死に際して，関係したケア提供者も悲しみや無力感を感じることが少なくない。その状態を放置し，連続して高齢者の死に直面すると，強い悲嘆に陥ってしまうことがある。このような状態を避けるためには，自分の感情を表出することが重要である。チームカンファレンスを設けるなどして，行ってきたケアやお互いの感情を語る機会を設けるとよい。以下に紹介するのは，高齢者と家族の意思決定を支えながら実施した終末期ケアと看取り後のカンファレンスの概要である。

高齢者と家族の希望をかなえた看取りとカンファレンスの実施

80歳代後半のA氏は息子夫婦と暮らしていた。肺炎を罹患して2週間入院した後から寝たり起きたりの生活になり，再び肺炎で入院することになった。入院中も肺炎を繰り返し，食事や水分の摂取は徐々に少なくなり，最近では一日中寝ていることが多くなった。意識の混濁，血圧低下，尿量の減少など状態は徐々に悪くなっており，終末期にあると思われた。

息子夫婦にこれからA氏に起こるであろう症状の説明と，終末期にあることが説明された。その説明の場では心肺蘇生に関して，点滴や栄養補給について話し合われた。医師，看護師，息子夫婦でA氏らしい終焉を迎えるという視点で何ができるかを話し合った。A氏は元気だった頃よく「病院は嫌い」「寝たきりになったらもう終わりだ」「家で死にたい」「自然に眠るように逝きたい」などと話していたそうで，息子夫婦はその意思を尊重したいと考えていた。

終末期の意思決定のガイドラインに沿ってよく話し合った結果，心肺蘇生の処置は

行わないこと，点滴や栄養補給に関しても行わないことが決定され，さらに息子夫婦の希望で，A氏を自宅で看取ることが検討された。自宅での看取りに関してはMSW（メディカルソーシャルワーカー）も交えた話し合いが行われ，訪問医，訪問看護師とも連携を取り合いながら退院の準備を進めた。話し合いから5日後，A氏は息子の車に家で使っていた布団を敷き，その上に寝て自宅に帰った。

それから1週間して，A氏が亡くなったと連絡があった。息子の話では，自宅に帰ってから毎日孫や親戚が介護に来て，病院ではまったく話せず食べられない状況だったのに一度だけ「ありがとう」と言い，味噌汁を一口だけ飲むことができたとのことだった。

家族に見守られA氏の望んでいた眠るように亡くなったという報告を受けて，病棟では「A氏らしい終焉」についてカンファレンスを行った。A氏に対してのそれぞれの思い，それぞれの死生観，提供した看護ケアのよかった点，もっと提供したかった看護ケアなどを振り返り，それらを共有したことで私たちも「A氏の死」を受け入れ，日々の看護により真摯に向かう気持ちになった。

看護技術の実際

A 終末期に起こりやすい呼吸困難，浮腫，悪心・嘔吐の苦痛を軽減する看護技術

- ●目　　的：終末期の高齢者の呼吸困難，浮腫，悪心・嘔吐への対応を速やかに行い，対象の苦痛の緩和と家族の精神的負担の軽減を図る
- ●適　　応：終末期の高齢者と家族
- ●必要物品：吸引器，吸引チューブ，ディスポーザブル手袋，水（吸引後にチューブ内を洗浄するため）

1）呼吸困難

	方　法	留意点と根拠
1	呼吸状態の観察と体位の工夫を行い，呼吸しやすい姿勢を保つ	
2	排痰ケアの実施 1）口腔内や気道が乾燥しているため，加湿や濡れたガーゼなどで湿らす（➡❶） 2）室内の温度は24±2℃，湿度は50〜60％に保つ（➡❷❸） 3）体位変換時にタッピング，スクイージングを行い，排痰を促す（➡❷） 4）痰がからみ自己喀出できないときは吸引を行う	❶終末期は口呼吸になり，水分摂取もできなくなるため，口腔内が乾燥する。乾燥によって口腔の浄化機能の低下，口腔粘膜の損傷による出血も起こりやすい ❷呼吸筋力の低下や咳嗽反射の減少によって痰の喀出がしにくくなるため，加湿による痰の粘度の低下や排痰法による喀出の促しは重要である ❸終末期の高齢者は体温調節機能が低下するため，健常な人より湿度は高めにする

	方　法	留意点と根拠
3	**吸引の実施** 1）吸引の実施について高齢者と家族に説明する 2）吸引の圧の目安は，口腔・鼻腔：－15〜－40kPa（115〜300mmHg）以下，気管カニューレ：－15〜－20kPa（115〜150mmHg）以下で，吸引の時間は10秒程度にする（➡❹） 3）一度で取りきれないときは何度も吸引して苦痛を与えることを避け，加湿やタッピング，スクイージングによって排痰ケアを行った後に再度吸引を実施する	●患者から吸引の了解を得ていても，嫌がったり抵抗する場合は，痛みや苦痛を与えないよう声かけや手を握るなど工夫する ❹高齢者に10秒以上吸引すると，嘔吐の誘発や呼吸困難が生じやすい ●終末期の下咽頭の雑音がなくならないことがある。頻回に吸引することで気道を狭窄させることがあるため，家族に吸引の間隔・回数・タイミングなど十分に説明し不安を軽減する（➡❺） ❺終末期の呼吸困難の原因は様々で，酸素を使用することもある。家族は高齢者の苦しそうな状態を見て動揺するため，今どんな理由で何をしているか逐一説明が必要である

2）浮　腫

	方　法	留意点と根拠
1	浮腫の部位，程度，皮膚の状態の観察を行う（➡❶）	●終末期は様々な原因で浮腫が生じる。浮腫の部位も部分から全身と個人差があるため，適切なケアを計画するためにアセスメントは重要である ❶浮腫があると痛みやしびれ，だるさを知覚する
2	**皮膚の損傷を防止する** ベッド柵を柔らかいものでくるんだり，体位変換やケア時はぶつけたり摩擦のないように行う（➡❷）	❷浮腫によって皮膚は脆弱になっている
3	手浴・足浴，マッサージによる苦痛の軽減を図る	●浮腫は苦痛を伴うので，動かすときは声をかけてゆっくり行う
4	浮腫の部分を挙上する	

3）悪心・嘔吐

	方　法	留意点と根拠
1	**嘔吐による誤嚥を防止する** 悪心・嘔吐がある場合は側臥位にし，頭部をやや挙上し誤嚥を防止する（➡❶）	●悪心・嘔吐は様々な原因で起こりやすい。咳嗽，吸引，体位変換，口腔ケアなどによって悪心・嘔吐が誘発されることがあるので，それらを行う前後は注意して観察する ❶高齢者の場合，吐物によって窒息することがある
2	**吐物は速やかに片づけ，換気して臭気による悪心の持続や不快感を軽減する** 1）うがいが可能であれば促す 2）口腔ケアを行い，残留している吐物を除去する 3）吸引を行う場合は悪心・嘔吐を誘発しないよう注意する	●口腔ケアは悪心が治まってから行ってもよい

B 身体の清潔を保持するための看護技術

- 目　　的：加齢による身体状況の変化や皮膚の状態の変化などを考慮した清潔を保つケアによって合併症を防止する。また，痛みの緩和や安寧の援助となる。
- 適　　応：終末期の高齢者と家族
- 必要物品：（1）入浴（シャワー浴）：タオル，石けんや皮膚洗浄剤，入浴剤（希望時），着替え，保湿剤。
  （2）清拭：タオル，石けんや皮膚洗浄剤，保湿剤，着替え。
  （3）陰部洗浄：シャワーボトル，ガーゼ，陰部用タオル，おむつ。
  ＊部分浴・洗髪は第Ⅲ章3，p.114参照

1）入浴（シャワー浴）

	方　法	留意点と根拠
1	対象の体調と希望を考慮して入浴（シャワー浴）の判断を行う（➡❶） 例：いつも血圧120/72mmHg前後の高齢者が入浴前の測定で何度計測しても100/58mmHg前後であった場合は，短時間のシャワー浴もしくは清拭に変更する	❶終末期のバイタルサインの変動は体調変化の重要な兆候である。入浴によって身体に負荷がかかり，循環動態に変化が起こり急激な病状悪化を招くことがある
2	熱，倦怠感などを考慮して入浴時間を決める（➡❶） 例：熱が37.5℃以上あるときや声をかけても眠ってしまうなどの場合は，清潔ケアの時間を短時間にするなどの検討をする	
3	入浴（シャワー浴）の実施 1) 希望によって入浴剤を使用して保湿や爽快な気分を味わってもらう 2) 床のすべり，更衣時の転倒に注意して見守りや介助を行う（➡❷）	● 浴室の保温を行い温度差による体調への影響を最小限にする ● 眼脂などが付着しやすいため，顔もきれいに拭く ● 点滴やカテーテル類を挿入している場合は，ぬれないように保護シートやビニールなどで保護する ❷高齢者は筋力低下や倦怠感，血圧の変動などによってふらついたり，衣類の着脱時に転倒することがある
4	入浴後のケア 1) 皮膚の乾燥予防に保湿剤を塗布する（➡❸） 2) 疲労感の軽減を図るため，入浴後は休む時間をつくる	● 爽快感を味わっても疲労はあるため，入浴後は静かに休める環境をつくる ❸高齢者の皮膚は乾燥しやすく脆弱であり，保湿剤を使用して保護する必要がある

2）清　拭

	方　法	留意点と根拠
1	体調をアセスメントし，清拭の可否を対象と相談して決める 家族の参加希望があれば一緒に相談し合う	
2	物品の準備 1) 手際よくケアが行えるよう物品はまとめる 2) 家族が参加した場合，声をかけ合いながら手際よく行う 3) 家族が実施したいと希望する場合は，一緒に準備をして，家族が行うようにする	

第Ⅱ章 老年看護のための基本技術

方 法	留意点と根拠
3 **清拭の実施** 1) 摩擦の強さを確認しながら実施する（➡❶❷） 2) 石けんを使用する場合はよく泡立てて皮膚にのせ、泡でマッサージするように行う。拭き取りは強くこすらないように石けん成分をよく落とす（➡❶❷❸❹） 3) 皮膚の損傷、紫斑などがないか観察しながら清拭をする（➡❶❷❺❻） 4) 寒くないか、痛みはないか確認する 5) 拘縮があって皮膚に重なりがある場合は、その部分を広げて優しく拭く（➡❺） 6) 清拭後は保湿剤を塗布する 7) 皮膚に発赤や湿疹がある場合は、軟膏などを検討する（➡❻）	● 体調によっては背部・胸部など部分清拭も検討するが、希望がある場合は所要時間や部位、方法をよく検討して苦痛のないようにケアを実施する ● 希望の石けんや洗浄剤、保湿剤があればそれを使用することにより爽快感を味わってもらう ● 家族独自の清拭方法があれば検討し、一緒に実施する ● 終末期の高齢者は病態の変化をきたしやすいので、手際よく短時間で行う ● 眼球乾燥に伴い眼脂が付着している場合は、ていねいに落とす ❶ 高齢者の皮膚は脆弱であり、損傷しやすい ❷ 終末期高齢者の皮膚は特に摩擦や圧迫によって紫斑ができやすい ❸ 石けん成分はかゆみの原因となる ❹ 高齢者にとって石けんの使用は過剰な皮脂の除去になり、バリア機能の低下を起こしやすい ❺ 高齢者は皮膚のしわができやすく、その間に垢がたまって炎症を起こしやすい ❻ エアマット使用や定期的な体位変換をしていても、るい痩による骨の突出、皮膚の脆弱性によって褥瘡ができやすい
4 **清拭終了後** 1) ベッド周囲に水滴が落ちていないかを確認する 2) 体調、疲労感の確認 3) 休息をとっていただく	● ベッド周囲の水滴は、家族や医療者の転倒事故につながる

3）陰部洗浄

方 法	留意点と根拠
1 **陰部洗浄の説明を行い、了解を得る** 排便の状況をアセスメントし（➡❶）、浣腸が必要であれば実施する	❶ 終末期の高齢者は便秘や下痢になりやすいので、排泄のアセスメントは重要である
2 **物品の準備** 1) 物品は手際よく使えるようまとめておく 2) 排泄物がある場合は臭気が広がらないよう換気を行う	● 排泄の援助を受けることは非常に羞恥心を抱く。特に高齢者は「しもの世話」を受けることに関して自尊心が傷つき生きる意欲の低下になりかねない。そのことを念頭において言葉かけや環境には十分配慮する
3 **陰部洗浄の実施** 1) 排便がある場合、便をよく拭き取ってから洗浄する 2) 石けんはよく泡立てて陰部を強く擦らないように洗う 3) 石けんはよく洗い流す 4) 高齢者の場合陰部の皮膚のたるみによって汚れが隠れやすいため、男女共に皮膚のたるみの間もよく洗浄する 5) 陰部、鼠径部の皮膚にかぶれや湿疹、剥離がないか確認する 6) おむつは殿部の大きさに合ったサイズのものを使用し、股関節をきつく締めつけていないか注意する（➡❷） 7) 皮膚の異常時は軟膏を検討する	● 終末期の高齢者は身体を動かすことで病状が変化したり疲労感が増すため、短時間で手際よく行う ● 便はこびりつきやすいが、摩擦で陰部の皮膚を傷つけることを防ぐために強くこすらない ● 皮膚は通常弱酸性であるが、陰部は尿や便によってアルカリ性になりやすく、湿潤が続くと浸軟状態になり、とても傷つきやすい状態になっている。洗浄後は皮膚表面を保護する目的でワセリン基材のもの、オイルベース、皮膚保護クリームの使用を検討する ❷ 高齢者はるい痩や浮腫みなどがあり、おむつのサイズがあっていないと排泄物が漏れ出したり、殿部の摩擦が大きくなる

74

C 不動による苦痛を緩和する看護技術

- **目　　的**：不動による苦痛の緩和，著しい関節の変形・拘縮の防止を行うことは終末期において苦しい思いをしていない，惨めな思いをしていない，大切にされているといった尊厳の保持となる
- **適　　応**：終末期の高齢者と家族
- **必要物品**：クッション，安楽枕，バスタオル

	方　法	留意点と根拠
1	安楽な体位をとる（➡❶） クッションや体圧分散マットを使用する	❶ 終末期は自分で動くことが困難である。時に苦痛を訴えることができない場合もある ● 首，手，足，腰など褥瘡好発部位の除圧もかねて体位を工夫していく
2	可能であれば離床を行う	
3	痛みの程度，可動域を観察しながら入浴（シャワー浴）・手浴・足浴・洗髪・陰部洗浄時に動かす	
4	筋肉や関節をマッサージして循環の促進，こりをほぐす（➡❷）	❷ マッサージは介護者の手を介して安心と安寧を感じる援助である ● 好きなテレビを見る，散歩するなどは気分転換や楽しみになるため，可能な限り行ってみる
5	家族に参加の意思を確認し，参加を希望する場合は運動の具体的な方法を指導する（➡❷❸）	❸ 終末期では家族が触れることでより安心と安寧を感じる援助となることが多い。家族にとっても高齢者と触れ合うことは看取りに向けた心の準備となる

D 死後の処置

- **目　　的**：故人の身体の清潔，死に伴う外観の変化を生前のように整える
- **適　　応**：故人とその家族
- **必要物品**：エンゼルケアセット，シーツ，衣装，紙おむつ，清拭用品（専用ベースン，タオル，ガーゼ，湯，陰部洗浄用ボトル，石けんまたは清拭剤），口腔ケア用品（スポンジブラシ，アルコール綿），ひげそり，ケア者用（ビニールエプロン，手袋，マスク），ビニール袋，チューブ類処置用品（抜糸剪刀，絹糸，縫合針，包帯，医療用テープ，ガーゼ），チンカラー（必要時）エンゼルメイクセット

	方　法	留意点と根拠
1	医師による死亡確認と死後の処置の準備 1）死亡確認後，不必要となった医療機器（モニター，点滴，酸素，輸液ポンプや輸注ポンプ類）を除去し，室内を簡単に整頓する 2）故人の目を閉じ，できるだけ自然の状態に保つ 3）いったん退出し，家族と故人だけのお別れの時間をつくる 4）死後の処置に必要な物品をそろえ，家族にこれから処置を行うことを説明して退室してもらう	● 落ち着いた静かな環境で家族が故人とお別れができるようにする

方　法	留意点と根拠
5）家族に処置手順の説明を行い，ケアに加わられることを伝える（➡❶） 　　6）着替えたい衣類があれば準備してもらう	❶家族が処置に参加することは，故人との別れを少しずつ受け止める援助となる
2　カテーテル・チューブ類の除去と傷の処置 　　1）ドレーン，留置カテーテル，中心静脈栄養（CV）カテーテル，ペースメーカー，気管カニューレ，胃管，胃瘻チューブなどを抜去する 　　2）出血や滲出液の排出が考えられる場合は，医師により縫合を行う 　　3）抜去部や縫合部は厚めにガーゼを当てて圧迫固定する 　　4）褥瘡はガーゼとフィルムで覆い，大きい場合はさらにおむつを当てるなどして滲出液が漏れないように工夫する	●胃管や胃瘻を抜去する前に胃の内容物を吸引する ●ＣＶポートは埋め込んだままでよい ●麻薬パッチを使用していた場合ははがして金庫に保管し，後で薬剤科に返却する
3　口腔内の清潔 　　1）顎が硬直する前に口腔ケアを行う（➡❷） 　　2）口臭が強いときは次亜塩素酸ナトリウム溶液で洗浄する 　　3）鼻腔からゼリー剤，シール剤を充填する 　　4）綿を詰めるときは，口腔内の舌を巻き込まないようにおさえて詰めていく 　　5）義歯があれば装着する	❷顎の硬直は1〜2時間で始まるため，最初に行う ●搬送の振動が刺激になりドレーンやチューブ抜去部から出血や滲出液が排出されることがあること，圧迫固定していることを家族に説明する ●ビニールエプロン，手袋を使用するが，マスクは感染症がない場合，特に装着しなくてもよい ●鼻腔に綿を入れるときは，詰めすぎて鼻翼が膨らまないように注意する ●現在はアプリケーター付きのゼリー剤やスプレー式のシール剤が使用されているが，ない場合は青梅綿を詰める ●るい痩があって義歯が合わない場合は，家族にその旨を説明する ●ゼリー剤などを充填する場合，家族にとっては見ていることがつらい行為のため，いったん病室を出てもらうなどの配慮をする
4　洗髪を行う 　　洗髪して頭皮の汚れを落とし，皮膚をマッサージする（➡❸）	❸マッサージによって顔面の皮膚が後頭部に引っ張られた状態から元の位置に戻すことができ，表情が穏やかになる
5　身体を清拭する 　　1）上肢・上半身・下肢・陰部の順に行う（➡❹） 　　2）肛門や腔から内容物が流れている場合，拭き取った後に洗浄してゼリー剤やシール剤を充填する 　　3）おむつ，おむつパッドを当てる	❹死後硬直は2〜3時間で始まるため，それ以前に着替えができるよう処置は手際よく行う
6　衣類を着せる	●着替えたい衣類は，着物，ゆかた，スーツ，パジャマなど様々希望があるが，故人の尊重や家族の故人に対する愛情の表現の一つでもあるため，できるだけ希望に沿うようにする ●スーツやパジャマなど様々な着替えの選択肢がある。この場合，左前合わせや縦結びのひもは不要である ●体型が変わっているため，衣類が大きかったり，むくみによってきつくなることもあるが，できるだけ生前の故人がしのべるように調整する

	方　法	留意点と根拠
7	顔のケアを行う 1）クレンジング剤で表面の汚れを取り，マッサージを行う 2）ひげをそる 3）保湿クリームをつける 4）顔にメイクを施す	●顔のマッサージを行い，表情筋をほぐすとメイクがしやすく穏やかな表情になる ●過度な死化粧にならないよう日頃からメイクアップの技術を演習しておく ●ファンデーションから口紅までのメイクキットがあるが，故人が使用していたものや家族が持参したものを使用することもある ●生前の故人に近づくよう家族から情報を得る
8	髪を整える 洗髪後の髪型を整える	●髪の分け目，結わえるなどは家族に確認して行う
9	体位を整える 1）仰臥位とし，両手は胸の上に置き，足はまっすぐに伸ばす 2）口が開いてしまう場合は枕の高さ調整と丸めたタオルを顎下に当てて閉じる 3）顔あて（白布）をかける	●手が拘縮などで胸の上に置けない場合は伸ばしたまま，拘縮のままでもよい ●家族が希望すればチンカラーを使用する ●家族が顔あてを望まない場合は何もかけない
10	クーリング 遅くとも4時間以内に胸部・腹部の冷却を行う（➡❺）	●家族がどのような姿を希望するか細かく聞きながら処置に臨む ❺腐敗を起こす細菌の繁殖は温度が25〜40℃で起こりやすいため，低温を保つ
11	片づけ 1）処置で使用した物品を片づけ，掛け物を直し，ベッド周囲，床頭台，オーバーテーブルを整頓する（➡❻） 2）末期の水は家族の希望があれば準備する 3）処置が終了したことを家族に伝え，面会してもらう	❻きれいに整理整頓された病室で最後のお別れをすることは，亡くなった高齢者への畏敬の気持ちの表れである
12	搬送と手続き 1）所定の手続き（死亡診断書発行，会計手続き）を説明する 2）所持品，貴重品の返還 3）霊安室へ搬送し，お焼香をする 4）霊安室から遺体が搬送されるときはお見送りを行う	●家族は混乱しているため，諸手続きについてていねいに説明する（口頭での説明だけでなく，紙に書いたり，パンフレットがあればそれを利用するとよい）

文　献

1) 長江弘子編：看護実践にいかすエンド・オブ・ライフケア，日本看護協会出版会，2014，p.7，9，45．
2) Erikson EH, Erikson JM & Kivnick HQ著，朝長正徳・朝長梨枝子訳：老年期―生き生きしたかかわりあい，みすず書房，1990．
3) 酒井明夫・中里巧・藤尾均・他編：生命倫理事典，太陽出版，2010，p.6-7．
4) 厚生労働省：終末期医療の決定プロセスに関するガイドライン．2007．
http://www.mhlw.go.jp/shingi/2007/05/dl/s0521-11a.pdf
5) 日本救急医学会：医学用語解説集，日本救急医学会ホームページより．
http://www.jaam.jp/html/dictionary/dictionary/word/0308.htm
6) 日本老年医学会：高齢者ケアの意思決定プロセスに関するガイドライン―人工的水分・栄養補給の導入を中心として，日本老年医学会，2012．http:www.jpn-geriat-soc.or.jp．
7) 正木治恵・真田弘美編：老年看護概論「老いを生きる」を支えることとは＜看護学テキストNiCE＞，南江堂，2011．
8) 水谷信子・水野敏子・高山成子・他編：最新 老年看護学，改訂版，日本看護協会出版会，2011．
9) 堀内ふき・大渕律子・諏訪さゆり編：老年看護学②高齢者看護の実践＜ナーシング・グラフィカ＞，メディカ出版，2013．
10) 奥野茂代・大西和子編：老年看護学―概論と看護の実践　第5版，ヌーヴェルヒロカワ，2014．
11) 北川公子・井出訓・植田恵・他：老年看護学＜系統看護学講座　専門分野Ⅱ＞，医学書院，2014．
12) Karnes B著，服部洋一訳：旅立ち，日本ホスピス・緩和ケア振興財団．

13) 江畑直子：おむつ使用時のスキンケアの実際，高齢者安心安全ケア　実践と記録，10（5）：18-22，2013.
14) 株式会社ケープ監：ナースのための褥瘡ケア　第6回　スキンケア（湿潤への対応），ナース専科コミュニティ，2009年8月．http://nurse-senka.jp/
15) 松木光子編：看護倫理学―看護実践における倫理的基盤，ヌーヴェルヒロカワ，2010.
16) 小西恵美子編：看護倫理―よい看護・よい看護師への道しるべ＜看護学テキストNiCE＞，南江堂，2010.
17) 桑田美代子：豊かないのちの看取り―生活の中のケア，緩和ケア，17（2）：97-101，2007.

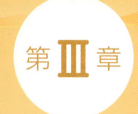

高齢者への生活行動援助のための看護技術

1 食べる

学習目標
- 高齢者にとっての"食べる"ことの意義と看護援助の目標を理解する。
- 摂食・嚥下機能の加齢変化を理解する。
- 高齢者の"食べる"ことに関するアセスメント方法を理解する。
- 高齢者の栄養摂取に関する看護技術を習得する。

1 高齢者の"食べる"ことの特徴と看護援助の目標

　食べることは，人間の生命を維持するうえで欠かせない栄養を摂る手段である。食生活や食文化といった言葉が表すように，その人の生活，その土地とそこに住む人の文化の象徴でもある。よく「食べることが何よりも楽しみ」ということを聞くが，食事が単に飢餓感から解放するだけのものではなく，自分らしさを体現するものであるからなのかもしれない。そのため，従来から看護においても食事の援助は，必要な栄養が摂取できるようにするとともに食事が楽しめるように，食事をとおしてその人らしさを守れるような配慮が強調されてきた。

　高齢者においては，加齢による摂食動作と咀嚼，嚥下機能の変化のため，安全に食物を取り込むことに問題が生じやすい。続いて，消化吸収機能の変化により飲食したものを効率よく身体の栄養として活用することに問題が生じやすい。しかし，栄養の摂取や咀嚼，嚥下機能ばかり重視した食事内容や支援方法であると，本来，食事がもつ生活習慣の維持，自然や文化を感じて楽しむなど，その人らしさが置き去りとなる。その人らしさを尊重した食事の支援は，高齢者の長きにわたり培った食を重視することによって，意欲的な生活にもつながる。

　食事には，摂食動作のみならず，食材を集めて調理する工程も欠かせない。この工程には心身の加齢変化に加え社会構造の変化も影響する。昨今の家族形態の変化などもその一つである。日本では独居を含む高齢者のみの世帯が増加しており，地理的条件によっては買い物などの食材調達が困難な高齢者も存在する。また，複数人で食事を共にすることでより食事の満足感が増し，食に対する欲求が生まれるといった側面にも影響を受ける（「コラム1」参照）。

　高齢者の"食べる"ことの特徴として，食材の調達から飲食する全過程で支援を必要とする可能性が高いことがみえる。したがって，看護援助の目標は，高齢者の生活背景を十分に反映しながら安全に栄養を摂取することができることとなる。そのため支援においては，身体機能のみならず社会的背景に及ぶ多面的な視点からアセスメントを行う。

> **コラム1**　　　　　　**食が引き出す高齢者の一面**

　高齢者施設では，節句や国民的行事に関連した特別メニューが提供されることがある。とかく単調となりがちな施設での生活であるが，季節の移り変わりを感じてもらおうという配慮である。そんな特別メニューの食事のときは，いつもより摂取量が増える入所者もいる。特別メニューが発展し，手巻き寿司など最後の調理過程を入所者で施したり，実際に料理人を呼び寄せ，入所者の前で調理するというレクリエーションの要素が含まれることもある。

　こんなことがあった。筆者が携わった実習施設でのことである。女性入所者のAさんは，昼夜リズムの崩れのためか，日中，食堂で座っていても眠っている様子が頻繁にみられた。ある日，施設ではそば打ち職人によるデモンストレーションが行われ，昼食には打ち立てのそばを提供するという催しがあった。そば打ち職人のプロの技を鑑賞する入所者のなかにAさんもいた。はじめはウトウトしていたが，しばらくするとAさんはそば打ち職人へ近づいていった。職人さんも「やりますか？」と生地をAさんへ差し出した。するとAさんは慣れた手つきで生地を捏ねはじめたではないか。後で聞いたところによると，昔，この地域では家庭でそばを打つことも珍しくなく，Aさんも経験があったらしい。しっかりと体重をかけて生地を練る姿に学生も施設のスタッフも，そして筆者も驚かされた。生活行動には個人がよく反映される。食は中心的な生活行動であるため，新たな側面を引き出すきっかけとなりやすいのかもしれない。

2　"食べる"機能の加齢変化

　食べることに関連する機能の加齢変化を摂食嚥下の過程に沿って説明する。

1）認知・感覚機能の変化

　食べることは目前の食物を認知することから始まる。視覚，聴覚，嗅覚といった感覚機能の衰えは食物の認知を妨げる。そして，認知機能の低下は箸や食器の使用方法がわからなくなる，食べたことを忘れてしまうといったことにつながる。

　味覚についても加齢により味蕾細胞が減少するため全般的に低下する。認知・感覚機能の加齢変化は，空腹を感じ，食物の彩や香りを楽しみ，味わって満足を得るという食行動全般に変調をもたらす。

2）運動機能の変化

　食べるためには，咀嚼，嚥下が安全で安楽に行える姿勢をとり，食物を口まで運び入れる動作が必要となる。高齢者においては，加齢，運動器に影響を及ぼす疾患，またはその他の疾患による廃用性の変化のために筋力低下，関節可動域の制限が生じる。それらが飲食時の姿勢保持や自力摂取に影響する。

　また，運動機能の変化は筋肉減少に伴う基礎代謝量の低下，運動が困難であるための活動量低下につながる。直接的，間接的に消費エネルギーが低下するため，摂取エネルギーと消費エネルギーの不均衡に留意する。

3）咀嚼，嚥下機能の変化

　咀嚼と嚥下を行う口腔内では，唾液分泌低下による口腔乾燥が飲食に大きく影響する。唾液は消化作用，清浄作用など様々な作用をもつ。唾液は唾液腺により分泌されるが，高齢者は加齢変化と薬剤の影響によりその分泌が低下する。これにより引き起こされる口腔乾燥は，口腔内の衛生状態を悪化させるため歯牙の欠損，アンバランスな咬合関係につながり，咀嚼力の低下や食塊形成に支障をきたす。

　嚥下は，軟口蓋の挙上と喉頭蓋の閉鎖という連動する動きによって気道に食塊が入り込むことなく食道へ送り込んでいる。そのため，口腔周囲筋をはじめとする嚥下に関連する筋力の低下は嚥下機能低下につながる。また，嚥下反射は，大脳基底核から分泌される神経伝達物質の影響を受けている。この神経伝達物質は加齢変化や何らかの疾患により分泌が低下するため，高齢者においては誤嚥の可能性が高くなる。

4）消化機能の変化

　嚥下した食物は，食道を経て胃に入り消化される。食道では粘膜，筋層の萎縮による蠕動運動の低下が起こるため食物の通過時間が遅延する。また，下部食道括約筋の弛緩により胃内容物が一過性に逆流する逆流性食道炎を呈しやすい。

　主要な栄養素の消化吸収に関してみると，炭水化物は消化吸収が低下するが，糖からエネルギーを産生する能力はそれほど低下しない。脂質は小腸の絨毛が萎縮することなどによって吸収が低下する。タンパク質についても消化吸収能とタンパク質合成能の低下がある。

3　高齢者の"食べる"ことに関するアセスメント

1）アセスメントの目的

　先に述べたように，食べることは栄養を摂るだけにとどまらず，その人らしい生活を体現する行為の一つである。そのため，高齢者の食べることに関するアセスメントの目的は，身体状態の維持・回復に貢献し，なおかつ満足感を得られるようなケアを構築することにある。身体状態の維持・回復のためには，何をどのくらい摂取するとよいのかを考えると同時に，どのような環境で，どのようにして食べることで高齢者は食に満足感を得られ，その人らしい生活となるのかを考えることである。

2）"食べる"ことのアセスメント方法

　食べるうえにおいて，高齢者がどのような環境におかれているか，また食べることをどのようにとらえていのるかをアセスメントする。そのため，身体状態と嚥下機能，心理社会的状況を網羅して情報収集を行う。

　身体疾患やADLなどは，摂食動作から消化吸収のプロセスをアセスメントするために必要な情報である。生活歴に関する情報などは，一見すると関係性を感じないかもしれないが，育った風土や家庭環境は個人の食習慣や食の好みに影響する。食事の介助方法を考える際，個別性を踏まえた配慮というのはこの情報から導かれることが多い。表1-1の内容を参考にしてはじめに問診するとよい。

表1-1　"食べる"ことのアセスメントに必要な基礎情報

項目	目的（内容）
年齢，性別	身体機能の加齢変化や特性を把握するため
生活歴を含めた食習慣，嗜好	食に対する考えを把握するため（育った地域や生い立ち，これまで果たしてきた家庭，社会における役割など） 食欲や食事内容の偏りを把握するため（食事の回数，食事量，好きな食物や味付け）
既往歴	食物の摂食嚥下，消化・吸収・代謝の状況，食事制限を把握するため（中枢神経系疾患，呼吸器系疾患，循環器系疾患，消化器系疾患，代謝性疾患など）
消化器症状	消化・吸収・代謝の状況を把握するため（胸焼け，悪心・嘔吐，下痢，便秘など）
嚥下機能	嚥下障害を把握するため
薬剤	食物の摂食嚥下，消化，吸収，代謝の状況を把握するため
認知機能	摂食行動や意欲を把握するため
ADL	摂食行動や身体活動量を把握するため（食事の準備段階；買い物，調理を含める）
心理状態	食欲や食事への集中力を把握するため（心配事や不安の有無，うつ状態など）
介護者	食事を支援する人的環境を把握するため（家族構成，同居者の有無など）

3）栄養のアセスメント方法

栄養状態は人間の生命維持に関連する。高齢者は，加齢変化や様々な疾患の影響により適正な栄養状態から逸脱する可能性が高い。自立した高齢者では過栄養状態（適正な栄養状態を上回る）の人がいる一方，要介護状態の高齢者では低栄養状態の人が3～4割含まれる[1]。

低栄養は日常生活に影響するだけでなく，老年症候群の出現に関係する。糖質や脂質は活動時のエネルギー源であり，これが不足すると身体は筋肉を組成するタンパク質をエネルギーとして利用するため，骨格筋の減少が始まる。カルシウムやビタミン類などの微量栄養素も身体の組成や働きを支える重要なものである。そのため低栄養は身体をつくり上げている筋骨格だけでなく，免疫機能や創傷治癒力など様々な機能低下を招き，感染症，褥瘡といった高齢者が見舞われやすい症候につながる。このような現象は次々と別の負の出来事につながり悪循環を呈しやすいため，健康寿命や余命に影響するといっても過言ではない。

以上のことから，栄養アセスメントの主な目的は，低栄養の高齢者を把握することである。栄養アセスメントの方法は，食や身体状態を主観的に評価する方法や栄養状態を反映する身体各部の測定値から評価する方法，血液の生化学的検査から得られるデータから評価する方法がある。それぞれ評価の精度や簡便さが異なるため，対象の高齢者に適した方法を選択するとよい。

（1）身体各部の測定と観察

身長や体重を測定することで栄養状態を評価することができる。しかし，人間の体重は脂肪，筋肉，骨，体内に貯留する水分などの総和であるため，いくつかの測定法を用いて総合的にアセスメントすることも必要である。

最も一般的で簡便なものはBMI（body mass index）である。これは身長と体重で算出することができる。他に体重の減少率から栄養状態を評価することも可能である（表1-2）。寝たきりや円背により直立で身長測定ができない場合、膝下高を測定することにより身長を推計するとよい（図1-1、表1-3）。また、上腕周囲長（arm circumference：AC）、上腕三頭筋皮下脂肪厚（triceps skin folds thickness：TSF）を測定し、その測定値から骨格筋量を表す上腕筋肉周囲面積（arm muscle area：AMA）を算出することができる（図1-7参照）。これは体脂肪や筋肉量など身体組成を非侵襲的に評価する方法である（➡看護技術の実際ⒶⒷ，p.90に詳述）。

栄養状態は体型のみへ反映するものではない。ビタミンや微量元素の欠乏は皮膚や感覚障害など多彩な症状を呈する。皮膚を観察して乾燥がみられる場合、脱水と同時に皮下組織を形成するタンパク質や亜鉛、ビタミンAなどの不足も考えられる。亜鉛の不足は、味覚障害をはじめとする感覚器の異常を呈することがある。鉄分の不足は倦怠感などの貧血症

表1-2 栄養状態の指標

BMI（body mass index）＝体重（kg）÷身長（m）^{2}
判定（日本肥満学会）[注1]
　　　　BMI＜18.5　　　：やせ
　　18.5≦BMI＜25　　　：普通体重
　　25　≦BMI　　　　　：肥満
　　35　≦BMI　　　　　：高度肥満

体重減少率（％loss of body weight）＝（平常時体重－現在の体重）÷平常時体重×100
判定[注2]：上記の式で体重減少率で算出し、減少をみた期間が1か月間であれば、減少率5％で有意な体重減少と考える

期　間	有意な体重減少	重度な体重減少
1週間	1〜2％	2％以上
1か月	5％	5％以上
3か月	7.5％	7.5％以上
6か月	10％	10％以上

注1：高橋洋樹・森昌朋：肥満症診断基準ガイドライン2011の特徴とその意義，日本臨牀，71（2）：257-261，2013．
注2：日本老年医学会編：老年医学　系統講義テキスト，西村書店，2013，p.87．より抜粋

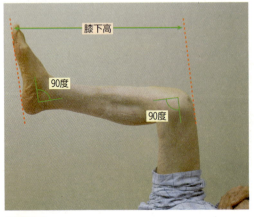

図1-1 膝下高

表1-3 膝下高による寝たきり患者の身長の推定値の算出方法（宮澤式Knee-Height法）

男性　64.02＋（2.12×膝下高）－（0.07×年齢）
女性　77.88＋（1.21×膝下高）－（0.10×年齢）

山内美里・宮澤靖・岩谷聡・他：身長計測の実際―身長・体重・上腕周囲長・皮下脂肪厚の測定方法，臨床栄養，107（4）：394-398，2005．

状として現れる。

（2）生化学的検査値

血液の生化学的検査から得られるいくつかのタンパク質の値は栄養状態を示す（表1-4）。タンパク質はそれぞれ半減期が異なるため，半減期が短いものは最近の栄養状態を表すなど，その値が表す時期が異なる。また，値の増減は必ずしも栄養に関することのみに影響されるものではない。炎症や他の身体疾患により変動することにも注意する。

よく用いられる指標は血清アルブミン値である。3.5g/dLが低栄養状態の基準とされ，2.5g/dLを下回ると重度である。半減期が長いため，長期的な栄養状態をみるときに役立つ。

（3）包括的栄養評価法の活用

近年，栄養アセスメントを標準化したアセスメントツールが開発されている。最近の食事摂取からADL，身体的な栄養指標に関して評価することで低栄養状態のスクリーニングが可能となる。その例として，Mini-Nutritional Assessment-Short Form（MNA®-SF）がある。

（4）必要エネルギー量の推計

身体測定などにより現在の栄養状態をアセスメントした後は，得られた情報からその高齢者に必要なエネルギー量を推計し，栄養ケアプランに役立てる。どのくらいのエネルギー摂取が望ましいかは，個人により異なる。健常な高齢者においては，日本人の食事摂取基準（表1-5）が参考になるであろう。しかし高齢者においては，日常的な活動量や身体疾患の状況なども考慮して，体格と活動量，身体ストレスに関する情報で算出する方法を活用する（表1-6）。

4）脱水のアセスメント方法

脱水とは，体内の水分と電解質が喪失した状態をいう。高齢者においては水分を貯蔵す

表1-4 血清タンパクの半減期と低栄養の基準値

血清タンパク質	半減期	低栄養の基準値
血清アルブミン	17～23日	3.5g/dL未満
トランスサイレチン	2～3日	17mg/dL未満
トランスフェリン	7～10日	200mg/dL未満
レチノール結合タンパク	0.5日	3.0mg/dL未満

葛谷雅文：栄養状態評価，日本老年医学会編『老年医学 系統講義テキスト』，西村書店，2013，p.87．より一部引用改変

表1-5 高齢者（70歳以上）の推定エネルギー必要量

	男性			女性		
身体活動レベル注	Ⅰ	Ⅱ	Ⅲ	Ⅰ	Ⅱ	Ⅲ
エネルギー（kcal/日）	1850	2200	2500	1500	1750	2000

注：身体活動レベル：「Ⅰ」は生活の大部分が座位の場合，「Ⅱ」は座位中心だが移動や立位での作業，軽いスポーツなどのいずれかを含む場合，「Ⅲ」は移動や立位の多い仕事の従事者あるいは活発な運動習慣をもつ場合である。
（厚生労働省：日本人の食事摂取基準（2015年度版）http://www.mhlw.go.jp/file/05-Shingikai-10901000-Kenkoukyoku-Soumuka/0000042626.pdfより）

表1-6 必要エネルギー量の推計方法

必要エネルギー量(kcal/日)＝BEE(基礎エネルギー消費量)×活動因子×傷害因子　BEEの算出方法（Harris-Benedictの式）
　男性：66.5 ＋13.8×体重(kg)＋5.0×身長(cm)－6.8×年齢
　女性：655.1＋9.6 ×体重(kg)＋1.8×身長(cm)－4.8×年齢

活動因子
　歩行　　　　1.2
　労働作業　　1.3〜1.8

傷害因子
　術後（合併症なし）　　1.0
　長管骨骨折　　　　　　1.15〜1.30
　がん　　　　　　　　　1.10〜1.30
　腹膜炎/敗血症　　　　 1.10〜1.30
　重症感染症/多発外傷　 1.20〜1.40
　多臓器不全　　　　　　1.20〜1.40
　熱傷　　　　　　　　　1.20〜2.00

東口髙志編：NST完全ガイド―経腸栄養・静脈栄養の基礎と実践　改訂版，照林社，2009，p.9．より引用

表1-7 脱水状態の分類と所見

脱水状態の分類	水分欠乏性脱水	ナトリウム欠乏性脱水	混合性脱水
特徴	細胞内水分が細胞外水分へ移動し，細胞内水分が減少した状態。水分摂取量の低下，発熱，発汗によって起こる	血液中のナトリウムを中心とした電解質の喪失により，細胞外水分が細胞内水分へ移動し，細胞外水分が減少した状態。嘔吐，下痢などによって起こる	体液中の水分とナトリウムを中心とした電解質が同時に失われた状態
所見	・臨床症状：口渇が強く，悪心・嘔吐はない。錯乱・興奮・幻覚などの精神状態がみられることがある ・臨床所見：皮膚乾燥あり，尿量低下あり，尿比重上昇，血圧低下 ・血液データ：ナトリウムの上昇，BUN/Cr比の軽度上昇	・臨床症状：口渇はみられないが，悪心・嘔吐，痙攣を起こすことがある。無関心，傾眠などの精神状態がみられることがある ・臨床所見：皮膚乾燥なし，尿量低下なし，尿比重低下，血圧低下 ・血液データ：ナトリウムの低下，BUN/Cr比の軽度高度上昇	・臨床症状，所見：実際に完全な等張性を呈することは少なく，水分やナトリウムの喪失量の差によって高張性または低張性のどちらかの臨床症状を示す

る筋肉量が減少するため，成人と比較して平常時から細胞内水分の量が少ない。その他，腎機能低下による水分の再吸収力低下，口渇感の自覚が少ないことによる水分摂取量の低下なども影響し，脱水状態を呈しやすい。そのため，高齢者においては脱水の予防が重要となる。脱水状態は大きく3つに分類され，それぞれ所見が異なる（表1-7）。

1日の水分摂取量は，食物中にはおよそ750mLの水分が含まれるため，飲料としては1,500mLが目安となる。1日の必要水分量の算出は体重1kg当たり25〜30mLとして算出し，不感蒸泄などを考慮して個別に決めていくのもよい。

4 栄養摂取の方法

食物などが体内に入る経路により，経口摂取，経管栄養，静脈栄養の3つの栄養摂取方法がある。それぞれ長所と短所があるため，高齢者に適した選択をする。経口摂取が困難で，人工栄養を摂取する選択をした場合には，経管栄養または静脈栄養となる。基本的に

消化管が機能している場合は経管栄養を優先して選択するが，その他，経管栄養の使用期間の見通しや消化管機能の状態によって決められる（図1-2）。ここでは経口摂取と経管栄養について説明する。

1）経口摂取

身体に必要な栄養素を口から摂取する経口摂取は，最も自然な栄養摂取方法である。栄養を摂る動作をはじめとした機能の活用や，味や匂いを感じることができるため，高齢者にとっても満足度が高い。しかし先述のとおり，加齢変化により経口摂取で必要量の栄養が摂れない場合や，誤嚥の危険性が高く積極的に勧められない場合もある。そのようなとき，経管栄養や静脈栄養が代替的または補完的に選択される。

2）経管栄養

経管栄養はカテーテルを使用して体内に栄養剤を送り込む方法である。カテーテルが身体のどこから入り，消化管のどこまで栄養剤を送り込むかによって種別される。経鼻経管栄養法はカテーテルが鼻腔・咽頭を通り，胃瘻や腸瘻は腹壁，胃壁／腸壁を貫通するようにして入る（図1-3）。

経管栄養法により栄養を摂取している高齢者は増加傾向にあるが，摂食嚥下機能に適した食事環境が整うと経口摂取に移行できるケースも多い。経管栄養法を使用することになっても，再度，経口摂取が可能となることを想定してケアに当たる。

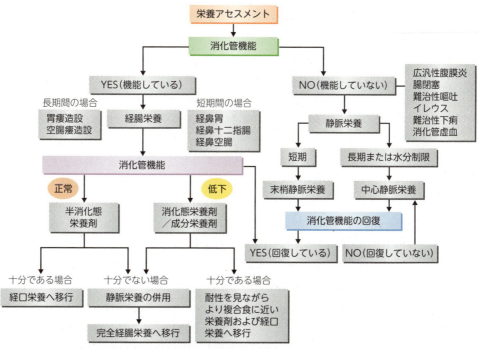

図1-2　米国静脈経腸栄養学会による栄養摂取方法選択に関するガイドライン
合田文則編著：胃ろうPEGケアのすべて，医歯薬出版，2011，p.23. より引用改変

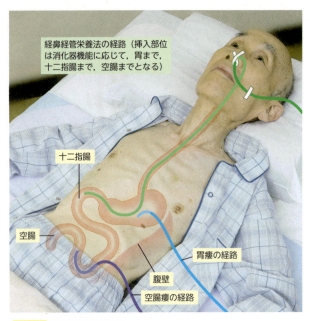

図1-3 経管栄養の種類

（1）経鼻経管栄養法

経鼻経管栄養法は，経口摂取は困難であるが消化器機能が維持されている場合に第一選択となる。この方法の長所は，鼻腔から胃まで既存の腔を利用してカテーテルを通すため，侵襲が少ないことである。カテーテルの挿入はベッドサイドでも可能である。

短所としては，カテーテルの先端が胃または腸の目的部位に届いていない場合，栄養剤が逆流する危険性がある。近年，カテーテルの気管への誤挿入例があったため，X線透視下での挿入や，挿入後のX撮影によるカテーテル先端の位置確認などが徹底されてきている。一定期間，カテーテルを留置していると舌や咽頭の動きで管の位置が移動するため，注入前に必ず先端の位置確認を行う。他の短所として，顔にカテーテルを固定することによる外観の問題，鼻腔と咽頭への刺激による不快感，留置による皮膚，粘膜の潰瘍がある。

（2）胃　瘻

胃瘻は咽頭，食道，胃噴門部の通過障害，または経鼻経管栄養法が長期にわたる場合に選択される。胃瘻は腹壁，胃壁を貫通するようにカテーテルを直接挿入し，栄養剤を注入する方法である。造設の際の術式に経皮内視鏡的胃瘻造設術（percutaneous endoscopic gastrostomy）があり，頭文字をとってPEG（ペグ）とよばれている。開腹手術による造設方法もあるが，いずれにせよ外科的な方法がとられるため，適応の判断には医学的見地のみならず，倫理的な検討も十分に行わなければならない。特に高齢者においては，認知機能の低下などにより当人の意思確認が困難なことがあるため，高齢者本人，家族，後見人，医療者の密な話し合いが必要となる。

胃瘻のカテーテルはストッパーの形状によりバンパー型とバルーン型があり，さらにカテーテルが着脱式になっているボタン型と胃内からカテーテルが出ているチューブ型の4種類がある（図1-4）。それぞれ特徴が異なり，造設が必要な高齢者の消化管，認知機能

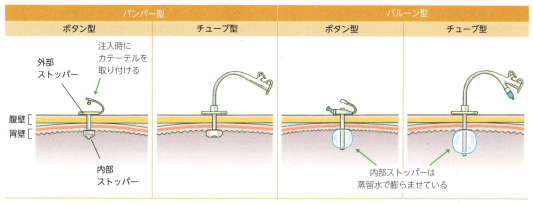

図1-4 胃瘻カテーテルの種類

表1-8 胃瘻カテーテルの種類別の特徴

	バンパー型	バルーン型
特徴	・耐久性があり，破損の危険が低い ・4～6か月ごとに交換 ・皮膚の圧迫の可能性が低い ・自己管理がしやすい	・耐久性が低く，破損の危険性が高い ・1か月ごとに交換 ・皮膚の圧迫の可能性が高い ・自己管理がしにくい
	ボタン型	チューブ型
特徴	・カテーテルが出ていないため，活動しやすい ・不意な抜去の危険性が低い ・皮膚の圧迫の可能性が高く，皮膚トラブルが多い ・自己管理がしにくい	・カテーテルが活動の妨げになる ・不意な抜去の危険性が高い ・皮膚の圧迫の可能性が少なく，皮膚トラブルが少ない ・自己管理がしやすい

表1-9 栄養剤の種類

	適応	残渣	脂肪	消化の過程	味
半消化栄養剤	消化管機能が正常または軽度の障害	多い	多い	一部必要	よい
消化態栄養剤	消化吸収能の低下がある	少ない	少ない	一部必要	悪い
成分栄養剤	消化吸収能の低下がある	ない	極めて少ない	不要	悪い

などを含めた身体機能や造設後の管理体制を総合的に判断して選択される（表1-8）。

（3）栄養剤の選択

　注入する栄養剤は，窒素源の違いにより数種類あり，消化吸収能に見合ったものを選択する（表1-9）。さらに，病態に応じて成分調整されたものもある。本来の消化管の蠕動運動を引き出し，胃食道逆流を予防するため，粘度を増した半固形栄養剤が使用されることもある。

（4）経管栄養法の管理の基本

　経鼻経管栄養法と胃瘻の管理において，どちらも胃食道逆流，皮膚障害，下痢，予期せぬカテーテルの抜去を防ぐ（表1-10）。

　カテーテルの抜去には，不測の事態や高齢者自身が抜いてしまう場合が考えられる。特

表1-10 経管栄養法で起こりやすいトラブル

トラブル	考えられる原因	対処法
胃食道逆流	・器質的な消化管障害 ・胃内の残留物が多い	・栄養剤注入前の残留物確認（残留物がなくなった時点で注入する。残留している空気は抜く） ・便秘の解消 ・注入中・注入後はファーラー位とする
皮膚障害（発赤，びらん，肉芽形成など）	＜経鼻経管栄養法＞ ・固定テープによる皮膚剥離 ・カテーテルの同一部位の圧迫 ＜胃瘻＞ ・瘻孔周囲からの栄養剤の漏れ，不適切なケア，圧迫	・毎日の清拭 ・固定方法の変更→詳細は，p.97，101参照 ・カテーテルサイズの検討
下 痢	・栄養剤の成分の不適合 ・栄養剤の消化管通過時間が早く，水分吸収が不十分 ・栄養剤の温度が低い ・細菌感染	・栄養剤の浸透圧，脂肪，乳糖含有量を変更 ・半固形化栄養剤の使用を検討 ・注入速度，温度管理などの見直し ・栄養剤の加温，つくり置き，継ぎ足しはしない
カテーテル抜去	・処置，ケア時にカテーテルを引っ張ってしまう ・高齢者自身が引っ張ってしまう	・固定の工夫，腹帯の使用 ・ミトンなどの使用（ただし，最小限にすること）

に経鼻経管栄養法では栄養剤の注入中の抜去で誤嚥する可能性が非常に高く危険である。胃瘻においても腹膜炎発症のリスクが高くなる。このような最悪の事態に発展しなくとも，再挿入には苦痛が伴うため予防が肝心である。予期せぬカテーテル抜去の原因は様々であるが，意識障害や認知機能障害のある高齢者ではカテーテルの不快感が強いために自身で抜いてしまうことも多い。予期せぬカテーテル抜去を防ぐために安易に身体拘束を選択せず，日ごろから違和感，不快感が増強しないようにケアすることが重要である。

看護技術の実際

A 上腕周囲長（AC）の測定

- 目　　的：骨格，骨格筋，内臓タンパクの総和を評価する
- 適　　応：姿勢の変化などにより正確な身長の測定・推定が困難な高齢者。在宅または施設入所により採血の機会が少ない高齢者
- 使用物品：メジャー，水性ペン

	方　法	留意点と根拠
1	**測定時の体位** 体位は側臥位または座位とし，リラックスするよう促す（➡❶❷）	●測定時の体位はなるべく同一にする（➡❶） ❶筋緊張が高いと測定値に誤差が生じる ❷測定条件が異なると測定値に誤差が生じる

方法	留意点と根拠
2 上腕を露出する 非利き手側，麻痺や骨折がある場合は健側の上腕を露出する（➡❸）	❸測定部位は過度な筋肉の発達や衰えによる変化が最小となる部位を選択する。
3 肩峰と肘頭の中間点に印をつける メジャーで肩峰と肘頭の中間点を確認し，水性ペンで印をつける（図1-5 a）	
4 測定値を読み取る 印の位置でメジャーを腕に対し垂直に通し，締めすぎないように当てて（➡❹）測定値を読み取る（図1-5 b）	❹測定の誤差を最小とし，皮膚の損傷を防ぐため

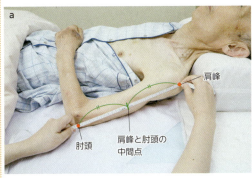 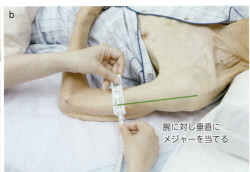

図1-5 上腕周囲長測定時のメジャーの当て方

B 上腕三頭筋皮下脂肪厚（TSF）の測定

- 目　　的：体脂肪量を評価する
- 適　　応：姿勢の変化などにより正確な身長の測定・推定の困難な高齢者。在宅または施設入所により採血の機会が少ない高齢者
- 使用物品：メジャー，キャリパー，水性ペン

方法	留意点と根拠
1 測定時の体位 体位は側臥位または座位とし，リラックスするよう促す（➡❶❷）	●測定時の体位はなるべく同一にする（➡❷） ❶筋緊張が高いと測定値に誤差が生じる ❷測定条件が大きく異なると測定値の誤差が大きくなる
2 上腕を露出する 非利き手側，麻痺や骨折がある場合は健側の上腕を露出する（➡❸）	❸測定部位は過度な筋肉の発達や衰えによる変化が最小となる部位を選択する
3 肩峰と肘頭の中間点に印をつける メジャーで肩峰点と肘頭の中間点を確認し，水性ペンで印をつける	
4 測定部位の皮膚をつまむ 片手でキャリパーを持つ。キャリパーを持っていない手で印の1cm上の皮膚をつまみ上げる	

方 法	留意点と根拠
5 測定値を読み取る つまみ上げた部分に，上腕に対して垂直にキャリパーを当ててはさみこみ，測定値を読み取る（図1-6） 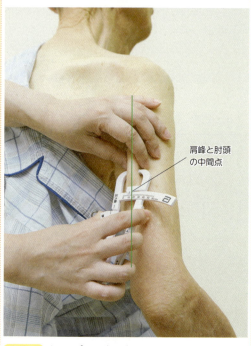 肩峰と肘頭の中間点 図1-6　キャリパーの当て方	
6 記録する 4，5を繰り返し，2回以上測定する 2回の平均値を記録する（➡❹） 図1-7に沿って評価を行う	❹測定誤差を小さくするため，複数回測定した値の平均値をとる

AMAの算出

$$AMA(cm^2) = \{AC(cm) - \pi TSF(cm)\}^2 \div 4\pi$$

AMAの評価

1か月，3か月，1年の間隔で測定し，値の変化をみる　　　日本人の身体計測基準値2001と比較する

65歳以上のAMAの中央値

年齢区分（歳）	男性	女性
65〜69	45.99	32.10
70〜74	44.25	32.73
75〜79	41.61	32.36
80〜84	37.85	31.72
85〜	36.57	29.37

日本栄養アセスメント研究会：日本人の身体測定基準値JARD2001，栄養―評価と治療，19：46，2002．より抜粋

図1-7　上腕周囲長（AC）と上腕三頭筋皮下脂肪厚（TSF）による上腕筋肉周囲面積（AMA）の評価

C 食事の介助

- **目　　的**：誤嚥を予防しながら，できる限り自立した食事摂取を促す
- **適　　応**：嚥下機能が低下した高齢者
- **使用物品**：エプロン，タオル，増粘剤，自助具，すべり止めマット，安楽枕（これらはすべて必要に応じて準備する）（次頁「コラム2」参照）

方　法	留意点と根拠
1　これから食事であることを伝える 　覚醒の程度，精神状態を観察する（→❶）	●覚醒などに問題がなければ食堂などへ移動を促してもよい ❶覚醒していない，集中力が散漫な状態では，誤嚥の危険がある．必要時，テレビを消す，カーテンをするなどして静かな環境にする
2　体位を整える 　1）椅子または車椅子に座り，姿勢を整える（図1-8）（→❷） 　2）ベッド上の場合，30〜45度のファーラー位とする（→❸） 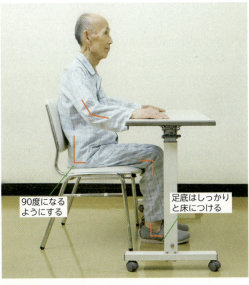 90度になるようにする　足底はしっかりと床につける **図1-8　食事摂取時の姿勢**	●座り方が不適切であると，誤嚥しやすくなるので，タオルや安楽枕で嚥下しやすい体位を整える ●円背姿勢の高齢者が座位になる場合，背部の彎曲によって前傾姿勢になりすぎたり，反対に殿部が前にくると頸部が後屈しやすくなり，誤嚥のリスクが高くなる．車椅子のシート調整やクッション，安楽枕のより一層の工夫が必要となる ❷自力での食器の取り扱いが可能であるため，椅子に座った姿勢がよい ❸嚥下機能がより低下している場合は，食塊が食道に流れやすい30〜45度のファーラー位のほうがよい
3　食事開始前の準備 　1）手洗いを行う（→❹） 　2）義歯を装着する（必要時） 　3）嚥下体操を実施する（→❺） 　4）必要時エプロンをつけ，お膳は身体の正面にくるように配置する 　5）増粘剤を用いて水分にとろみをつけたり，咀嚼機能に応じて一口大への切り分けを介助する 　6）障害に応じた補助具（図1-9）を準備し，自力摂取が可能であれば，食事の様子を見守る	●洗面所にて流水で行うのがよいが，難しければおしぼりを利用する ❹手洗いは衛生面だけではなく，食事の開始を認識するうえでもしっかり行う ❺嚥下体操は食への意識を高めると同時に，摂食嚥下に必要な筋肉のリラクセーションを図ることができる ●半側空間無視がある場合などは非無視側に寄せて配膳する ●食べるペースが速い，たくさん食物を頬張ることなどは，誤嚥につながりやすいため，必要時，間をあけることを促す

コラム2　食事介助の"あたりまえ"とは

　入院中の高齢者の食事介助をするとき，まずはベッドを適切な角度のファーラー位にして，エプロンをかける。おしぼりで手を拭き，義歯を入れてもらう。施設入所中の高齢者に対しても，おしぼり，エプロンを食卓にセットし，嚥下体操をしてもらったら配膳し，食事を始めてもらう。施設では数人が同じテーブルで世間話をしながら食事をする様子もあるが，病室では淡々と食べることも多い。看護師は高齢者の傍らで誤嚥や窒息に注意を払いながら介助をする。

　これらは"あたりまえ"なのであろうか。筆者自身の食習慣や好みと照らし合わせると，食事前は洗面所で手を洗い，食卓テーブルにつく。寝室やベッドのうえで飲食はしない。エプロンをするのは焼き肉店に入ったときくらいで，個人的には襟元にハンカチをかけたりするのも好きではない。一人で黙々と食べるよりも，気の合う友人達とおしゃべりをしながら食事をするほうが好きだ。

　おしぼりやエプロンの使用といった"あたりまえ"に思えるものも，実は病院や施設においては"便宜上"使用されていることもある。もちろん疾患や障害によっては，高齢者本人の習慣や好みを尊重できないこともある。建物の構造上，入所者全員で洗面所に並んでいては，せっかくの食事が冷めてしまうこともあるだろう。だから実習に行ったとき，おしぼりやエプロンの使用からアセスメントをしてほしい。

　そういえば，実習中に食事介助をしている学生が「学生さんはお昼をいつ食べるの？　私はいいから，食べてきたら？　お腹がすいたでしょう？」と入所者に昼食に行くように促されて困っていたことがある。その入所者はおおむね自分で摂取できるが時々むせてしまうので，学生は傍らで見守り，必要時，次の一口を待ってもらうようかかわりたいのだ。

　以前施設で，夜勤担当の介護士が入所者と一緒に食事をしていたことを思い出す。食事介助がほぼ不要な入所者だったので，食材の調理方法を入所者から教わっていたり，時にはもう少し食べるよう勧めたりしながら入所者と介護士が食事をしている。とてもよい光景に見えた。「おしぼりではなく，洗面所で手を洗ってから昼食を食べてもいいですか？」「食事中の見守りは必要なのですが，介助者である私のことが気になってしまうようです。いつも家族そろって食事をしていた方のようですし，いっそ，私がお弁当を隣で食べながら見守りをする方法を考えたのですが…」実現するかどうかは別として，そんな提案をしてくれる学生は大歓迎である。

方　法	留意点と根拠

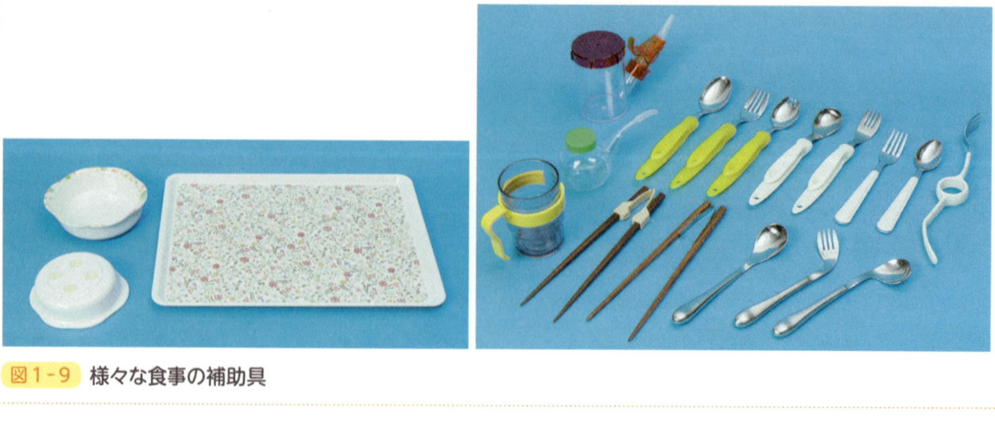

図1-9 様々な食事の補助具

方　法	留意点と根拠
4　食事介助を行う 　1）一口目を水分から始める（➡❻） 　2）自力での摂取が困難な場合，介助する 　（1）介助者は高齢者の横に座る（➡❼） 　（2）一口量の食物をスプーンにとる 　（3）口に入れる前に必ず高齢者が目視できるようにする 　（4）「おかゆを食べますよ」など食べるものを伝えながら，スプーンを軽く唇に当てる（➡❽） 　（5）開口したなら，スプーンを舌の中央部に入れる。 　（6）スプーンの背で軽く舌を押さえるようにしながら，スプーンを上方に引き抜く	❻口腔内が潤うと咀嚼・嚥下がしやすくなる ❼高齢者の顔が回旋したり，頸部が後屈しないようにするため ・一口量は多すぎても少なすぎても嚥下がしにくい ❽目視と同様に，これから食べるということがわかるようにするため ・舌のくぼみに食物を置くように入れる
5　むせへの対処 　1）むせたときは，いったん摂取を中断し，空嚥下を促す（➡❾） 　2）むせが収まり，口腔内に食物残渣がないこと，発声をしてもらい嗄声などがないことを確認してから再開する（➡❿）	❾空嚥下をすることで，咽頭部に残った食物残渣を飲み込むことができる ❿嗄声があると，咽頭での食物残渣の貯留や誤嚥の可能性がある
6　食後の口腔ケアと体位の保持 　食後は口腔ケアを実施し（第Ⅳ章1，p.181参照），30分以上は座位またはファーラー位とする（➡⓫）	⓫上体を起こしておくことで食道への逆流を防ぐ
7　評価する 　食事後，摂取量，食事摂取時の自立の状況，摂取に要した時間，食事中のむせの有無，口腔内・咽頭残留の有無，高齢者の疲労感，満足感について確認し，評価する	

D 経鼻経管栄養法（胃部までのカテーテル挿入）

- 目　　的：鼻腔から胃までカテーテルを挿入し，栄養剤を体内に注入する経路を確保する
- 適　　応：意識障害，中枢または末梢神経の疾患，加齢変化など何らかの原因により，経口的な栄養摂取が困難になった高齢者
- 使用物品：経鼻栄養カテーテル（サイズは8〜10Frが一般的であるが，使用する栄養剤の粘性に応じて選択する），潤滑剤，カテーテルチップシリンジ，聴診器，カテーテル固定用の医療用テープ，手袋，油性ペン，パルスオキシメーター（必要時），CO_2検知器（推奨）

方　法	留意点と根拠
1　氏名を確認し，カテーテル挿入について説明を行う（➡❶）	❶挿入に対する理解が得られると，不要な力みがなく，挿入時の空嚥下に協力が得られ，高齢者の負担が少ない
2　口腔ケアを行う（➡❷）	❷挿入時の唾液の誤嚥による感染リスクを軽減するため，あらかじめ口腔の清浄化を図る
3　パルスオキシメーターを装着する（➡❸）	❸意識障害が強い，呼吸器系症状がある場合は，挿入時の呼吸の乱れにより低酸素状態となる可能性があるため，挿入中の酸素飽和度を常に把握できる

方法	留意点と根拠
4　体位を整える 　　30〜45度のファーラー位とし，カテーテルを挿入する鼻孔が上になるように頸部を回旋，軽度前屈位をとる（➡❹）	● カテーテルを挿入する鼻腔は，鼻翼潰瘍の有無などによって決める。カテーテルの入れ替えの場合は，左右交互とする ❹ カテーテルが食道へ侵入しやすいようにするための体位とする
5　挿入するカテーテルの長さを確認する 　　鼻孔から外耳を経由した心窩部までの長さを確認する（➡❺）（図1-10）	❺ 挿入するカテーテルの長さを把握するため，おおよその長さを確認する。成人では約50cmで胃内に到達する

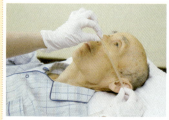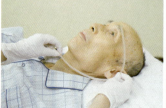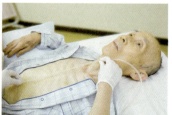

図1-10　挿入するカテーテルの長さの確認

6　カテーテルの挿入と位置確認 　1）手袋を装着し，カテーテルの先端から5cm程度までに潤滑剤を塗布する 　2）高齢者へカテーテルの挿入を始めることを伝え，ゆっくりと挿入する。このとき，「唾を飲み込んで」などと指示し，空嚥下を促す。嚥下したタイミングで挿入していく（➡❻） 　3）カテーテルを20cm程度挿入したら，高齢者に開口してもらい，咽頭部に管が上下に通っているかを確認する 　4）胃内に到達する長さまで挿入する 　5）カテーテル先端の位置確認を以下の方法で行う 　　（1）胃液の吸引（➡❼）：カテーテルチップシリンジをカテーテルに装着し，吸引する 　　（2）気泡音の聴取（➡❽）：カテーテルチップシリンジをカテーテルに装着する。高齢者の心窩部に聴診器を当て，カテーテルチップシリンジで10〜20mLの空気を勢いよく入れる。このときに聴診器から気泡音が聴かれるかを確認する 　　（3）X線撮影（➡❾）：カテーテルを絆創膏で仮固定し，医師の指示のもとX線撮影を行う 　　（4）CO_2の検知（➡❿）：カテーテルに検知器を取り付け，インジケーターの変色の有無を確認する 　6）カテーテルの先端が胃内に到達していることが確認できたら（➡⓫），カテーテルの栓を閉じ，カテーテルに鼻孔の位置で印をつける	❻ 高齢者が空嚥下をすることで，喉頭蓋が気管を塞ぎ食道の入口が弛緩するため，カテーテルが通過しやすくなる ● 正常に通過できていないと，口腔内にループすることがある。そのときは，一度，カテーテルを引き抜いて，再度挿入する ● 胃内に先端が到達していない場合，気管への誤挿入や栄養剤の逆流が考えられる。そのため（1）〜（2）の方法で位置確認を行うことが推奨されている。CO_2検知器があれば（4）も実施する ❼ カテーテルの先端が胃内に到達していると，胃液など胃内容物が吸引されてくる ❽ カテーテルの先端が胃内に到達していると，心窩部から気泡音が聴かれる。しかし，胃以外であっても周辺部に先端があると気泡音を聴取することが可能なため，この方法のみに頼らない ❾ X線撮影：多くのカテーテルにはX線不透過ラインが入っているため，X線撮影を行うとカテーテルの位置が明らかとなる ❿ CO_2の検知：検知器のインジケーターには試薬が含まれているため，CO_2により変色する ⓫ 印を確認することで，随時，カテーテル先端の移動がわかる
7　カテーテルの固定と確認 　1）医療用テープで鼻翼と頬にカテーテルを固定する（図1-11）	● 絆創膏でカテーテルに付けた印をすべて覆ってしまわないように工夫する ● 高齢者の活動レベルなどに応じて，頬にも固定を行う

方法	留意点と根拠
	● 1日1回以上，医療用テープは貼り替えを行い，カテーテルの印の位置と皮膚状況（医療用テープによる発赤や皮膚剥離，カテーテルによる鼻翼や鼻腔粘膜の潰瘍）を観察する

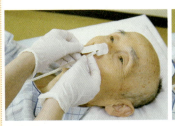 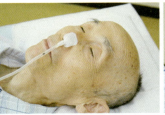 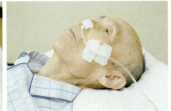

図1-11 カテーテルの固定

方法	留意点と根拠
2) 高齢者に挿入が終了したことを伝え，体外に出ているカテーテルが誤って引っ張られることのない位置にまとめる	
8　使用した物品を片づけ，記録を行う 記録内容は以下のとおりである ・挿入日時 ・カテーテルの種類とサイズ ・挿入した長さ（固定した位置と同じ長さとなる） ・挿入中，挿入後の悪心・嘔吐の有無，吸引された胃内容物の性状，呼吸状態の変化などの高齢者の状態	

E　経鼻経管栄養法（栄養剤の注入）

- 目　的：栄養剤を安全，安楽に注入する
- 適　応：経鼻経管より栄養を摂取し，消化吸収機能に著しい障害がない高齢者
- 使用物品：栄養剤，イリガートル（必要時），滴下筒付き栄養セット，カテーテルチップシリンジ，白湯，聴診器

方法	留意点と根拠
1　実施前の確認と吸引を行う 1) 高齢者の一般状態を確認する 2) 氏名，栄養剤の種類と量，投与時間の確認を行う 3) 痰や唾液の吸引を行う（➡❶）	● 消化器症状，感染徴候などの有無を観察し，嘔吐，下痢などにつながるリスクがないことを確認する ❶注入中のむせや吸引による咽頭の刺激は嘔吐につながるため，あらかじめ吸引を済ませておく
2　栄養剤を準備する 1) イリガートルと滴下筒付き栄養セットを接続し，栄養剤をイリガートルへ入れる	● 栄養剤が閉鎖式栄養セット（中の栄養剤をイリガートルへ移し替える必要がなく，直接栄養セットに接続できる）の場合，イリガートルは不要である（図1-12） ● 簡易懸濁法で薬剤を注入する場合，薬効や薬物動態に問題がないかを確認する（すべての薬剤がこの方法で注入可能ではない）

方法	留意点と根拠
図1-12 栄養剤の準備 （左はイリガートルを使用する場合， 右は栄養セットを使用する場合） 2）内服薬を注入する場合，約55℃の白湯20mLに薬剤を入れ，約10分放置する。錠剤は荒く砕いてから入れてもよい。薬剤が溶けた湯をカテーテルチップシリンジへ移し，カテーテルから注入する（これを簡易懸濁法という）	
3 体位を調整する 体位は30度以上のファーラー位，または座位とし，腹部が圧迫されないように整える（➡❷）	●注入には30分〜1時間程度の時間を要するので，安楽の保持が可能な体位とする ❷臥位や腹部が圧迫される体位は，注入した栄養剤の逆流や嘔吐につながる
4 カテーテル先端の位置確認を行う（➡❸） 1）カテーテルにつけた印を確認する 2）口腔，咽頭部を観察し，カテーテルが咽頭を上下に通っているかを確認する 3）カテーテルチップシリンジを装着し，胃内容物を吸引する（➡❹） 4）カテーテルチップシリンジをカテーテルに装着し，高齢者の心窩部に聴診器を当てる（図1-13）。カテーテルチップシリンジで10〜20mLの空気を勢いよく入れる。このときに聴診器から気泡音が聴かれるかを確認する 図1-13 カテーテル先端の位置確認	❸カテーテルは咳や嚥下運動，嘔吐などにより移動するため，カテーテル挿入後に先端の位置確認がとれていても，栄養剤注入時には毎回（1）〜（4）の4つすべての方法で位置を確認する。胃内にカテーテルの先端があることを確認できない場合は，カテーテルの再挿入を検討する ❹胃内容物が多量に吸引された場合にそのまま注入すると，胃の許容量を超え嘔吐する可能性がある。注入時間を遅らせる，注入量を減らすなどの措置が必要となる。また，胃からの出血など消化管に異変があった場合，吸引される内容物にも変化がある。胃内容物の観察は重要である

	方　法	留意点と根拠
5	**栄養剤の注入** 1) 滴下筒付き栄養セットのクレンメを開放し，ルート内を栄養剤で満たす 2) カテーテルとセットを接続し，栄養剤の滴下を開始する 3) 注入速度は200mL/時が目安である（➡❺）	●注入中にむせや嘔吐があった場合は，速やかに注入を中断する ❺滴下速度が速すぎると，食道への逆流や下痢につながる
6	**栄養剤注入後のカテーテルの処置と体位の保持** 1) 栄養剤の注入が終了したら，カテーテルから栄養セットとイルリガートルを取りはずし，カテーテルチップシリンジで10〜20mLの白湯を注入してカテーテルの栓を閉じる（➡❻） 2) 使用したカテーテル，栄養セットとイルリガートルを洗浄する 3) 栄養剤注入後，30分〜1時間はファーラー位とする（➡❼）	❻カテーテル内に栄養剤が残ると，栄養剤に含まれるタンパク質が凝固し，カテーテルの閉塞や細菌繁殖による感染につながる ❼食道への逆流を防ぐため，上体は起こした状態にする
7	**評価する** 注入速度，注入に要した時間，注入中・注入直後の悪心・嘔吐，むせの有無，注入後の下痢の有無を観察する（➡❽）	❽注入中・注入後の消化器症状やむせは，投与量が多い，注入速度が速い，食道への逆流などが起こっている可能性がある

F 胃瘻（栄養剤の注入）

- **目　　的**：栄養剤を安全，安楽に注入する
- **適　　応**：胃瘻により栄養摂取をしており，消化吸収機能に著しい障害がない高齢者
- **使用物品**：栄養剤，イルリガートル（必要時），カテーテルチップシリンジ，接続用カテーテル（ボタン型の場合），栄養セット，白湯

	方　法	留意点と根拠
1	**実施前の確認と吸引を行う** 経鼻経管栄養法（栄養剤の注入）に準じる	
2	**栄養剤を準備する** 経鼻経管栄養法（栄養剤の注入）に準じる	
3	**体位を調整する** 経鼻経管栄養法（栄養剤の注入）に準じる	
4	**接続用カテーテルを装着する**（ボタン型の場合）	
5	**胃内容物の有無を確認する** 栓を開け，胃内の空気を抜き，胃内容物の有無を確認する	●経鼻経管栄養法の注入と同様に胃内容物が多量の場合，注入時間を遅らせる，注入量を減らすなどの措置を考える
6	**栄養剤の注入** 1) 滴下筒付き栄養セットのクレンメを開放し，ルート内を栄養剤で満たす。カテーテルとセットを接続し，栄養剤の滴下を開始する 2) 注入速度は200mL/時が目安である（➡❶）	●注入中にむせや嘔吐があった場合は，速やかに注入を中断する ❶滴下速度が速すぎると食道への逆流や下痢につながる

	方　法	留意点と根拠
7	栄養剤注入後のカテーテルの処置と体位の保持 1）栄養剤の注入が終了したら，胃瘻のカテーテルから栄養セットとイルリガートルを取りはずし，カテーテルチップシリンジで10〜20mLの白湯を注入し，カテーテルの栓を閉じる（➡❷） 2）ボタン式の場合は，接続用カテーテルをはずし，胃瘻の栓を閉じる 3）使用したカテーテル，栄養セットとイルリガートルを洗浄する 4）注入後，30分〜1時間はファーラー位とする（➡❸）	❷カテーテル内に栄養剤が残ると，栄養剤に含まれるタンパク質が凝固し，カテーテルの閉塞や細菌繁殖による感染につながる ❸食道への逆流を防ぐため，上体は起こした状態にする
8	評価する 注入速度，注入に要した時間，注入中・注入直後の悪心・嘔吐，むせの有無，注入後の下痢の有無を観察する（➡❹）	❹注入中・注入後の消化器症状やむせは，投与量が多い，注入速度が速い，食道への逆流などが起こっている可能性がある

G 胃瘻（瘻孔の洗浄）

- 目　　的：瘻孔周囲のストッパー，カテーテルによる圧迫を軽減し，皮膚の清浄を保つ
- 適　　応：挿入しているカテーテルの種類や胃瘻からの栄養剤注入の頻度にかかわらず，胃瘻をもつ高齢者（経口摂取への移行が進み，胃瘻カテーテルの使用がない場合も瘻孔の洗浄は必要）
- 使用物品：シャワーボトル，微温湯，膿盆，ガーゼ，テープ，タオル

	方　法	留意点と根拠
1	実施前の確認と体位を調整する 1）栄養剤の注入から30分〜1時間経っていることを確認する（➡❶） 2）体位は仰臥位または座位に整える（➡❷）	❶栄養剤の注入直後に洗浄することで嘔吐の誘発を避ける ❷腹部が圧迫されないようにするため
2	胃瘻部を洗浄する 胃瘻部を露出し，シャワーボトルで胃瘻周囲に微温湯をかけ流す（➡❸）（図1-14） 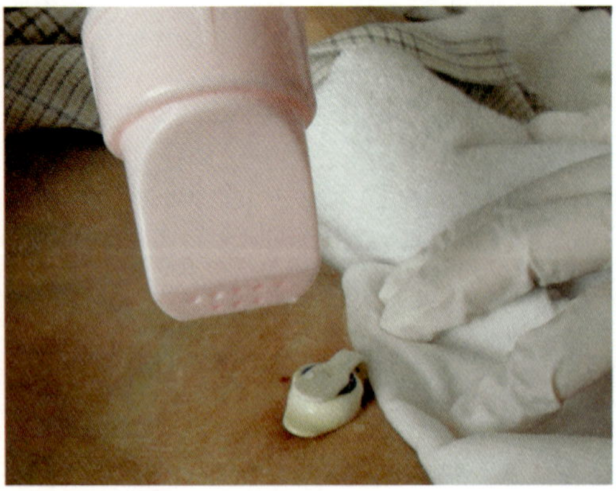	●汚れがひどい場合は石けんで洗い流してもよい ❸通常のスキンケアと同様にして清潔を保つ。消毒薬は皮膚，粘膜への強い刺激となるため使用しない

図1-14　胃瘻部（ボタン型）の洗浄

方　法	留意点と根拠
3　胃瘻カテーテルを回転させる（➡❹）	❹瘻孔周囲の圧迫壊死を予防するため，適宜外部ストッパーを回転によって移動させる
4　胃瘻の固定 腹壁に対し垂直に固定できるようにＹ字に切り込みの入ったガーゼ（ティッシュペーパーでつくったこよりでも可）を胃瘻カテーテルに巻き付け（➡❺）（図1-15），医療用テープでとめる	❺瘻孔からの滲出液の吸収，胃瘻カテーテルが横倒しになることや皮膚に直接接することによる瘻孔周囲の圧迫壊死を防ぐ

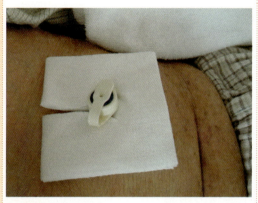

図1-15　胃瘻の固定

文献

1）杉山みち子：改正介護保険制度と栄養ケア・マネジメントに関する研究，栄養学雑誌，65（2）：55-66，2007.
2）日本老年医学会編：老年医学　系統講義テキスト，西村書店，2013.
3）大村健二・葛谷雅文編：治療が劇的にうまくいく！　高齢者の栄養　はじめの一歩，羊土社，2013.
4）雨海照祥監：高齢者の栄養スクリーニングツール　MNAガイドブック，医歯薬出版，2011.
5）高橋洋樹・森昌朋：肥満症診断基準ガイドライン2011の特徴とその意義，日本臨牀，71（2）：257-261，2013.
6）山内美里・宮澤靖・岩谷聡・他：身長測定の実際-身長・体重・上腕周囲長・皮下脂肪厚の測定方法，臨床栄養，107（4）：394-398，2005.
7）Mini-Nutritional Assessment-short form：http://www.nestlehealthscience.jp/mna/publishingimages/common/mna_mini_japanese.pdf
8）厚生労働省：日本人の食事摂取基準（2015年度版）．http://www.mhlw.go.jp/file/05-Shingikai-10901000-Kenkoukyoku-Soumuka/0000042626.pdf
9）東口髙志編：NST完全ガイド―経腸栄養・静脈栄養の基礎と実践，改訂版，照林社，2009.
10）日本静脈経腸栄養学会：静脈経腸栄養ハンドブック，南江堂，2011.
11）合田文則編著：胃ろうPEGケアのすべて，医歯薬出版，2011.
12）丸山道生：経腸栄養剤の種類と選択基準，*Surgery Frontier*，19（1）：78-80，2012.

2 排泄する

学習目標
- 加齢に伴う排尿・排便機能の変化を理解する。
- 加齢に伴う排尿・排便機能のアセスメント方法を理解する。
- 状況に応じた排泄ケア用品・用具の選択方法を理解する。
- 高齢者が可能な限り自力で安全・安楽に排泄できるよう援助するための看護技術を習得する。

1 高齢者の"排泄する"の特徴と看護援助の目標

1）高齢者の排尿機能の特徴と生活への影響

（1）蓄尿と排尿

　尿は腎臓で生成され，尿管を通り，膀胱にたまる（蓄尿）。尿が膀胱に150～200mL蓄尿すると神経を介して脊髄排尿中枢から大脳に伝わり尿意を感じる。このとき，膀胱は弛緩しているが，尿道と外尿道括約筋が収縮しているため，尿を漏らさずに蓄尿することができる。一方，大脳が「排尿してよい」と判断すると神経を介して膀胱が収縮し，尿道・外尿道括約筋が弛緩することで尿が体外に排出される（排尿）。蓄尿時は交感神経優位であり，排尿時は副交感神経優位である。

（2）女性と男性の下部尿路構造の違い

　女性は，男性に比べると尿道の長さが約4cmと短く，まっすぐであり，外尿道括約筋も弱い。そのため，尿道内圧の低下から尿が漏れやすく，腹圧性尿失禁を生じやすい。一方，男性の尿道は，長さが約20cmと長く，折れ曲がっている。膀胱の出口には前立腺が尿道を取り囲むようにあるため，加齢により前立腺が肥大する（前立腺肥大）と排尿困難を生じる。

（3）加齢による排尿機能の変化

　加齢により膀胱容量の減少，膀胱収縮力の低下，残尿の増加，夜間尿量の増加，エストロゲン減少など，排尿機能の変化が起こる。それに伴って，頻尿や排尿困難，尿失禁などの症状が起こりやすくなる。

　膀胱の知覚が過敏になり，膀胱容量が減少すると，頻尿や尿意切迫感などの症状が現れる。また，膀胱収縮力が低下すると，排尿後も膀胱に尿が残る「残尿」が増加する。そして，腎機能の低下などから夜間尿量が増加すると，夜間頻尿や夜間多尿などが生じる。夜間頻尿とは，「夜就寝してから朝起床するまでの間に1回以上排尿すること」，夜間多尿とは，「就寝中の排尿量と起床時の排尿量の合計が1日排尿量の33％以上（65歳以上の場合）」と定義されている（国際尿禁制学会，International Continence Society：ICS）。さらに性別でみ

ると，女性はエストロゲンの減少や出産の影響により，骨盤底筋群が脆弱化し，尿失禁が生じやすくなる。一方，男性は前立腺が肥大し，尿道が圧迫されることにより，尿の排出が困難になる。

　高齢者の場合，膀胱や尿道が正常に機能していても，身体機能や認知機能が著しく低下していると，適切に排尿することができないことがある。たとえば，認知症によりトイレや便器が認識できない場合や，脳卒中後の片麻痺により日常生活動作（ADL）が著しく低下している場合は，速やかにトイレまで移動して，下着をおろし，便器に座ることができないために尿を漏らしてしまうことがある。このように，高齢者の排尿機能には様々な要素が複雑に絡み合っている。

（4）生活への影響

　加齢による排尿機能の変化は，高齢者や家族の生活に影響を及ぼす。たとえば，夜間頻尿は睡眠の妨げとなる。また，残尿がある場合，残尿感という不快な感覚や尿路感染症の引き金にもなる。さらに，尿失禁など排尿を失敗することは，高齢者の自尊心を傷つける。場合によっては，外出を控えたり，人との交流を避けたりすることにもつながる。

2）高齢者の排便機能の特徴と生活への影響
（1）便の生成と排便の過程

　食物が口から入り，食道を通り，胃で消化され，腸に送られる。小腸では栄養分が吸収され，液状の状態で大腸に入り，上行結腸，横行結腸，下行結腸を通る間に水分の約90％が吸収され，固形状の便が生成される。便の成分は，水分と固形成分（食物繊維，細菌，無機質など）からなる。便性状は，水分含有量により異なり，口から肛門までの通過時間と関係する。

消化管の経過時間				
非常に遅い（約100時間）	1	コロコロ便		硬くコロコロの便（ウサギの糞のような便）
	2	硬い便		短く固まった硬い便
	3	やや硬い便		水分が少なく，ひび割れている便
	4	普通便		適度な軟らかさの便
	5	やや軟らかい便		水分が多く，非常に軟らかい便
	6	泥状便		形のない泥のような便
非常に早い（約10時間）	7	水様便		水のような便

図2-1　ブリストルスケール(Bristol Stool Form Scale)
Lewis SJ, Heaton KW：Stool form scale as a useful guide to intestinal transit time, *Scand J Gastroenterol*, 32（9）：920-924, 1997.

便が直腸に降りてくると便意が発現する。同時に交感神経系が興奮して，血圧の上昇や脈拍の増加，顔面の紅潮，鳥肌などの現象がみられる。便意が起きると反射的に，直腸の蠕動，内肛門括約筋の弛緩が起こって，便が体外に排出される。便を排出するための力として，①排便反射により不随意的に縮小する直腸壁の圧力，②腹筋を収縮させて直腸を外から圧迫する腹圧，③糞便にかかる重力（糞便の重量）などが加わる。なお，便意は我慢していると15分ほどでなくなり，排便の機会を逃してしまう。

　排便回数には個人差がある。たとえば1日に数回の人もいれば，毎日1回や3日に1回など排便習慣は様々であり，旅行や入院など普段と異なる生活環境の影響も受けやすい。そのため回数ではなく，性状で判断するブリストルスケール（Bristol Stool Form Scale，図2-1）が世界共通で用いられる。便性状により7つに分類され，タイプ3～5の便性がよく，タイプ1～2（コロコロ便・硬い便）は便秘，タイプ6～7（泥状便・水様便）は下痢と判定される。よい便は，重量が100～200g程度，形態が適度な軟らかさの棒状（バナナ様），色が褐色，排便時は痛みなくスムーズで3分以内に排便される，などの特徴をもつ。

（2）加齢による排便機能の変化

　加齢に伴い，腸管の蠕動運動の低下，排便反射（起立性大腸反射，胃-結腸反射など）の減少，活動性低下による腹筋や骨盤底筋群の筋力低下，食欲低下による食事量（特に食物繊維）の低下，水分摂取量の不足などが起こりやすくなる。そのため高齢者は，一般的に便秘になりやすい。一方，高齢者は消化管の萎縮性変化，消化液の分泌減少など，消化・吸収機能の低下により下痢も生じやすい。特に入院・入所する高齢者は，生活環境の変化による不安定な心理状態（ストレスや緊張など），薬の副作用などにより，便秘や下痢などの排便障害をきたしやすい。

　排便は排尿と同様，一連の排泄動作（図2-2）からなる。具体的には，便意を感じる，トイレや便器を認識できる，トイレまで移動する，下着をおろす，便器に座る，排便する（排便しやすい体勢をとり，腹圧を加えいきむことで肛門括約筋が緩む），後始末をする，

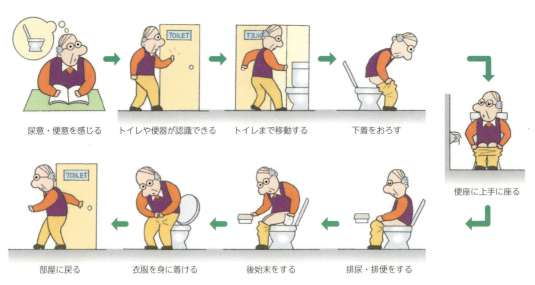

図2-2　一連の排泄動作

衣服を身に着ける，部屋に戻る，など複雑な動作が含まれる。そのため高齢者は，身体機能や認知機能の低下により，排便に関する判断や動作ができないことによる排便障害も生じやすい。

(3) 生活への影響

加齢による排便機能の変化は高齢者の生活に影響する。たとえば，便秘による食欲低下やイレウス（腸閉塞）のリスク，下痢によるスキントラブルや脱水のリスクなどが挙げられる。さらに，失禁することへの不安などが活動意欲の低下にもつながる。

3）看護援助の目標

看護援助の目標を立てる際は，看護師は個々の高齢者にとって何が問題となっているか，生活にどのような影響が起こっているかという視点をもつ。また，高齢者が排泄する過程においてどの部分が障害されているのか，どのような原因で排泄障害が起こっているのかを把握し援助することが特に重要となる。

2 排尿・排便機能のアセスメント

1）排尿機能のアセスメント

(1) 身体面のアセスメント

①身体機能

通常，トイレで排泄するには，前述したように様々な運動が関与している。そのため，高齢者が一連の排泄動作を安全に行える十分な運動機能があるか，また，それを行うことのできる環境として，起き上がりやすいベッドの幅やマットレスの硬さ，立ち上がりやすいベッドの高さや移動バーの設置，立ち座りが楽なポータブルトイレの蹴込み（便器床近くのくぼみ）や高さ，移動しやすい車椅子，使いやすいトイレの手すりや便器，などが整っているかをアセスメントする。

②排尿状況

1日の排尿状況を把握するためには，排尿日誌（図2-3）を用いると効果的である。排尿日誌には，起床時間と就寝時間，排尿時刻，尿意の有無，1回排尿量（自排尿と失禁量）などを記載する。排尿量は，計量カップや尿器を用いたり，洋式トイレに採尿容器（図2-4）を設置して計測する。失禁量は，紙おむつや尿とりパッドの重さをはかりで測定する。その他，備考欄には，排尿時の自覚症状（残尿感，排尿時痛の有無など），尿の性状（色，においなど），排尿のきっかけ（くしゃみ，咳など），尿勢，排尿を始めてから終わるまでの時間，飲水量などがあるとなおよい。また，残尿測定が必要な高齢者の場合，残尿量の記載を追加する。残尿量は，排尿後の導尿，もしくは超音波膀胱画像診断装置（図2-5）を用いると高齢者に侵襲なく測定することができる。残尿量は通常50mL未満であれば問題がなく，50mL以上の場合には，何らかの尿排出障害があるとされている[1]。特に残尿量150mL以上では，尿路感染症のリスクが発生するという報告もあり[2]，多量に残尿が認められる場合は，泌尿器科医と連携し，治療のための慎重な評価が必要となる。

排尿日誌は24時間記録し，できれば3日間記録すると排尿パターンの把握に効果的である。

排尿日誌 (bladder diary)

月　日（　）

起床時間：午前・午後 ＿＿＿ 時 ＿＿＿ 分

就寝時間：午前・午後 ＿＿＿ 時 ＿＿＿ 分

> **メモ**　その日の体調など，気づいたことなどがあれば記載してください。

	時間	尿意 （○印）	尿量 （mL）	漏れ （○印）	備考 （排尿時の自覚症状，飲水量など）
	時から翌日の	時までの分をこの1枚に記載してください			
1	時　分		mL		
2	時　分		mL		
25	時　分		mL		
	時間	排尿	尿量	漏れ	
	計		mL		

翌日 ＿＿ 月 ＿＿ 日の

起床時間：午前・午後 ＿＿＿ 時 ＿＿＿ 分

図2-3　排尿日誌
日本排尿機能学会ホームページ：排尿日誌
http://www.luts.gr.jp/040_guideline/pdf/bladder_diary.pdf より引用

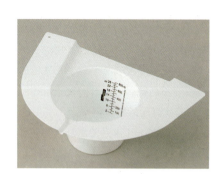

写真提供：アズワン株式会社

図2-4　採尿容器（ユーリパン®）

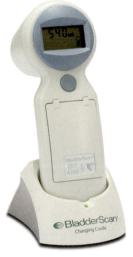

膀胱用超音波測定装置（BladderScan®）
写真提供：シスメックス株式会社

図2-5　超音波膀胱画像診断装置

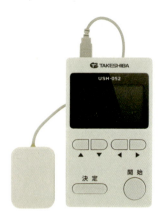

長時間尿動態データレコーダ（ゆりりん®）
写真提供：エリケア株式会社

③排尿に影響する要因

排尿は，主として大脳レベル–仙髄を介した神経支配により調整されている。そのため，排尿機能は，脳血管障害やパーキンソン病などの神経疾患や神経に作用する薬剤によっても影響を受ける。排尿障害をきたす可能性のある薬剤について**表2-1**に示す。特に高齢者では，多種類の薬剤を内服していたり，神経疾患を合併していたりすることがあるため，注意深く病歴や内服状況を把握する。さらに，出産歴，肥満度，便秘の有無なども，排尿障害の種類を判断する手がかりとなるので，聴取する。

（2）認知面のアセスメント

認知機能が低下して排尿行動を適切に行えない場合は，トイレの場所を認識できるか，トイレの使い方を理解できるか，尿意を他者に伝えられるかなどを確認する。

（3）心理・社会面のアセスメント

排泄は，特にプライベートな行為であり，羞恥心を伴うものである。さらに，個人の排泄習慣は，その人の置かれている文化的・社会的背景に大きく影響される。したがって，心理・社会的側面についても注意深く評価する。

高齢者は，これまでの長年の経験を踏まえて個々の生活スタイルを確立している。これ

表2-1 排尿障害の原因となる薬剤

	作用部位	種類（または作用機序）
排尿困難を発症しうる薬剤	中枢神経系	麻薬など 中枢性筋弛緩薬 抗精神病薬 抗うつ薬
	末梢神経系	抗がん薬
	膀胱	頻尿・尿失禁治療薬 （抗コリン作用）鎮痙薬，消化性潰瘍治療薬，抗不整脈薬，抗アレルギー薬，喘息治療薬，抗精神病薬，抗不安薬，抗うつ薬，パーキンソン病治療薬，抗めまい・メニエール病薬 （平滑筋直接弛緩作用）中枢性筋弛緩薬，抗不安薬，抗てんかん薬，気管支拡張薬
	膀胱出口部	ヒト絨毛性ゴナドトロピン 抗うつ薬 β遮断薬 αアドレナリン作動薬 パーキンソン病治療薬 食欲抑制剤
頻尿・尿失禁を発症しうる薬剤	中枢神経系	抗不安薬 （中枢性）筋弛緩薬 抗がん薬
	膀胱	抗がん薬の膀胱内注入による直接刺激 アレルギー性疾患治療薬
	膀胱出口部	α_1遮断薬 尿道平滑筋直接弛緩薬

までどのように排尿の問題に対処してきたかなどを聴取し，ケアに生かして援助する．特に，援助を必要とする高齢者については，排泄に対するモチベーション，自己の排泄に対する思いについても，注意深くアセスメントする．

2）排便機能のアセスメント
(1) 排便の性状・量
便性状の判定には，前述したようにブリストルスケール（図2-1）が用いられる．また，便性状に加えて，量を視覚的に示したキングス・ストゥール・チャート（King's Stool Chart）もある．

(2) 食事摂取量
食物繊維の多い食品（表2-2）として，便を柔らかくする水溶性繊維と，便の量を増やして形づくる非水溶性繊維をみる．また，腸内細菌は約100種類，約1.5kg存在し，腸内で食物繊維を分解し，腸の栄養や腸内環境を整える役割を担う．腸内細菌には腸内を浄化する善玉菌（ビフィズス菌など）と，腸内毒素をつくり悪臭を生む悪玉菌（ウェルシュ菌など）が存在し，加齢，ストレス，過労，食事の乱れ，抗生物質の使用などで悪玉菌が増加する．善玉菌は食物繊維やヨーグルトを摂取することで増加し，オリゴ糖をエサとして活発に活動する．また，1日約1,000〜1,500mLを目安に水分摂取量を確認する．

(3) 薬物治療の内容
便秘の原因となる薬剤（表2-3）の使用などを確認する．

表2-2 食物繊維の多い食品

	主な働き	含有食品
不溶性食物繊維	大腸で水分を吸収して，便量を増す	穀類（玄米，そば，スパゲティなど） 野菜類（ごぼう，たけのこ，かぼちゃ，サツマイモ，じゃがいも，切干大根など） 豆類（大豆，納豆，小豆など） 果物類（柿，梨，バナナなど）
水溶性食物繊維	大腸の水分量を一定に保ち，便の軟らかさを調節する	野菜類（人参，大根，おくら，なめこ，里芋，山芋など） 豆類（大豆，納豆，小豆など） 海藻類（昆布，わかめ，寒天など） 果物類（りんご，みかんなど）

表2-3 便秘の原因となる薬剤

抗コリン薬
抗うつ薬，抗不安薬，向精神薬
鎮咳薬
気管支拡張薬（β刺激薬）
利尿薬
筋弛緩薬
麻薬
パーキンソン病治療薬
降圧薬（Ca拮抗薬）
鉄剤

（4）現在と過去の排便パターン

頻度，排便時間，排便の量・性状などを知り，腸蠕動の有無，腹部膨満の程度を確認する。

3 可能な限り自力で安全安楽に排泄できるよう援助するための看護技術

1）適切な排泄方法の選択

排泄の方法には，トイレ，ポータブルトイレ，尿器，便器，紙おむつ，尿とりパッドの使用などがある。排泄機能のほかに，移乗・移動などADL，生活環境，介護力などから総合的に判断し，その高齢者にとって適切な排泄方法が選択できるよう支援する（表2-4）。

トイレで排泄する場合には，周りの環境を整え，できるだけ自立して安全に排泄できるように工夫する。以下に具体例を示す。

・居室・寝室から近い。
・入口に目印がある。
・引き戸，外開きドア，カーテンなどで，開閉しやすい。
・入口の段差や障害物がない。
・足もとが明るく，滑らない。
・居室・寝室との温度差が少ない。
・起居動作時につかまる手すりや蹴込みがある。
・便座の大きさ・高さがからだに合っている。
・衣服は伸縮素材で着脱がしやすい。

表2-4 高齢者における排泄方法決定の条件

排泄方法	条　件
トイレ誘導	・自分で（もしくは介助で）立位保持や座位保持ができる ・定時の誘導（もしくは尿意を伝えて介助されること）で排泄がみられ，ほぼ失禁がない
ポータブルトイレへの誘導	上記，2つに加え ・トイレまでの歩行や移動ができない ・夜間，トイレまで行くのが危険 ・トイレまで間に合わない ・おむつはずしを行っている段階 ・ポータブルトイレの背もたれや手すりの使用で座位が保持できる
尿器，便器の使用	・尿意および便意があり，その意思を伝えることができる。または，自ら使用することができる ・尿器，便器を使用するための股関節の外転（脚を外側に開く動き）ができ，腰部の柔軟性が確保されている
失禁用下着と失禁パッドの併用	・腹圧性尿失禁などがあり，咳やくしゃみで尿漏れをする ・本人に下着を汚す不安がある ・排尿パターンを把握し，時間誘導により排尿がみられる
おむつの使用	・尿意，便意がなく，失禁状態が続いている ・夜間，失禁状態がみられる（安眠を優先し，自身も納得している）

正木治恵編：老年看護実習ガイド〈パーフェクト臨床実習ガイド〉，照林社，2007，p.43-60．より引用改変

ポータブルトイレを選択する際には，立ち上がりやすい蹴込みの有無とポータブルトイレ自体の重量による安定感などを考慮する。

2）便秘の予防
（1）排泄習慣の確立
　一般的に高齢者の腸蠕動が活発になるのは午前中である。起床時は，起立性大腸反射が生じるため，水や牛乳を飲むとさらに効果的である。朝食後は，胃に食物が入る刺激により胃-結腸反射が生じ，腸蠕動が活発になり，排便しやすくなる。
　腸蠕動により便が直腸に送られ，便意を生じる。この便意は，我慢すると15分くらいでなくなってしまうため，便意を逃さずに排便を促すことが大切である。

（2）食　　事
　一般的に高齢者は，食欲低下やのどの渇きを感じないなど，食事や水分の摂取量が不足しやすい。食事摂取量が不足しても便秘になるため，食物繊維の多い食品（表2-2）を摂ることと，規則正しく食事を摂ることが大切である。また，1日1,000〜1,500mLの水分摂取を目安に，水やお茶にこだわらず，果物や豆腐など水分を多く含むもので補給するなど工夫する。なお，発熱・発汗や下痢・嘔吐がみられる場合には，水分が不足しやすいため，体調や状況に応じて水分摂取量をこまめに調節する。

（3）排便姿勢（図2-6）
　おなかに力が入りやすい姿勢とは，やや前かがみに便座に腰かけ，踵を浮かす姿勢である。こうすると直腸-肛門角が広がって，いきむ力と肛門の軸の方向が近くなり，重力の影響も加わるため，便が出やすい。臥床時間が長い高齢者には，ベッドの背もたれを上げ，膝を立てるなどの工夫をするとよい。

（4）運　　動
　高齢者にとって，適度な運動（散歩，体操など）は食欲を増進し，腸の動きをよくする。また，腹筋や骨盤底筋群を強化する運動により，いきみやすくなる。一方，立位や歩行が困難な高齢者は，車椅子への移乗・移動など，ベッドから離れて座るようにする。
　そのほか，大腸の走行に沿って「の」の字を書くように右回りにマッサージすること，腹式呼吸，腰背・腹部罨法などにより刺激を与え，排便を促す。

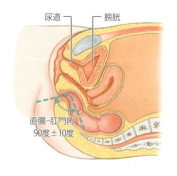
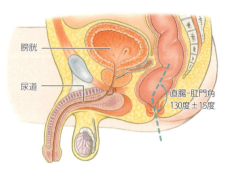

図2-6　臥床時（女性，左）と座位時（男性，右）の排便姿勢

3）尿・便失禁の予防

　骨盤底筋体操は尿・便失禁の予防や改善，さらに女性の骨盤臓器脱や便秘の改善にもつながる。そのため看護師は，高齢者が骨盤底筋体操を正しくできるようわかりやすく指導し，継続するよう促すことで失禁予防につなげる。また，排尿誘導法は，病院や施設において看護師が高齢者の排泄パターンに応じてトイレに促し，トイレに行く習慣をつけることで尿・便失禁の予防を図る（➡看護技術の実際ⒶⒷ，p.111に詳述）。

看護技術の実際

Ⓐ 骨盤底筋体操

- ●目　　的：骨盤底筋の緩みを改善し，尿漏れを我慢しやすく，便を出しやすくする
- ●適　　応：（1）腹圧性尿失禁，切迫性尿失禁のある高齢者
  　　　　　（2）前立腺切除術を受けた高齢の男性
  　　　　　（3）本人に意欲があり，訓練内容を理解できる高齢者
- ●使用物品：からだを締めつけず動きやすい服

	方　法	留意点と根拠
1	高齢者に骨盤底筋体操を行うことを説明する	
2	骨盤底筋群の解剖的知識を説明する	●骨盤の底で膀胱や子宮，直腸などが下がらないように支えている筋肉群があり，恥骨から尾骨の間をハンモックのように位置していること（図2-7, 8），尿道や肛門を締める働きをしていること（図2-9）など，具体的な理解につなげる

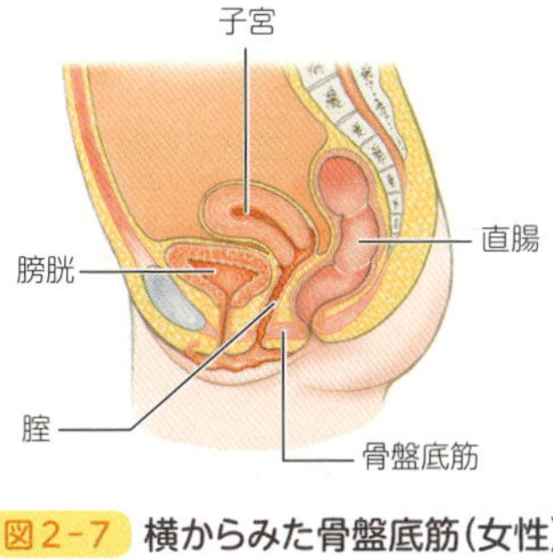

図2-7　横からみた骨盤底筋（女性） 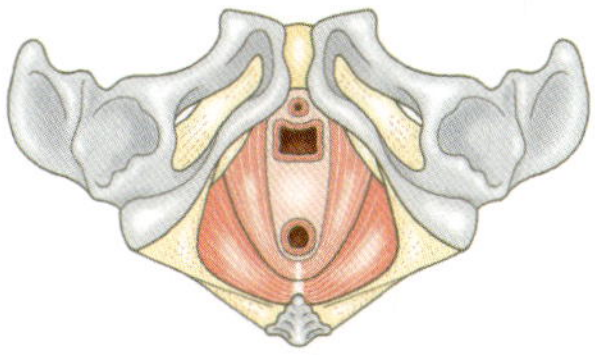　　図2-8　下からみた骨盤底筋（女性）

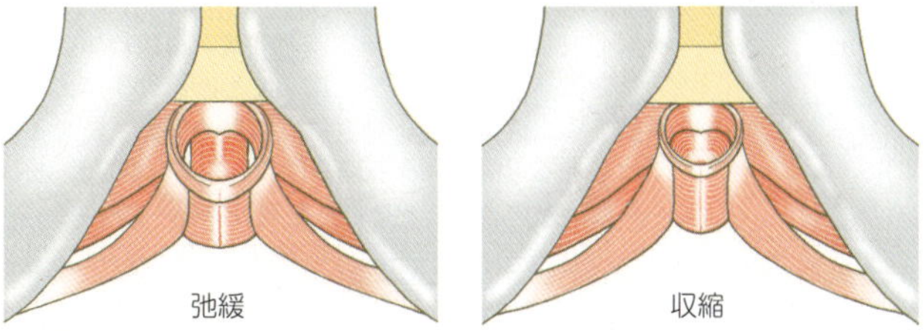

図2-9　骨盤底筋の収縮と弛緩

方法	留意点と根拠
3 骨盤底筋訓練を行う 　1）深呼吸，または腹式呼吸をして，からだの力を抜く 　2）高齢者に合わせた姿勢（仰向け，肘や膝をついた姿勢，机にもたれた姿勢，座位など）をとる 　3）骨盤底筋を収縮させ，3〜5秒締めたままにしてから，ゆっくり力を抜く 　4）自分の筋力に合わせて回数を数回に分け，こまめに実行する 　5）毎日続けるよう指導し，1日に50〜100回を目安に訓練する	●骨盤底筋の収縮感覚を得るため，「息を吸いながら，肛門や腟を胃のほうへ吸い上げるような感じ」「おしっこを途中で我慢するような感じ」「（女性は）腟，（男性は）肛門を締める感じ」などと説明する（➡❶） ❶具体的な理解につなげる

B 排尿誘導法

- ●目　　的：看護師が高齢者をトイレに誘い導き，尿・便失禁を予防する（トイレに行く習慣をつける）
- ●適　　応：尿意・便意があいまいで時々失禁する高齢者
- ●使用物品：トイレへの移動補助具（車椅子，歩行器など），パンツ（布や紙など），尿とりパッドなど

方法	留意点と根拠
1 排尿パターンを把握する（➡❶）	❶習慣化排尿誘導，排尿自覚刺激行動療法では，個別の排尿パターンを把握し，排尿パターンに応じて誘導するため
2 必要物品を準備する	●排泄状況（失禁量など），体格，活動状況に応じて，パンツ（または紙おむつ）・尿とりパッドを選択する ●ADL，特に移動能力の自立度に応じて適宜移動補助具を選択する
3 トイレへ誘導する 　1）トイレに行くことを説明し，了解を得る 　・尿意や便意の有無を適宜，確認する 　・排尿や排便を促す 　2）トイレまで移動する 　＊必要に応じて適宜介助する	●定時排尿誘導では，看護師主導で一定の時間（2〜4時間の規則的な間隔を置いて）にトイレへ誘導する。排便の場合，定期的に食後などに誘導し，排便周期をつくっていく ●習慣化排尿誘導，排尿自覚刺激行動療法では，個別の排尿パターンに応じてトイレへ誘導する ●排尿自覚刺激行動療法は，できるだけ排尿の意思を自分で伝えるように依頼する（尿意や便意を遠慮せずに訴えられるよう，環境づくりに配慮する）
4 排尿・排便をする 　1）トイレに入る 　2）便器に移乗する 　・衣服を着脱する 　3）後始末する 　・陰部・肛門部を拭く 　・衣服を整える 　・洗面台で手洗いする 　＊必要に応じて適宜介助する	●排泄および失禁の有無を確認する。排尿自覚刺激行動療法では，排尿パターンに応じて高齢者に失禁の有無を確認する。失禁がない場合は，賞賛や努力を認める言葉かけをする（失禁がある場合はコメントしない）。排尿があれば，意思表示できたことを賞賛する

	方　法	留意点と根拠
5	部屋に戻る	●排尿自覚刺激行動療法では，次の訪問時間を告げ，それまで漏らさないよう励ます。高齢者の自尊心を損なうことのないよう十分配慮してかかわる

文　献

1) 泌尿器科領域の治療標準化に関する研究班編：EBMに基づく尿失禁診療ガイドライン，じほう，2004.
2) 吉野恭正・大石幸彦・小野田昭一・他：排尿障害患者の残尿量と尿路感染の関連，臨床泌尿器科，54（6）：455-457，2000.
3) 種子田美穂子：ナースができる排便ケアの実際，エキスパートナース，28（13）：69，2012.
4) 西村かおる：ステップアップのための排泄ケア，中央法規出版，2009，p.83.
5) 排泄を考える会：「排泄学」ことはじめ，医学書院，2003，p.41.
6) 後藤百万・渡邉順子編：徹底ガイド　排尿ケアQ＆A，総合医学社，2006，p.19，57.
7) 本間之夫：排尿に関する疫学的研究，日本排尿機能学会誌，14（2）：266，2003.
8) 巴ひかる：看護師のための過活動膀胱（OAB）Q＆A，ファイザー製薬，2006，p.3.
9) 日本排尿機能学会ホームページ，排尿日誌．http://square.umin.ac.jp/nbs/logo/download/Bladder%20diary%.pdf
10) 前田耕太郎編：徹底ガイド　排便ケアQ＆A，総合医学社，2006.
11) 河井啓三・大沼敏夫：よくわかる排便・便秘のケア，中央法規出版，1996.
12) 吉田正貴・西村かおる監：さぁ！始めてみましょう 今日からできる便秘対策，ユーシービージャパン，2005.
13) 後藤百万・田中純子：排泄ケアセミナー 排泄ケアの基礎知識とアセスメント，メディカ出版，2007.
14) 正木治恵編：老年看護実習ガイド〈パーフェクト臨床実習ガイド〉，照林社，2007，p.43-60.
15) 名古屋大学排泄情報センター・名古屋大学大学院医学研究科病態外科学講座泌尿器科学制作：快適な排泄をサポートする排泄ケアマニュアル，名古屋大学排泄情報センター，2003，p.24.
16) 福井準之助編：プライマリケアのための高齢者尿失禁のマネジメント，医薬ジャーナル社，2003，p.61.
17) 榮木実枝・真田弘美編：便秘ケアを極める―患者の安全・安楽を重視したアセスメントとケア，EB Nursing，9（3），2009.
18) 三好春樹・高口光子・福野初夫・他：新しい介護学　生活づくりの排泄ケア，雲母書房，2008.
19) ユニ・チャーム排泄ケア研究所：高齢者と家族のためのはじめての排泄ケア，幻冬舎，2013.
20) 香春知永・齋藤やよい編：基礎看護技術　看護過程のなかで技術を理解する〈看護学テキストNiCE〉，南江堂，2009.
21) 志自岐康子・松尾ミヨ子・習田明裕編：基礎看護学③基礎看護技術〈ナーシング・グラフィカ〉，メディカ出版，2004.
22) 堀内ふき・金子昌子・大渕律子：老年看護学①高齢者の健康と障害〈ナーシング・グラフィカ〉，メディカ出版，2005.
23) 浜田きよ子：看護＆介護職が行う　プロの排泄ケア入門　おむつマスター，日総研出版，2012.

3 身体の清潔を保ち，身だしなみを整える

学習目標
- 高齢者の皮膚の清潔を保つことができるように援助するための看護技術を学ぶ。
- 高齢者が可能な限り自力で，安全・安楽に身体の清潔を保つことができるように援助するための看護技術を学ぶ。
- 高齢者が可能な限り自力で，身だしなみを整えることができるように援助するための看護技術を学ぶ。

1 身体の清潔を保ち，身だしなみを整えることの特徴と看護援助の目標

1）身体の清潔を保つことの特徴と看護援助の目標

　高齢者の皮膚の特徴を理解し，これまでの清潔に関する生活習慣を知ったうえで，高齢者の個別性に合わせた適切かつ安全な方法によって皮膚粘膜の老廃物を取り除き，身体の清潔を保つとともに，爽快感を得て身体機能を活性化し，生き生きとした生活ができるように援助する。

2）身だしなみを整えることの特徴と看護援助の目標

　高齢者の体型や身体・生理機能の変化に応じて適切な衣類を選択し，身だしなみを整えることをとおして，その人らしさや社会性を保ち，生活に張りをもって生活ができるように援助する。

2 高齢者の皮膚の特徴

　皮膚は身体のなかで最大の器官であり，物理的・化学的な外界刺激や微生物からの侵襲を防ぐ，体内の水分やタンパク質の喪失を最低限に保つ，体温の調整をするなど，重要な役割を果たしている。しかし高齢者の皮膚には，他の臓器と同様に加齢に伴う様々な変化が生じる。高齢者の皮膚の特徴を知っておくことは，皮膚の清潔を保つ看護援助を行っていくうえで重要である。
　皮膚の加齢変化は，生理的老化と光老化によってもたらされる。通常の臨床で加齢性の変化と呼ばれるものは光老化に生理的老化が加わった現象を意味している[1]。ここでは加齢に伴う生理的変化を中心に説明する。

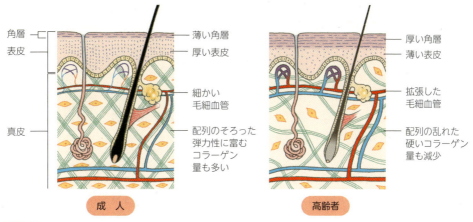

図3-1 成人と高齢者の皮膚の違い

1）表皮の構造と加齢変化

　表皮の構造は，基底層から角質層までの重層構造になっている（図3-1）。基底細胞は20日ごとに新しい細胞（有棘細胞）を生成しており，それらは徐々に表面に移動しながら，最終的には細胞が扁平に伸びて，丈夫なタンパク質のケラチンで満たされた角質細胞（ケラチノサイト）となり，人体の最外層を構成する角質層を形成して皮膚表面を保護し，最後は垢や頭垢（ふけ）となって自然に脱落する。このような皮膚の細胞分化の一連の過程をターンオーバー（回転周期）とよぶが，加齢に伴ってターンオーバーが延長し，表皮は菲薄化する一方で，角質は厚くなって柔軟性が失われる。見た目には皮膚表面が平坦化して光沢を帯びたようになり，軽微な外力で容易に損傷しやすくなる。

2）表皮の機能と加齢変化

　表皮の重要な機能は，外界からの異物の侵入を防ぎ，体液成分の喪失を防ぐ「バリア機能」と，角質に水分を保持して柔軟性を保ち，乾燥を防止する「保湿機能」である。これらの機能には，皮脂膜，天然保湿因子（NMF），細胞間脂質の3つの因子が関係する。

（1）皮脂膜

　皮脂膜は，皮脂腺から分泌された皮脂を主成分として，汗と角質が混ざり合って形成されたものであり，pHが5.5〜7.0程度に保たれることで細菌やカビの繁殖と侵入を防ぎ（バリア機能），体内からの過剰な水分の蒸発を防いでいる（保湿機能）。これらの機能に加えて，皮脂膜は角質層の剥離を防いで皮膚につやを与えて滑らかにする。しかし，加齢に伴う皮脂腺の機能低下や汗腺の線維化によって，皮脂膜が生成されにくくなり，これらの機能は低下する傾向にある。

（2）天然保湿因子（natural moisturizing factor：NMF）

　天然保湿因子は，角質細胞中に存在し，アミノ酸，糖，ペプチド，無機塩などによりつくられている。これらの成分はいずれも，水分と結合して水分を抱え込む性質をもっており，保湿能を発揮する。天然保湿因子は，加齢とともに減少することが知られており，高齢者の水分保持機能は低下する傾向にある。

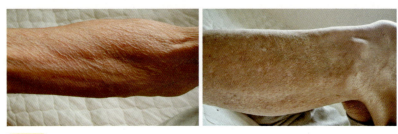

図3-2 皮膚の菲薄化，ドライスキン，弾力性低下(たるみ)

(3) 細胞間脂質

　細胞間脂質の主成分は，セラミド，コレステロール，遊離脂肪酸であり，それらが角質細胞間に接着し，剥がれにくくなっている。細胞間脂質は，その構造のなかに親水性と親油性の両方の部分をもっており，油の層で水分を抱えこむというサンドイッチ状の構造で水を蓄え，保湿能を発揮する。しかし，この細胞間脂質（特にセラミド）も，加齢とともに減少することがわかっている。

3）真皮の構造・機能と加齢変化

　真皮の約70％は，線維芽細胞によって生成されたコラーゲン（膠原線維）が占めており，エラスチン（線維状の弾性タンパク）がコラーゲンを立体的に束ねてしなやかな構造を保つことにより，皮膚の強さや緊張，伸展を可能にしている（図3-1）。しかし，加齢に伴って線維芽細胞は50％減少し，真皮は菲薄化し，萎縮して脆弱化する。また，エラスチンが分解されて減少することで，コラーゲンの配列は乱れ弾性が失われて，細かい皺（しわ）が生じて皮膚がたるむ[1]（図3-2）。

❸ 高齢者のドライスキンと予防的スキンケア

　加齢に伴うドライスキンは老人性乾皮症とよばれており，60歳以上の高齢者では約90％に認められる[2]。ドライスキンの状態が長く続くと，瘙痒感に関連する知覚神経が表皮の表層まで伸びて，軽微な物理的刺激でも瘙痒感を感じるようになり，掻破が加わることで，老人性皮膚瘙痒症や皮脂欠乏性湿疹に至ることもある[3]（図3-3）。老人性乾皮症の好発部位は，皮脂腺が少ない下腿部，大腿部，腰背部，前腕部であり，皮膚は乾燥して光沢がなく，鱗屑（白色の薄い膜）や亀裂がみられる。このような皮膚疾患の発症を予防するため

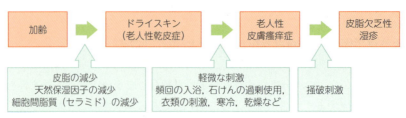

図3-3 皮脂欠乏性湿疹の発生機序

には，高齢者の皮膚の特徴を知ったうえで，ドライスキンを考慮した予防的スキンケアと清潔を保つための看護援助を行う。

1）予防的スキンケアの考え方

予防的スキンケアとは，スキントラブルを起こす要因を排除し，脆弱化した皮膚を保護しながら，二次的な皮膚損傷（皮膚裂傷や褥瘡など）を予防するスキンケアを行うことである。予防的スキンケアの3つの原則は，保護的な洗浄（清拭），保湿，保護である。

2）保護的な皮膚の洗浄方法

（1）入浴による洗浄効果

高齢者のドライスキンへの入浴の影響については，水自体に溶解性があり洗浄力が高いため，入浴によって皮脂膜は消失し，角質から天然保湿因子や細胞間脂質も溶出する。さらに，湯温が上がると油分が溶け出しやすくなることから，湯の温度は40℃以下のぬるめが適しているが，一方で入浴の満足感が得られないことも多い。また皮脂や汗の分泌による皮膚の汚れが少ない場合には，毎日入浴をする必要性はない。

（2）保護的な洗浄方法

ナイロンタオルやボディブラシなど皮膚への刺激が強く，皮脂を過剰に除去するものの使用は避け，木綿などの柔らかいタオルを用いて，十分に泡を立てて優しく洗うようにする。

清拭の場合にも，ごしごし擦らないようにして，なるべく押さえ拭きをするように心がける。また，皮膚の汚染の状況に応じて，ドライスキンになりやすい腰背部や下腿部の洗浄は避けて，汚れが多い部分のみを洗浄するなどの工夫をする。

皮膚の脆弱性が高い場合は，泡洗浄を行うことが推奨される。洗浄剤を手掌の上や泡立てネットを用いて泡立て，その厚みのある泡（図3-4）で皮膚を包み込んで，泡の上から泡を押すようにして洗浄する。清拭の場合も，泡状の清拭剤を用いるなどして，できる限り皮膚への負担が少なくするようにする。

洗浄後は，洗浄剤の成分が皮膚に残らないように十分に洗い流す。また，水分はよく拭き取って皮膚の湿潤・浸軟（ふやけ）を防止して，バリア機能を低下させないようにすることが重要である。特に，陰部や腋下，足趾の間，しわやたるみのあるところに注意して，タオルで押さえ拭きするようにする。

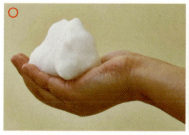 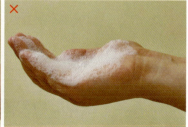

図3-4　厚みのある泡（よい例と悪い例）

表3-1 主な保湿剤の種類と特徴

保湿剤	特徴・備考
白色ワセリン	・皮膚表面に油脂膜をつくり，水分蒸発を防いで角質層の水分を保持する。べたつきやすい ・厚塗りは汗の蒸発を阻害し，皮膚の浸軟を招くので注意が必要
ヘパリン類似物質製剤	・角質の水分保持を増強し，皮膚の乾燥症状を緩和する。保湿効果が高く，べたつきが少ない
尿素製剤	・尿素の水分保持作用で皮膚の乾燥を防ぎ，角質を柔らかくする。べたつきが少ない。時に皮膚に刺激がある

3）皮膚洗浄剤，保湿剤，保護剤の使用方法

（1）洗浄剤

　通常の石けん（JIS規格）は，pH 9～11のアルカリ性であり，洗浄作用が強く，皮脂や皮膚の汚れを除去するのに適している。しかし，高齢者の皮膚は，若年者に比べて弱酸性の皮脂膜が少なく，皮膚の緩衝作用（pHを元に戻す作用）も起こりにくい。そのため，石けん洗浄によって皮脂膜が除去されてバリア機能が低下し，皮膚の掻痒感を生じる原因となりやすい。

　ドライスキンがある場合には，石けんの使用量は最小限にし，弱酸性，低刺激性，保湿成分入りなどの洗浄剤を用いる[4]。洗浄剤による全身の洗浄は週1～2回とし，腋下や陰部など汚れやすい部分のみ洗浄剤を使用するなどの工夫が必要である。

　また真菌や白癬がある場合には，抗菌薬入りの洗浄剤が開発されているので，その使用も検討する。

（2）保湿剤

　保湿剤とは，モイスチャライザー（水分と結合）効果，エモリエント（被膜をつくる）効果をもつクリームやローションをさす（表3-1）。ドライスキン予防のための保湿剤の塗布は，入浴または清拭後の10～15分後以内，すなわち皮膚の角質が膨潤し水分量が十分に保持されているタイミングで塗布するのが最も効果的である。

　保湿剤は，皮膚の上に置くようにして，強くすり込まないように塗り，しわやたるみがある部分は伸展して，しわの間にも塗り込むとよい。

　保湿成分を配合した入浴剤は，ドライスキンの予防に有用である。ただし，硫黄は皮脂の分泌を抑制することから，硫黄成分入りの入浴剤の使用は避ける。

（3）保護剤

　尿・便失禁がある場合には，撥水効果のある皮膚保護剤を塗布し，排泄物が皮膚に付着しないように保護する。皮膚保護剤の種類は，撥水クリーム，皮膚保護オイル，皮膜剤などがあるので，使用頻度や目的に応じて使用する。

4 高齢者の足の清潔を保つための援助

　「老化は足から」といわれるように，加齢に伴い高齢者の足の形態・機能には退行性の変

化が生じる。そのため，足の清潔と健康を保つセルフケアが重要になる。しかしながら高齢者は，視力の低下，手指の巧緻性の低下，腰痛や下肢の関節痛，体幹バランスの不安定さなども生じるため，足の清潔保持や爪切りを自力で行うことが困難となる傾向がある。また，足の清潔保持や爪切り，マッサージなどを行って足の健康を保つことは，高齢者のADLの改善や転倒の予防にもつながる。

1）加齢による足の変化

　高齢者は，下肢の筋力低下や運動不足，姿勢の重心の前方移動，合わない靴を履き続けることなどの影響によって，足のアーチ（縦・横の足穹窿）が崩れるため，扁平足や開帳足，外反母趾，ハンマートゥ（槌状趾）などの様々な足の変形や障害が生じやすい。また，踵の下にある筋肉や脂肪が減少したり，皮膚自体が菲薄化することから，足底や内踝・外踝部は外部からの物理的衝撃を受けやすくなり，角質が肥厚化したり，胼胝（たこ）や鶏眼（うおのめ）ができやすい。

　下肢の血管系の変化としては，動脈硬化による血流の減少，血管壁の狭窄や，血小板凝固能の亢進などによって，下肢の血流不足や血管閉塞を起こしやすくなっている。高齢者には下肢の浮腫も多くみられるが，それは歩行機会の減少や長時間の座位姿勢によって，下肢の筋肉の収縮によるポンプ作用が弱くなり，下肢の静脈がうっ血することで生じる。

　高齢者には爪の変形や病気も多くみられる。加齢に伴う変化としては，主に爪の肥厚（厚硬爪）がみられるが，病的変化として陥入爪（巻き爪）や爪甲の変形（爪甲鉤彎症，爪甲萎縮など）が生じると歩行困難となったり，爪白癬症や爪カンジダ症などが発症したりすると，その他の部位に二次感染症を引き起こす危険性もある。

2）高齢者の足の清潔を保つための援助（フットケア）

　高齢者は，加齢に伴う様々な足部の退行性変化に加えて，痛風，糖尿病，関節リウマチ，末梢血管の疾患など，下肢に影響を与える疾患の罹患率も高いことから，足のトラブルを抱えていることが多い。そのため足の異常を早期に発見し，適切なフットケアを行う。

　まずは入浴や足浴によって足の清潔を保つとともに，胼胝（たこ）・鶏眼（うおのめ），爪のケア（→看護技術の実際A，p.125に詳述）を定期的に行って，疼痛や不快感を緩和して足のトラブルによるADLの低下を防止し，さらにはそのことをとおして転倒，寝たきり，閉じこもりを未然に防止していくことが重要である。

5 安全・安楽に身体の清潔を保つための高齢者の入浴ケア

　入浴は，皮膚を清潔に保つということだけでなく，日本の文化として根づいた生活の一部であり，「お風呂に入れる」ことは高齢者の生きがいにもつながる。入浴の効能は，末梢循環の促進によって新陳代謝を活性化し，爽快感を与えるとともに，心身の緊張を緩和して鎮静をもたらすことから，寝たきりや意識障害のある人にとっても刺激となる[5]。

　しかし一方で，入浴によって生じる循環動態の変化，交感神経系の賦活，酸素消費量の増加，不感蒸泄による脱水などは，加齢に伴う心肺機能の低下や，慢性疾患を保持してい

る高齢者にとって想像以上に大きな身体的負荷となる。入浴の危険性を十分理解し，安全性を確保したうえで入浴の効能を享受できるように援助する。

1）入浴中の危険性と対処
（1）入浴中の高齢者の事故・急死と入浴環境の整備

入浴中の事故発生数は，地域で生活する40～74歳の住民（以下，地域住民）において，入浴1万件当たり浴槽入浴0.43件，シャワー入浴0.24件で，年間74万件発生していると推計されている[5]。そのうち，入浴中に急死した人は，年間約1万4,000人，そのうち高齢者の占める割合は約8割（1万1,000人）で，その数は交通事故による死者数を上回っている[6]。さらに急死者の特徴は，実は虚弱や要介護状態の高齢者ではなく，自力での入浴が可能な高齢者に起きていることである。

入浴中の急死者の発生は冬期に集中しており，その背景には居室と脱衣場・浴室間の温度差が大きく，そのことが一連の入浴過程のなかで循環動態の急激な変動をもたらすことからヒートショックとよばれている。ヒートショックによって，心臓や脳の血流が一時的に虚血して意識障害や，最悪の場合には急死や溺死に至る[7]。特に高齢者の場合，動脈硬化の進展や加齢に伴う生理的機能の変化によって温度変化への適応力が低下しており，血圧や心拍だけでなく，自律神経系のバランス維持ができなくなることも急死の引き金になっている[8]。

このような高齢者の入浴中の急死を防ぐためには，居室と脱衣場・浴室の温度差をなくすなど入浴環境を整えて，高齢者の身体的負荷をできるだけ少なくする（表3-2）。

（2）入浴サービス中における事故と課題

高齢者の入浴サービスを実施している全国の市区町村社会福祉協議会への調査結果によると，入浴サービス1万件当たりの事故発生数は，訪問入浴0.2件，施設内入浴0.07件であり，日本全体の年間事故件数は訪問入浴63.1件，施設内入浴149.1件であると推計されている[9]。この推計件数は，先に示した地域住民における入浴時の事故発生数に比べて少なく，その要因として，入浴サービス時には介護スタッフによる入浴前の身体チェックやアクシ

表3-2　入浴時の急死を防ぐための対処

	対処例
入浴前	特に冬期の場合には，脱衣場・浴室の温度を20℃くらいに上げておく ・浴室暖房機，浴室用のファンヒーターなどを使用 ・浴槽に湯を入れるときに蓋を開けておく ・シャワーで浴槽への給湯を行う
入浴中	・浴槽の湯温は40～41℃くらいとする ・長湯はせず，湯につかる時間は5分程度とする
入浴後	・脱水予防のために入浴後はコップ1杯程度の水分を補給する
その他	・入浴の時間帯は，日中の活動性が高い夕方・夕食前が望ましい ・食後すぐの入浴は控えるようにする（血圧が低下しているため） ・入浴時の異変に気づけるように注意を払う ・一人暮らしの場合，公衆浴場の使用を勧めてみる

デントの早期発見が行われることがあげられる[9]。

　一方で，社会福祉施設における特殊浴槽（ストレッチャー式，チェア式，リフト式）を用いた機械浴での入浴に関する調査結果によると，入浴介助時に「ヒヤリハット」の経験があるスタッフは94％にのぼっている。その内容は「転落しかけた」「身体の一部を挟みかけた」「溺れかけた」「火傷しかけた」などであり，発生原因として，「確認が不十分」「機器の使用法の認識不足」「機器の整備不良」などがあげられている[10]。

　病院で療養生活を送る高齢者の場合，疾病・治療状況を考慮したうえでの個別の入浴介助が実施されることが多いが，介護保険施設において入浴介助は日常生活の一部であり定期的かつ集団的に，大浴槽や機械浴での入浴介助が実施される場合が多い。しかし機械浴は，本来両足が麻痺して力が入らない，もしくは重度の意識障害があるなど特殊なケースに限られるものであり，また大浴槽は要介護高齢者が安全に入浴するには多くの危険性があることが指摘されている[11]。そして，これら旧来の入浴方法は，入浴介助が分業の流れ作業となってしまうことが多く，そのことが高齢者一人ひとりへの注意が散漫となって事故が起こりやすい状況をつくる要因となっている。

　近年では，介護保険施設内でのユニット型ケアが進められ，高齢者の特性に応じた個別浴を推奨する理念も浸透してきており，大浴槽を改装して家庭用の浴槽を利用した個別の入浴介助が行われる施設も多くなってきている。

2）入浴の効能と注意点
（1）入浴による温熱作用

　入浴中の湯の温度は，37～41℃の中温浴では深部体温の変化は少なく，副交感神経が優位となり，血管拡張，心拍数の減少，血圧の下降が認められるが，その変化は軽度である。42℃以上の高温浴では，入浴初期は熱感の知覚刺激により交感神経が優位となって，血管収縮，心拍数の増加，血圧上昇がみられる[12]。

　入浴による消費エネルギーは，42℃の湯に20分浸かると約220kcal，40℃で110kcalであり，最大酸素摂取量は41℃前後の入浴で50％程度の負荷がかかる。浴槽につかる時間については，脳血管障害の寝たきり患者に対する比較検討の結果から，10分間の入浴に比べて5分間の入浴は心肺機能と入浴後の長時間にわたる影響が少ないことが示されている[13]。以上のことから，心肺機能が低下している高齢者の入浴では，40℃の湯温で5分程度の入浴時間が望ましい。

　また，入浴の温熱作用によって発汗，不感蒸泄が増強され（41℃の入浴で約300mL），体内の水分が喪失して血液粘度が上昇することから，脳血管疾患や虚血性心疾患発症のリスクが高くなる。そのため，入浴前後には400～500mLの水分を補給しておくことが望ましい。

（2）入浴による静水圧作用とケア

　水中では，水深が1m増すごとに，体表1cm^2当たり100gの静水圧がかかる。入浴による静水圧が高いほど，下半身からの静脈還流が増加して血圧上昇などの循環動態の変化が生じたり，胸部や腹部の圧迫に伴う横隔膜の押し上げによって換気抑制などの呼吸機能への影響が大きくなる。また静水圧は，浴槽から出るため立位になったときに急激に解除され

ることから、心臓への静脈還流が減少して心拍数が減少し、失神やめまいが生じることになる。

これらのことから、心肺機能が低下している虚弱な高齢者にとっては、浴槽が深い和式タイプの場合は腰部もしくは乳頭部までの半身浴とし、浴槽が浅い洋式タイプでは寝湯とするのが比較的安全である[14]。また寝たきりの高齢者は、特に入浴の影響を受けやすく、入浴後の静水圧の解除による血圧低下や、入浴による腎血流量の増加による排尿量の増加が持続するため、入浴後の全身状態を継続的に観察することが重要である。

（3）入浴の禁忌と注意点
以下のような状態のときは、入浴を避けるようにする。

①発熱時、循環動態や呼吸状態が不安定なとき：入浴による負荷により、全身状態が悪化する危険性がある。

②不眠が続いているときやせん妄状態のとき：ふらつきや転倒の危険性がある。

③空腹時：入浴によって内臓が温められると胃液分泌が増加し、胃腸の蠕動運動も亢進する。

④食事直後：入浴により末梢の循環血流が増加すると胃腸への血流量が減少し、胃腸の蠕動運動が抑制される。

高齢者にとって入浴は、これまでの大切な生活習慣であり、入浴することで疲労感が取れて爽快感を感じ、そのことが意欲の向上や生きがいにもつながる重要な事柄である。しかし、現実には入浴にまつわる安全性が優先されて、たとえばぬるめの湯温、半身浴・寝湯、シャワー浴、機械浴など、十分な満足感を得られていない場合も多い。そこで、入浴の重要性を念頭に置きつつ、高齢者の残存能力を適切にアセスメントしたうえで、適切な援助方法を考えながら、できる限り高齢者の希望や嗜好を反映した入浴援助を行う。また入浴できない場合には、清拭や、足浴、手浴、陰部洗浄などの部分浴によって身体の清潔を保つようにする（➡看護技術の実際B、p.129に詳述）。

6 高齢者の身だしなみを整える看護援助

加齢に伴う様々な心身機能の低下の影響から、日々の生活を営むことに精いっぱいで、身だしなみやファッションにまでは気が回らない高齢者もしばしば見かける。身だしなみとは、外見上だけではなく、言葉や態度を含んだ心がけを含むものであり、身だしなみを整えることはその人らしさを表現することであり、また社会性を保ち、生き生きと生活することにもつながる。

しかし、加齢や病気・障害によって、自分で身だしなみを整えられなくなると、活気や活動性が低下したり、生活全般への意欲が低下するなどの影響も生じる。病気や障害によってたとえ寝たきり状態になったとしても、高齢者の特性や好みを考慮して身だしなみを整え、気持ちを前向きにして生活に張りをもってもらうことは、人としての尊厳を支えるうえでの重要なケアである。

身だしなみ（整容）のケアとしては、整髪・ひげそり、化粧、耳の清潔ケア、更衣のケ

アがあげられる。

1）整髪・ひげそり

（1）整髪

　高齢者の毛髪は，加齢に伴って細くなり，本数が減少する。また，全身の皮膚と同様に，頭皮も薄くなって乾燥気味となり，損傷しやすくなる。そのため，整髪にあたっては，ていねいに行うことを心がけ，脱毛や皮膚損傷を予防することが大切である。

　以下に，整髪の簡単な手順を示す。

①整髪することを高齢者に伝えて同意を得る。
②くし，ブラシで毛髪を自力でといてもらう。後頭部など自力でうまくとけない部分は介助する。毛髪がもつれている場合には，力を入れて引き伸ばすのではなく，毛先から徐々にほぐすようにする。
③高齢者の希望によって，ローションをつけたり，髪を束ねたり，分け目をつけたりして好みの髪型に整える。

（2）ひげそり

　ひげそりは，男性にとって身だしなみを整えるうえで非常に大切な行為である。しかし，高齢者の顔面の皮膚は，加齢に伴って張りがなくなり，しわやたるみが多いため，きれいにそりにくい。電気かみそりは顔面の皮膚を損傷することが少なく，安全で，また病気や多少の障害のある高齢者でも容易に使用できることから，よく用いられる。電気かみそりの使用にあたっては，高齢者ができるところはできるだけ自分でしてもらい，そりにくい部分やそり残しがある部分は介助する（➡看護技術の実際D，p.133に詳述）。

2）化粧

　化粧をすることは，特に女性にとって身だしなみや自分らしさの表現として大切な行為である。近年では，高齢者施設のレクリエーション（活動療法）の一部として「化粧療法」が行われており，認知症や老人性うつへの身体・心理的効用が期待されている。その効用とは，化粧をすることをとおして自己への関心が高まり，また化粧をした姿に向けられた他者の注目や言葉がけによる自尊心や社会性の改善にある[15]。

　入院・入所中であっても，居室からの外出時や外来者との面会時には，高齢者本人の希望を聞きながら，病状や顔の皮膚の状態，治療や検査に支障がないことを確認したうえで，化粧の援助を行う。以下に，高齢者の化粧のポイントを示す。

①**肌**：化粧水，乳液，化粧下地をつけて整え，パウダーファンデーションまたはおしろいを薄くつける。
②**眉**：眉が薄い場合には，自然な眉になるように眉用のペンシルなどで書き足す。
③**アイシャドー**：高齢者の好みにより，明るめのピンク系やイエロー系のシャドーをアイホールに薄くつける。
④**頬紅**：頬の血色が悪い場合には，頬の一番高いところに明るめの色を薄くつける。
⑤**口紅**：明るめのローズ系やピンク系の口紅を薄くつけるか，色つきのリップクリームをつける。

3）耳の清潔ケア（耳垢の除去）

　加齢に伴って耳下腺の分泌が低下するため外耳道は乾燥しやすく，耳垢も乾燥してたまりやすくなっており，耳垢の除去をしないと外耳道が狭くなって聴こえが悪くなる。もの忘れ外来を訪れた高齢者のうち，1年以上耳掃除をしていない人は在宅で約30％，入所では50％に上っており[16]，高齢者の聴こえの悪さは，認知機能の低下に関連することが指摘されている。適切な耳垢の除去は，単に耳を清潔にするということだけではなく，認知機能の改善や，さらには意欲やADLの改善にもつながる大切なケアであることを意識する。

　また，高齢者の耳毛は伸びすぎることもあり，見栄えの点から本人の意向を確認してカットする（➡看護技術の実際E，p.134に詳述）。

4）衣類の選択と着替え

　着替えの目的は，衣服の清潔を保つことで皮膚の生理機能を維持し，心地よさや爽快感を得ることである。また，衣服は汚染や寒冷などの外界刺激から守るという役割も果たすが，それ以外に，社会的な人間としてのその人らしさを表現する手段でもある。しかし入院すると，一般的には病衣やパジャマなどに着替えることになり，一瞬にして「患者」となってしまう。介護施設においても同様で，一日中，同じ衣服を着ながら入院・入所生活を過ごすことが多く，高齢者個人のその人らしさが衣服によって表現されることは少ない。このように，通常の生活では，日中は普段着に更衣することが当たり前，入院・入所という状況になると，着替えをしないという非日常性が当然のこととして受け入れられている。

　日中と夜間で着衣を替えることは，一日の生活にメリハリをつけて日常の生活リズムを保つことにつながる。また何よりも，高齢者の好みに合った着慣れた衣類を着用すれば，体型にもフィットして着心地がよく，その人らしさを表現することにもつながる。

　さらに着替えは，援助者側が高齢者個人の側面を強く意識したり，その人らしさを改めて感じるなどの変化をもたらす。このような着替えの効用を念頭に置きつつ，高齢者や入院・入所施設の実状に合わせて衣生活の援助を行う。

（1）高齢者に適した衣類の選択

　高齢者の病状や障害の程度，これまでの好みや生活習慣を考慮し，かつ安全性が確保され，安楽な衣類を選択する。また，高齢者の皮膚の特徴として，ドライスキンの傾向があるので，ドライスキンによる皮膚瘙痒感の悪化を防ぐ観点からも，適切な衣類を選ぶ。

①素　材

　以下の点に留意して選ぶ。
・肌ざわりがよく，皮膚を刺激しないもの（下着は綿素材が適している）。
・吸湿性，通気性がよいもの。
・体温調整が容易なもの（夏：清涼感がある，冬：保温性がある）。
・耐久性があるもの（洗濯機や乾燥機によっても傷みにくい）。

②色，柄

　基本的には，高齢者の好みに応じて色や柄を選択するが，気分が明るくなることも配慮して，安らぎのある明るい色を選ぶように勧める。

③デザイン，形状

衣類のデザインは，高齢者の病状や身体状況，入院・入所生活の状況に合わせて選択する。できるかぎり高齢者の好みにも配慮する。

衣類の形状は，からだへの締め付けがなく，ゆとりがあり，着脱が容易で行動を妨げない，裾が長くなく安全なものを選択する。

以下に，高齢者の身体状況，生活状況に応じた衣類の種類と形状について簡単に示す。

- **病状・身体状況によりベッド上で過ごす高齢者**：短時間での衣類交換が容易な，和式寝衣，前開きパジャマ，病衣などを着用する場合が多い。しかし，ベッド上で過ごすからといって，着替えをしなくてもよいということではない。病状や身体状況が許せば，日中と夜間の衣類を着替えることで，起きている時間と寝る時間の区別をして，生活のリズムをもてるようにすることを心がける。
- **日中はベッドから離れ，車椅子で移動したり，杖歩行をし，デイルームなどで過ごす高齢者**：日中の衣類は，動きやすい上着，ズボンあるいはスカートなどの普段着がよい。パジャマを着用している場合，病室から出る際にはカーディガンやジャケットなどの羽織物を着用する。リハビリテーションをしている人なら，トレーナーやジャージなどを着用する。
- **片麻痺のある高齢者**：上着は前開きのものやファスナーが付いているもの，もしくはラグラン袖のものなど，着脱しやすい衣類を選ぶ。

（2）更衣時の配慮

更衣の手順は基本的な看護技術に準じる（➡看護技術の実際F，p.135に詳述）が，以下の諸点に留意する。

①高齢者の身体機能や麻痺の状況に合わせて，危険防止に配慮しながら行う。
②更衣は他の清潔援助と同様に高齢者の同意を得てから行う。
③更衣は清拭や入浴時に行うのが通常だが，それ以外に，発汗や汚染（食べこぼしや排泄物）があったときにすぐ更衣するようにする。
④高齢者は，加齢に伴う身体機能の低下，疾患による麻痺や関節拘縮などの身体機能障害などにより自力での更衣が難しい場合がある。更衣時には，高齢者の麻痺や拘縮の状態を把握したうえで，残存機能をできるだけ損なわないように，高齢者ができる部分は自分でしてもらうようにして，できない部分を介助するよう配慮する。
⑤更衣の時間がかかりすぎると，寒さや疲労を感じ，その後の更衣に消極的になることもあるので，更衣時にはコミュニケーションをとりながら高齢者の様子を観察して行う。

看護技術の実際

A フットケア：足浴，爪切り，胼胝（たこ）のケア

- 目 的：（1）足のトラブルを早期に発見し，早期対応によって悪化を防ぐ
  　　　　（2）足浴によって，足の清潔を保ち，温熱刺激によって血液循環を改善する

（3）足・爪などの加齢による変化や病変に対し，適切なケアをすることによって足の循環，運動などの生理機能を助け，疼痛を緩和し，ADLの維持・向上を図る。
（4）（1）〜（3）によって，高齢者の転倒，寝たきり，閉じこもりを予防する

● 適　　応：（1）足浴；入浴やシャワー浴による足の保清が自分でできない高齢者
（2）爪切り，胼胝（たこ）のケア；四肢の機能障害，視覚障害，手指の巧緻性の低下，腰背部の変形，肥満などにより，自分で爪切りや胼胝のケアができない高齢者，また爪の変形などが著しく，他者による爪切りが必要な高齢者

● 必要物品：足浴；ベースンまたは足浴用バケツなど，湯（足浴時に38〜40℃になるよう，バケツやピッチャーに湯と差し水を準備する），ウォッシュクロス，足浴用ブラシ（毛の軟らかい歯ブラシで代用可），洗浄剤，水温計，フェイスタオルおよび紙タオル（各1枚：水分拭き取り，保温用），防水シーツ，バスタオルもしくはタオルケット（掛け物用），ディスポーザブル手袋，保湿剤
爪切り；ニッパー，爪やすり，ゾンデなど
胼胝（たこ）のケア；足裏やすり，紙やすりなど

1）足浴（ベッド上で行う場合）

方　法	留意点と根拠
1　観察する 　1）自覚症状を聞く：足の痛み，冷え，熱感，知覚障害（異常感覚，知覚低下，左右差，しびれ），かゆみ，乾燥など 　2）足を観察する （1）下腿：皮膚の色・乾燥状態，皮膚温，知覚，膝窩・後脛骨動脈の触知，下肢の変形，静脈瘤，浮腫，潰瘍の有無など （2）足背：皮膚の色，皮膚温，血管の怒張，足背動脈の触知，浮腫 （3）足関節：関節の動き，変形の有無 （4）足趾間：皮膚の状態（浸軟，落屑，亀裂など）（➡❸），胼胝（たこ），鶏眼（うおのめ）の有無 （5）足趾：変形の有無	 ●手袋を着けて行う（➡❶） ❶白癬症などの感染を予防するため ●足背動脈の触知は左右同時に行う（➡❷）（図3-5） ❷動脈硬化性病変を調べるため ●循環障害，神経障害の有無に注意する ●足趾を広げて観察する（図3-6） ❸浸軟，落屑，亀裂などは足趾間白癬症の典型的症状である

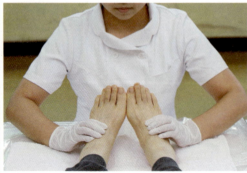

図3-5　両足背動脈触知

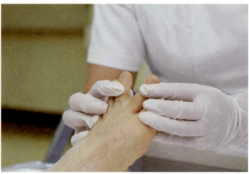

図3-6　足趾間の観察

方　法	留意点と根拠
（6）足底：皮膚の色，乾燥，亀裂，落屑，角質の硬化，肥厚，足の変形（外反母趾，内反小趾など），胼胝，鶏眼など （7）爪：変色，肥厚，乾燥，形（巻き爪，萎縮） （8）高齢者に足の状態を説明する	●高齢者に自分の足の状態について関心をもってもらう
2　足浴の準備をする 　1）物品の準備をする	●白癬症などの感染症が疑われる場合には，専用のベースン（ビニールで覆うのも可）や使い捨てタオルなどを用いるようにし，2次感染の防止に努める（➡❹）。また抗菌薬入り洗浄剤の使用も考える ❹白癬菌は感染力が強いので，2次感染を起こさないように注意する
2）高齢者の準備をする 　（1）足浴することを説明し，承諾を得る	●高齢者の都合を必ず確認し，看護師側のタイミングを優先しない（➡❺）
（2）バイタルサイン，一般状態を確認する	●尿意・便意の確認をし，必要であれば事前に排泄を済ませておく（➡❺） ❺リラックスして足浴を受けられる
（3）足浴時の体位を確認する	●身体機能の状態に合わせて足浴の体位（座位，臥位）と方法（ベースン，バケツなどの使用）を決める
3　足浴を行う 　1）掛け物や寝衣を膝上まで上げる 　2）膝を立ててもらい，膝下にクッションなどを入れて固定する 　3）足の下に防水シーツを敷く 　4）ベースンやバケツに湯を入れて湯温を調節する	●最初はぬるめにしておき，ベースンに両足を入れる前に湯を少しかけて湯温を確認する（➡❻）。高齢者の好みによって湯温を加減する ❻足を湯につけていない場合には，通常より湯温を熱く感じる
5）両足をベースンに入れて浸す	●足先からゆっくりと足部全体をつけていく ●湯に浸す時間は5〜10分程度，糖尿病などで皮膚の脆弱性がある場合には3分程度を目安とする（➡❼） ❼湯に浸すことによって皮膚が湿潤し，損傷しやすくなる
6）足を洗う 　（1）ウォッシュクロスなどに洗浄剤をつけ，よく泡立てる	●足趾間，爪の周囲をしっかり洗いたい場合には足用ブラシ（柔らかいもの）を用いる
（2）足の甲，足趾間，爪の周囲を洗う 　（3）足底，外踝部，内踝部を洗う 　（4）足を洗っているときに，足趾間の皮膚の状態などを十分に観察する 　7）足をすすぐ 　（1）かけ湯，またはベースンの湯を取り替えて，垢や洗浄剤の成分が残らないよう十分にすすぐ 　（2）洗い終わったら，足をベースンなどから出す 　8）足の水分を拭き取る 　（1）足をタオル（フェイスタオルの上に紙タオルを重ねておく）の上に置き，足を包み込むようにして水分を拭き取る（➡❽）	●皮膚を傷つけないよう，力を入れすぎない ●軽く押しながら水分を吸わせるようにする ❽皮膚が湿潤し脆くなっている
（2）タオルを広げて，足趾間の水分を優しく拭き取る	●指先を持って指を優しく広げて，水分が残らないように拭き取る（➡❾） ❾水分が残っていると菌が繁殖しやすい

方 法	留意点と根拠
4　足浴後のケアを行う 　1）足浴後の患者の観察を行う 　2）皮膚の乾燥状態により，必要に応じて保湿剤を塗布しながら軽くマッサージをする（➡⑩） 　3）靴下は，足が十分乾燥してから履いてもらうようにする（➡⑪）	● 爪切り，胼胝のケアを行う場合，水分を拭き取った足は，フェイスタオルなどで包んで保温しておく ⑩ 下肢は特にドライスキンが発生しやすい ⑪ 水分が残っていると白癬菌やその他の菌が繁殖しやすい
5　使用した物品を片づける	

2）爪切り，胼胝（たこ）のケア

方 法	留意点と根拠
1　足浴に引き続き，爪切りと胼胝のケアを行う	● 足浴後は，爪や胼胝が軟らかくなっているため，爪切り・胼胝のケアを行いやすい ● 足浴時には，ブラシでできるだけ角質を除去しておく
2　爪切り・胼胝のケアの準備をする 　1）必要物品を用意する 　2）高齢者に爪切りと胼胝のケアをすることを伝える 　3）爪の間の角質（垢）を除去する（➡❶）（図3-7） 図3-7　爪と皮膚の間の角質を除去する	● 爪と皮膚の間にゾンデを入れて角質を取り除き，爪と皮膚を離すようにする ❶ 爪と皮膚の癒着を剥離し，爪切りの際に皮膚の損傷を防ぐ。角質の除去により感染症を予防する
3　爪を切る 　1）切る爪の長さを決める 　　爪が足趾の先から出ない長さで，爪の先端の白い部分（フリーエッジ）を1mm程度残すようにする（➡❷） 　2）ニッパーを用いて爪を切る（➡❸）（図3-8） 図3-8　爪を切る	❷ 深爪は巻き爪，陥入爪の原因となる ● ニッパーで切れる爪の厚さは3mmまでである。爪が肥厚して切れない場合は，肥厚した部分を爪やすりで削って，爪が平らになるようにする（爪やすりで削っても3mm以上の厚さがある場合には皮膚科を受診する） ❸ 肥厚した高齢者の爪の場合，通常の爪切りでは，爪が割れてしまうことが多い ● 一度に多くの部分を切らず，少しずつ切る（➡❹） ❹ 爪が縦に割れるのを防ぐ ● 足趾の形に合わせ，爪の両端を切りすぎないようにスクウェアオフの形に切る❺（図3-9） ❺ 爪の巻き込みを予防する

方　法	留意点と根拠
3）切った爪に爪やすりをかける	図3-9 爪の切り方（スクウェアオフの形に切る） ● 爪やすりは往復させず，左右の端から中央に向かってかけるようにする（図3-10） やすり 図3-10 爪やすりをかける ● 爪の引っかかりがないかを確認する（➡❻） ❻靴下や掛け物にひっかかることによる爪の損傷を防ぐ
4　胼胝のケアを行う 　1）足が湿潤していることを確認する 　2）足裏やすりで胼胝や，その他に角質が硬くなった部位を軽く削る 　3）ぬらしたガーゼで角質を拭き取る 　4）タオルで水分を拭き取る（➡❽）	● 足浴から時間がたって，乾燥している場合には霧吹きなどで濡らす（➡❼） ❼胼胝を軟らかくする。摩擦による熱の発生を軽減する ❽水分が残っていると菌が繁殖しやすい
5　使用した物品を片づける	

B 入浴の介助

- 目　　的：（1）全身を清潔にすることにより皮膚の生理機能を保持する
　　　　　　（2）温熱刺激と静水圧により循環の促進と新陳代謝の活発化を図る
　　　　　　（3）温熱効果により心身のリラックスを図る
　　　　　　（4）浮力による筋肉の負担軽減と，温熱効果による筋・関節の弛緩による運動機能の回復を図る
- 適　　応：疾病，治療，身体機能障害，体力低下などによって，一人で安全に入浴動作が行えない高齢者
- 必要物品：皮膚洗浄剤，シャンプー，リンス（またはコンディショナー），洗浄用タオル，バスタオル，着替え，ドライヤーなど，（必要に応じて）シャワーチェア・滑り止めマット・入浴用車椅子・バスボード・介助用エプロン・介助用サンダルなど

方　法	留意点と根拠
1　高齢者の準備を行う 　1）入浴することを説明し，了承を得る 　2）全身状態を観察する（バイタルサイン，一般状態） 　3）入浴にかかわる身体動作の状況を事前に把握する 　4）水分補給をする：200mL程度の飲水（できればイオン飲料）を促す（➡❷） 　5）入浴物品を準備する 　6）排泄を済ませておく 　7）創部やドレーンを挿入している場合は被覆材（フィルムドレッシング材）で覆う（➡❸）	●本人の入浴の意思を確認し，時間帯についてもできるだけ相談して決める ●普段の血圧や脈拍，呼吸状態や体調と変化がないか注意する（➡❶） ❶体調が安定していない場合は，入浴の負荷によって体調が悪化することがある ●入浴に関する移動や動作は危険を伴うことが多いため，一連の入浴動作に関して，高齢者は何ができて，何ができないかを十分に把握し，危険防止に努める ❷入浴中の発汗による脱水を予防し，血液粘度の上昇を防ぐ（41℃，10分間の入浴で約300mLの発汗がある❶） ●皮膚洗浄剤の選択については，「3．高齢者のドライスキンと予防的スキンケア」p.116参照 ❸創部などの汚染を防ぐ
2　脱衣所と浴室の準備をする 　1）高齢者のADLの状況に合わせた入浴機器，入浴補助物品を準備する 　2）脱衣所・浴室を以下のいずれかの方法で入浴前に暖かくしておく 　・浴槽の蓋を開けて湯気を立てておく 　・シャワーを出して湯をため，湯気を立てる 　・浴室温風器を使用する 　3）湯温（40～41℃）を調節しておく 　4）皮膚乾燥の状態に合わせて，保湿成分入りの入浴剤を準備する（➡❻）	●入浴機器（例）：座位・車椅子型入浴装置，仰臥位もしくはファーラー位型入浴装置 ●入浴補助物品（例）：すべり止めマット，バスボード（腰掛用ボード），入浴用車椅子，シャワーチェア，簡易手すりなど ●適温は裸でも寒くない温度とする（冬期：25℃前後）（➡❹） ❹皮膚温，室温，湯温の差を少なくすることで，皮膚の血流量と血圧の変動を小さくし，身体への影響を少なくする ●適温：高齢者の身体状況と希望を考慮するが，高温浴（42℃以上）は循環動態の変動が大きいため避ける（➡❺） ❺入浴中の循環動態の変動や保湿成分の溶出が少なく，入浴の温熱効果と満足感が得られる ●入浴剤の成分によっては浴槽や床が滑りやすくなることもあるので注意する ❻保湿成分入りの入浴剤は入浴後の皮膚乾燥を軽減する
3　入浴の介助または見守りを行う 　1）脱衣所で脱衣する 　2）浴室に移動する 　3）かけ湯をする 　4）洗髪する	●高齢者の身体機能の状況に応じて，入浴の全介助，半介助，見守りを行う ・脱衣から着衣まで高齢者から目を離さないようにし，転倒などの危険性を予測してすぐに対処できるように態勢を整えておく ・できるところはできるだけ自分でしてもらい，できない部分を介助するようにする ・高齢者の様子に変化がないか常に注意を払う ●立位での脱衣が不安定な場合は，椅子に座って脱衣ができるようにする ●浴室までの歩行時，シャワーチェアへの移動時の転倒・転落に注意する ●シャワーや浴室の湯を足元からかける（➡❼） ❼浴室が十分暖まっていない場合は，身体にかけると寒く感じる場合があるので注意する ●洗髪時の留意点などは「C　洗髪の介助」の方法2（p.132）を参照する

方法	留意点と根拠
5）顔とからだを洗う 　洗浄剤を十分に泡立て，泡で包み込むように優しく洗うようにし（➡❽），タオルでごしごしこすらないようにする（➡❾）	●腋窩部，陰部，鼠径部，乳房下など，皮膚が密着している部分は汚れがたまりやすいので，洗い残さないようにする。皮膚の乾燥が強い場合は，洗浄は腋窩や陰部などにとどめる ❽通常の皮膚の汚れは泡洗浄で除去できる ❾皮脂や角質を過剰に除去しないため
6）洗浄剤を十分に洗い流す（➡❿） 7）浴槽に浸かる （1）浴槽が和式（浴槽が深い）タイプの場合は，浴槽に浸かるのは胸（乳頭）あたりまでとし（➡⓫），上半身はシャワーやかけ湯をして保温する （2）浴槽が洋式（浴槽が浅い）タイプの場合は，寝湯の状態で肩まで浸水が可能である （3）浴槽への出入りは段階的にゆっくり行うようにする（➡⓬） （4）浴槽に浸かる時間は5分程度とする（➡⓭）	❿皮膚トラブル（湿疹や掻痒感）の原因となるため ●浴槽への移動は，必要に応じてバスボードなどを活用して，安全に行う。和式浴槽など，浴槽が深く不安定な場合には，浴槽内に椅子などを置いて安定させる ⓫静水圧の作用による循環動態や呼吸機能への影響を減らす ●洋式の浴槽は足が突っ張れず，身体を支えるところがないため姿勢が不安定となって，ずり落ちることがあるので注意する ●浴槽から立ち上がるときは，いったん座位をとるようにし，起立性低血圧を起こさないように注意する ⓬循環動態の変動を少なくするため ●浸かる時間は，高齢者の身体状態と希望を考慮する ⓭静水圧と温熱効果による循環動態への影響を少なくする
4　入浴後の介助または見守りを行う 1）からだをタオルで拭き，乾かす 2）皮膚の乾燥の状態に合わせて保湿剤を塗布する 　保湿剤は，皮膚が乾燥する前（浴槽から上がった後15〜20分以内）に塗布する 3）着衣する 4）頭髪をドライヤーで乾かす	●からだについた水分を素早く拭き取り，寒さを感じないようにする（➡⓮） ⓮水分の蒸発に伴う気化熱によって体温を奪われるため ●水分はバスタオルで押さえながら吸い取るようにし，皮膚をこすらないようにする（➡⓯） ⓯入浴後の皮膚は湿潤して脆弱なため ●保湿剤は，皮膚（しわ）の走行に沿って優しく塗り込む ●立位での着衣が不安定な場合は椅子に座って着衣ができるようにする ●留意点は「C　洗髪の介助」の方法3（p.133）を参照
5　入浴後のケアを行う 1）バイタルサインや全身状態の変化がないか観察する 2）水分補給をする 3）しばらくは安静にして休息をとってもらう	●急速にからだが冷えないよう，部屋は適度に温めておく ●気分不良や不快感がないか確認する ●脱水予防のため，200mL程度の水分（できればイオン飲料）を補給する ●循環動態を安定させる。入浴は想像以上に高齢者に疲労をもたらすので休息を十分とるようにし，入浴後すぐに食事や処置・ケアが入らないように注意する
6　使用した物品を片づける	

❶樗木昌子・他：入浴の人体に及ぼす生理学的影響；安全な入浴をめざして，九州大学医療技術短期大学部紀要，29：9-14，2002．

C　洗髪の介助

● 目　　的：（1）頭髪や頭皮の汚れを除去して清潔を保つ
　　　　　　（2）頭皮をマッサージすることにより血液の循環を良くし，気分を爽快にする

- ●適　　応：身体状況により入浴やシャワー浴ができず，自力で洗髪できない高齢者
- ●必要物品：洗髪車，シャンプー，リンス（またはコンディショナー），タオル，バスタオル，シャンプー用ケープ，防水布（ビニールシーツ），ガーゼ（顔を覆う），耳栓，ヘアブラシ，ドライヤー，蒸しタオル（顔面清拭用），など

1）ベッドサイド，洗髪車を使用

方　　法	留意点と根拠
1　洗髪の準備をする 　1）高齢者の準備をする 　（1）洗髪することを説明し，承諾を得る 　（2）全身状態を観察する 　・バイタルサイン，一般状態 　・洗髪時に可能な体位や，体位をとる時間について把握する 　2）必要物品などの準備をする 　（1）必要物品を準備する 　（2）洗髪車の準備：洗髪車には40℃前後の十分な量の湯を入れておく 　（3）部屋の室温を高齢者の希望に合わせて寒くない程度に調節する 　（4）洗髪車をセッティングする 　・ベッドのヘッドボードがはずれる場合は，はずしておく 　・洗髪車をベッドヘッド（もしくはサイド）にセッティングし，電源を入れておく 　・洗髪車の洗髪鉢とベッドの高さが同じになるように調節する 　（5）ベッドの準備：ベッド上部に防水布を敷き，その上にバスタオルを敷いておく	●洗髪ができる身体状況かどうかを判断し，洗髪方法（洗髪台，洗髪車，ドライシャンプー，その他）を選択する ●洗髪車の作動（湯温調整やシャワー）が正常かどうか事前に確認しておく ●ヘッドボードがはずれない場合は，高齢者の寝た状況によってケリーパッドなどと洗髪車のシャワーの使用を検討する ●洗髪車のキャスターと，洗髪鉢の位置調整ネジの固定をしっかり行う
2　洗髪を行う 　1）タオルを襟元に巻き，その上からシャンプー用ケープを巻いて，タオルがケープからはみ出さないように覆う 　2）ベッドの端に身体を移動し，洗髪鉢の縁にタオルを置いて後頭部を洗髪鉢の縁にのせる 　3）ヘアブラシで優しくブラッシングする（➡❶） 　4）耳栓をして，顔にガーゼを掛ける 　5）湯を介助者の手にかけて湯温を確認する。次に高齢者の頭皮にゆっくりとかけて，温度を確認する 　6）湯の温度を調節してから，髪と頭皮全体に湯をかける 　7）髪を十分に湯で湿らせてから，シャンプーを手にとり，頭皮と髪を洗う 　・頭部は片手で支えて，洗髪時の振動を少なくする 　・頭皮を中心にマッサージするように，爪を立てず，指腹で洗うようにする 　・汚れがひどくて泡立ちが悪く，十分に洗浄ができない場合は，患者の疲労度や状態を確認し，二度洗いをする	●首がきつく締められていないことを確認する ●頸部に疼痛や違和感がないかを確認する ●ベッドがはずれない場合は，患者のからだの位置をベッドとできるだけ直角になるようにする ❶事前にブラッシングすることで，フケや汚れが落としやすくなる ●洗髪中は，常に高齢者の意識状態や，身体状況に変化がないか確認しながら実施する ●ガーゼについては患者の希望を聞く ●熱傷の事故防止のため，高齢者の頭に湯をかける前に必ず確認する ●シャンプーは，髪につける前に手で泡立てる（➡❷） ❷髪の上で直接泡立てると摩擦で髪が傷む ●二度洗い時のシャンプー量は初回の半量で十分に泡立つ

方　　法	留意点と根拠
8）洗い終わったら，手で泡を除去してから，十分にすすぐ	●耳介の周囲や後頭部のすすぎ残しに注意する ●耳に湯が入らないように，耳介で耳穴を閉じるようにして洗う
9）高齢者の好みに応じて，リンスまたはトリートメントをする	●リンスまたはトリートメントは髪につけるようにして，頭皮にはできるだけつけないようにする
10）洗浄成分やリンスが頭皮や髪に残っていないか確認しながら，十分にすすぐ 　11）ガーゼ，耳栓，洗髪に使用した物品を取り除く	●洗浄成分などが頭皮や髪に残ると，かゆみや湿疹の原因となることがある
3　**髪を乾かし，整える** 　1）髪や頭皮の水分をタオルで拭き取る	●タオルを髪や頭皮に押し当てながら，タオルに水分を吸収させるように優しく水分を拭き取る
2）高齢者の頭部を洗髪鉢からベッド上に移す 　3）ドライヤーで髪を乾かす	●ドライヤーの熱風が直接，高齢者の頭部に当たらないように，介助者の手に当てながら乾かすようにする（➡❸） ❸高齢者の毛髪や頭皮は薄いため，ドライヤーの熱風による熱傷を防ぐ
4　**洗髪後のケアを行う** 　1）バイタルサインや全身状態の変化がないか確認する 　2）洗髪後の寒気がないか確認し，保温に努める	
5　使用した物品を片づける	

D ひげそり

- ●目　　的：ひげそりによって身だしなみを整える
- ●適　　応：自力でひげそりができない高齢者
- ●必要物品：電気かみそり，清拭用タオル，鏡，（必要に応じて）シェービングクリーム，保湿剤

方　　法	留意点と根拠
1　**ひげそりの準備をする** 　1）ひげそりを行うことを説明し，承諾を得る 　2）必要物品の準備 　3）体勢を整える	●自分でそってもらう場合には，鏡をオーバーテーブルなどにセッティングして，ひげそりの様子が見えるようにする ●介助が必要な場合でも，ベッドアップをしてできるだけ自分でそってもらうように補助し，うまくできないところは介助する
2　**ひげそりを行う** 　1）電気かみそりを当てる前に，皮膚が乾燥していることを確認する（➡❶）	❶皮膚がぬれていると深ぞりになるため
2）高齢者に電気かみそりを渡し，ひげをそってもらう	●高齢者の好みに応じてシェービングクリームなどを使用する ●長いひげがある場合には，先にトリマーやはさみで短く切っておく ●できるだけ自力でひげをそってもらい，そり残しがあれば介助する

方法	留意点と根拠
3）そり残しの部分を確認して，介助してそる	●電気かみそりの網歯は，皮膚に垂直に当てるようにし，皮膚を指で伸ばしながら，毛の生えている方向に逆らいながらそっていく ●首や皺など凸凹のある部分は，特にていねいに手指で皮膚を伸ばしながらそる
4）ひげそりの後，清拭タオルで顔を拭く 5）ひげそりの後，皮膚が乾燥しているようであれば，ローションや乳液などを塗布して皮膚を保護する	
3　ひげそり後のケアを行う 　高齢者の状態を確認し，希望の体位に整える	
4　使用した物品を片づける	●電気かみそりの網歯の部分をはずして水洗いをする。本体にたまったひげは付属のブラシで除去しておく ●電気かみそりの洗浄方法は，使用説明書に従う

E 耳垢の除去

- 目　　的：（1）外耳道にたまった耳垢を除去し清潔を保つ
- 　　　　　（2）定期的に耳垢を除去することによって，聞こえを良くする
- 適　　応：自力で耳垢の除去ができない高齢者
- 必要物品：綿棒，ペンライト，清拭用タオル，（必要に応じて）耳垢水（炭酸水素ナトリウム（重層）：グリセリン：滅菌精製水を1：5：10の割合で混合したもの）

方法	留意点と根拠
1　耳垢除去の準備をする 　1）耳のケアをすることを説明し，承諾を得る 　2）必要物品の準備をする	●高齢者が嫌がる場合には無理強いしない ●耳垢の除去は，入浴後など，乾燥した耳垢が軟らかくなったときに行うとよい
2　耳垢の除去を行う 　1）耳の観察を行う 　　ペンライトを用いて，耳の中を観察する（図3-11） 図3-11　耳の観察	●部屋の照明を用いてもよい ●明らかに耳漏や炎症，鼓膜穿孔の既往がある場合には，耳の清潔ケアは行わない ●耳垢が大きな塊であったり，奥にある場合は，無理をせず，耳鼻科の受診を勧めて，除去してもらうようにする ●耳垢の乾燥が強い場合には，耳垢水を綿棒で塗布し，耳垢を軟らかくしておく

方　法	留意点と根拠
2）耳垢の除去をする （1）外耳道の耳垢を綿棒で除去する ・高齢者の頭部を安定させ，片方の手で耳介を把持し，綿棒を用いて耳孔にたまった耳垢を，耳の奥から手前に向けてぬぐうようにして優しく拭き取る （2）耳介の耳垢を綿棒で除去する（図3-12） 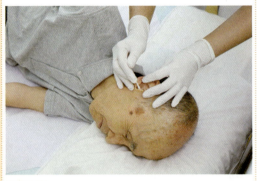 図3-12　耳垢の除去 （3）耳介，耳朶，耳の後ろを，清拭用タオルで拭く	●綿棒を挿入しているときに頭部を動かすと，鼓膜や粘膜を傷つける危険性があるので，事前に説明をし，動かさないように協力を得る ●綿棒は，肉眼で見える範囲（1cm程度）までしか耳穴に入れないようにする ●耳介のひだの間は耳垢がたまりやすいため，綿棒で優しく取り除く
3　後片づけをする （1）高齢者の状態を確認し，希望の体位に整える （2）使用した物品を片づける	

F　更衣の介助

- 目　的：（1）高齢者の特性，季節や環境に応じて適切な衣類を選択し，快適に過ごせるようにする
  （2）清潔な衣類に更衣することで汚染を除去し，高齢者の皮膚の清潔を保ち，生理機能を維持する
  （3）高齢者の好みに応じた衣類を選択し，清潔で身だしなみの整った衣類への更衣により生活にメリハリをつけるとともに，高齢者の社会性や尊厳を保つ
- 適　応：身体状況，認知機能の状態により，衣類の選択や更衣が自力でできないか，または一部介助が必要な高齢者

方　法	留意点と根拠
1　更衣の準備をする 1）高齢者に更衣することを伝えて承諾を得る 2）更衣する衣類を一緒に選択する：高齢者が自分で選択できない場合には，状況に応じて看護師が衣類を選択する	●高齢者が更衣を拒否する場合には，その理由について考え，時間を変更する，環境を整える（寒い場合など），家族に説明する（洗濯物が増えるのを気にしている場合など）など，理由に応じた対応をする

方　法	留意点と根拠
2　更衣を行う 　1）環境を整える 　（1）更衣に際して寒くないように室温を調節する 　（2）不要な物品は片づけて，更衣しやすいようにする 　（3）カーテンや仕切りを利用してプライバシーを保護する 　2）パジャマの上着を着替える 　（1）安定した体位をとるようにし，衣類の着脱時は身体を支える 　（2）袖を抜くときは，襟元を十分に開き，手関節あるいは前腕を支えながら，肘から抜くようにする 　（3）プルオーバー式のパジャマの場合には，上着を首元までたくし上げて，片方ずつ袖を抜いてから，最後に頭部を抜く 　（4）新しい衣類は裾からたくし上げて持ち，袖を通してから頭部を通す 　（5）衣類のねじれやしわがないよう着衣を整える 　3）パジャマのズボンを着替える 　（1）パジャマのズボンを膝関節まで下げ，片足ずつ脱いでもらう 　（2）新しいズボンの裾をたくしあげて，片足ずつ入れて，膝まではいてもらう 　（3）膝を立てた状態で，ズボンを大腿部まで上げ，声をかけて腰を上げてもらい，ズボンを腰まではいてもらう	● 高齢者の身体機能，動作能力，更衣能力に応じて，全介助，部分介助，見守りを行う（➡❶） ❶ できるところはできるだけ自分でしてもらい，できない部分を介助するようにする ● ベッド上座位または端座位ができない場合には仰臥位で行う ● 片麻痺がある場合には，非麻痺側から脱ぐようにし，次に頭部を抜いて，最後に麻痺側を脱ぐようにする（➡❷） ❷ 麻痺側の上肢は可動域が狭く，肩関節の脱臼の危険性もある ● 片麻痺がある場合には，麻痺側から着る ● 首周り，腕周り，ひもやゴムがきつくないか確認する ● 介助の場合，ズボンの更衣時はバランスを崩しやすいので，ベッドサイドレールを持ってもらうなどして安定した体位で行えるようにする ● 殿部に衣類のしわが残っている場合には，やや側臥位になってもらい，しわを伸ばす
3　後片づけをする 　脱いだ衣類は，落屑が飛び散らないように，まとめて洗濯物入れに入れる	● 洗濯物については高齢者と一緒に確認する

文献

1) 道場信孝：臨床老年医学入門—すべてのヘルスケア・プロフェッショナルのために，第2版，医学書院，2013，p.255-257.
2) 日本老年医学会編，老年医学テキスト 改訂第3版，メジカルビュー，2008，p.568-570.
3) 安部正敏：年齢と共に考えるスキンケア，内藤亜由美・安部正敏編，病態・処置別スキントラブルケアガイド，学習研究社，2008，p.14-15.
4) 新井香奈子：ドライスキンケアのエビデンス，深井喜代子監，実践へのフィードバックで活かす ケア技術のエビデンス，へるす出版，2006，p.104-112.
5) Hayasaka S, Shibata Y, Noda T, et al：Incidence of symptoms and accidents during baths and showers among the Japanese General Public, Journal of Epidemiology, 21（4）：305-308, 2011.
6) 高橋龍太郎：入浴―高齢者の入浴時の注意，JIM, 23（10）：832-834, 2013.
7) 野本茂樹・高橋龍太郎：臨床に役立つQ＆A　高齢者住宅の温度管理をどうしたらよいでしょうか，Geriatric Medicine, 52（1）：79-83, 2014.
8) 高橋龍太郎：高齢者の入浴事故，公衆衛生，75（8）：595-599, 2011.
9) 早坂信哉・中村好一・梶井英治：高齢者入浴サービスに関連する事故の発生頻度，日本公衆衛生雑誌，49（10）：1070-1075, 2002.
10) 立花直樹：社会福祉施設における特殊浴槽使用時の現状と課題，関西福祉科学大学紀要，13：49-64, 2010.
11) 大田仁史・三好春樹編著：完全図解 新しい介護 全面改訂版，講談社，2014, p.176-207.
12) 岡田淳子：清潔ケアのエビデンス―入浴・清拭，臨牀看護，28（13）：65-76, 2002.
13) 川本龍一：寝たきり患者の温浴による血圧，動脈血酸素飽和度への影響―5分間39～40℃の温浴による効果，Japanese Journal of Primary Care, 23（2）：142-145, 2000.
14) 樟木昌子：高齢者が安全に入浴するための条件―血行動態を中心に高齢者の入浴判断を考える，臨床老年看護，13（2）：13-19, 2006.
15) 高木修監：被服と化粧の社会心理学，北大路書房，1996, p.28-46.
16) 木村紗夜香・山田知子・町田綾子・他：高齢者の耳掃除と高齢者総合的機能評価（Comprehensive Geriatric Assessment：CGA）との関係，日本老年医学会雑誌，50（2）：264-265, 2013.

4 からだを動かす

学習目標
- 高齢者にとって"からだを動かす"ことの意義について理解する。
- 加齢による運動機能の低下について理解する。
- 廃用症候群の予防およびからだを動かす看護技術を習得する。

1 高齢者の"からだを動かす"ことの意義と看護援助の目標

　人は高齢になるにしたがい，自身の身体機能や健康に関心が向き，できる限り長く生き生きと活動ができることを願い生活するものである（生活全体の身体活動や精神的活動については本章6，p.161参照）。生活範囲の狭小化や活動量の減少などは日常生活の変化に伴って運動不足による疾病や廃用症候群のような障害を招くことになる。

　高齢者にとって活動の低下は身体機能の維持に大きな障害になるだけでなく，生命維持に危機的な状況をもたらすことにもつながる。また，高齢者の活動の低下は身体的な問題からだけでなく精神・心理的な影響や社会的な影響を大きく受けるため，活動の低下を引き起こす身体的要因，精神・心理的要因，社会的要因について十分アセスメントすることが必要となる。

　看護援助の目標は，高齢者の体力低下の防止を図り，身体活動に必要な体力を維持すること，そして，運動不足や活動量の減少によって生じる疾病や障害をできる限り防止し，健康の維持を図ることにある。

2 運動機能の加齢的変化

　運動機能の加齢的変化は図4-1に示したとおりである。これらの影響により，高齢者は立位姿勢の際に前屈姿勢，円背，股関節屈曲，膝関節屈曲の姿勢になりやすく，身長が縮んだ状態になる。起立，歩行，立位保持などの日常生活動作の基本となる運動機能が低下した場合は，高齢者の日常生活を円滑にするための援助が必要となる。

　高齢者が運動機能の低下をきたす原因は，表4-1に示すものがある。運動器の障害のために移動能力の低下をきたして，要介護になる危険の高い状態をロコモティブシンドローム（locomotive syndrome）というが，これらの重症者の多くは運動器不安定症（高齢化により，バランス能力および移動歩行能力の低下が生じ，閉じこもり，転倒リスクが高まった状態）をもっている。

　様々な要因による運動量の低下は，さらなる筋力低下や関節可動域の低下につながるこ

骨量低下	・骨量は男女ともに20～45歳までに最大となり，加齢とともに男性では緩徐に低下，女性では閉経後に急激に低下する ・女性ではエストロゲンの欠乏が大きく関与しており，閉経直後はエストロゲンの急激な低下により骨吸収が亢進し，骨からのカルシウム放出量が増加する ・男性においては，アンドロゲンが重要な役割を果たしている ・骨粗鬆症は骨量低下が生理的な範囲を超えて骨の脆弱性が亢進した状態である	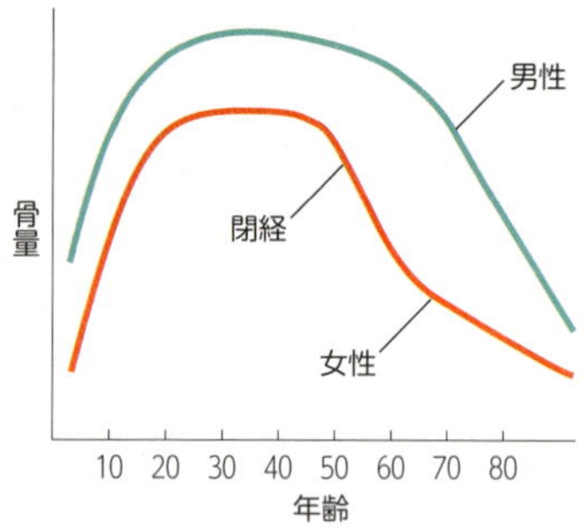
脊椎の変形	・椎間板の変性・ヘルニア，骨棘形成，骨硬化，椎間関節軟骨の摩耗などをきたし，脊椎狭窄が起こる	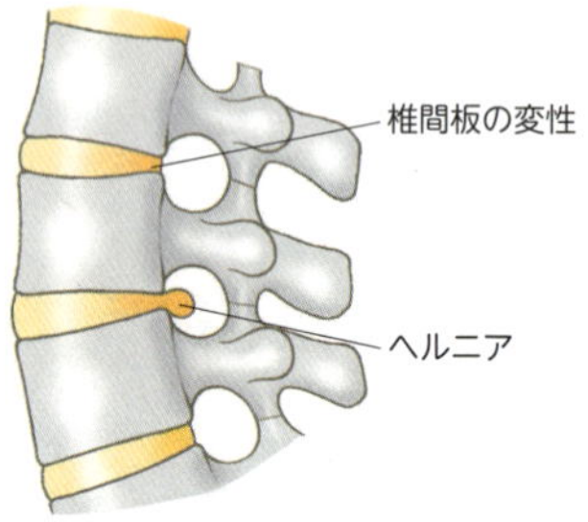
関節変形	・関節面にかかる荷重により軟骨の摩耗や変性をきたし，滑膜の増生や骨棘が生じる ・変形性膝関節症の頻度が最も高く，O脚変形をきたしやすい ・以上のことから，可動域制限，疼痛，腫脹などを生じる	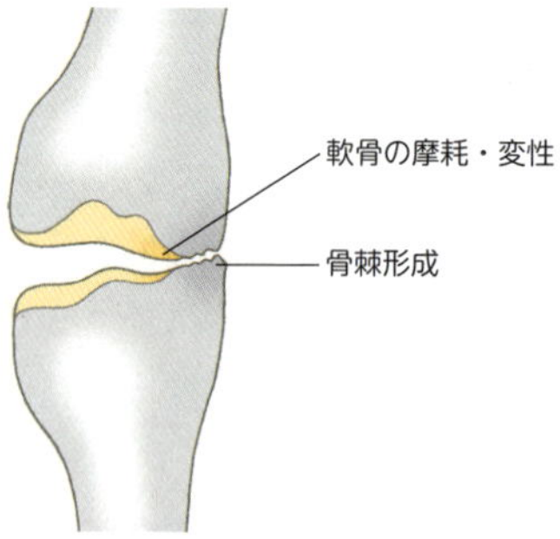

図4-1 運動機能の加齢的変化

表4-1 高齢者が運動機能の低下をきたす原因

筋量減少 筋力低下	・心肺機能の低下 ・疼痛による運動量の低下 ・機能障害による運動量域の抑制 ・疾病・外傷による長期臥床など
骨量減少	・骨粗鬆症 ・骨の脆弱性による骨折
神経障害	・脳血管障害 ・前庭神経障害 ・視覚障害など

とになり，関節の運動が減少することでリンパの流れも抑制され，浮腫の原因にもなる。したがって，できる限り運動量を保ち，転倒を予防していくことが大切である。

高齢者に多い疾患として，変形性関節症，変形性脊椎症，骨粗鬆症などがある。変形による関節の疼痛や骨折後の後遺症により，介護が必要になることも多い。

3 廃用症候群

1）廃用症候群とは

廃用症候群とは，活動性が低下した状態によって生じる二次的な身体臓器あるいは精神活動の機能低下をいう。

2）廃用症候群の主な症状

高齢者は，全身的生理機能の低下（筋力低下，骨量減少，食事摂取量低下，尿失禁など）が背景にあるため，何らかの罹患により入院などで安静状態におかれた場合，容易に廃用症候群をきたしやすい。廃用症候群の具体的誘因を**表4-2**に，主な症状を**表4-3**に示す。

療養臥床が長期に及ぶと，高齢者は闘病意欲が薄れ非活動性となり，関節可動域は狭小化し，軟部組織のコラーゲンが変化して関節拘縮の原因となる。同時に，筋肉の収縮活動の低下，筋萎縮を招き，筋肉量が減少することで筋力低下が明瞭となる。関節を無理に動かそうとすると，疼痛を伴うことでさらに非活動性は増強するという悪循環に陥る。

非活動性の状態は，心肺機能を低下させ，肺炎などを起こしやすくする。また，食欲低下などによる食事摂取量の減少は，低栄養をもたらし，消化機能を減退させ，便秘の原因になる。さらに，骨量減少から骨粗鬆症をきたすことで，骨の脆弱化により転倒しやすくなり，容易に骨折したり，末梢毛細血管の血流量が減少することで，老化した皮膚に圧迫が加わり容易に褥瘡を引き起こす。

表4-2 廃用症候群を引き起こす具体的誘因

- 骨折・脱臼などの局所固定に伴う治療優先の安静確保
- 損傷，炎症，疼痛による過剰保護の非活動
- 麻痺を伴う運動機能不全とリハビリテーションの連携不足
- 関節・脊椎の障害による起立・歩行不能
- 全身の老化に伴う生理機能の低下衰弱
- 筋肉量減少による筋力低下
- 脳卒中，パーキンソン病，関節リウマチ，認知症，うつ病などによる四肢運動機能不全

表4-3 廃用症候群の主な症状

局所症状	全身症状	精神・神経症状
関節拘縮	起立性低血圧	知的活動低下
筋力低下	心肺機能低下（心拍出量低下，肺活量低下）	うつ
骨粗鬆症	沈下性肺炎	認知機能低下
筋萎縮	消化機能低下（便秘，食思不振）	自律神経系の不安定性
尿路結石		姿勢・運動調節機能低下
静脈血栓症		

3）廃用症候群の予防

廃用症候群には，予防の視点が大切である．発症直後から設備と人員が確保されている医療施設でリハビリテーションを実施していくようにする．患者・家族には身体を動かすことの必要性や意味をわかりやすく説明し，まずは相互の信頼関係を形成していくことが重要である．

高齢者は，そのまま何もせず自然に任せていると気力を失いかねない．したがって，活動力が低下するのを防ぐ目的で，意識的に四肢を動かすように促す．特に，引きこもりがちな高齢者に対しては，散歩，デイサービスなどでのアクティビティケアなどの活用により，日常的に運動する習慣を取り入れ，可能なかぎり運動能力の現状維持を図る．

患者の筋力に応じ，関節可動域訓練として自動運動，抵抗運動，他動運動，自動介助運動などを行う．筋や軟部組織の伸張，筋力強化には，ストレッチや体操が有効である．

骨粗鬆症や変形性膝関節症による疼痛があることで活動性低下の原因になっている場合は，その治療を行う．

4 適切な運動ができるようにするための看護援助

適度な運動は，①筋肉量の増加，②骨の強化，③関節の柔軟性を高める，④心肺機能を高める，⑤基礎代謝を高める，⑥脂肪を燃焼させる，⑦ストレスを発散させるなどの効果がある．高齢者は，加齢によりバランス能力の低下が生じ，閉じこもりや転倒リスクが高まった状態にある．運動器不安定症がみられることから，それを予防するためにも，日ごろから自分の体力に合う運動を継続して行えることが重要である．

高齢者の健康維持の基本は，ADLの維持・充実を図ることである．何事も臆病がらずに，能動的に，可能な限り自分で四肢を動かして行動することを習慣づける．筋力維持に筋肉トレーニングは有効であり，ウォーキングは意識的に通常の歩行より少しだけ速度を上げ，歩幅を広げて歩くようにすることで，体力向上に効果がある．できるだけ若いときから継続して行うことが健康長寿につながる．

高齢者にとってのケアは，充足できなくなった日常生活への援助が基盤となるが，基本的欲求を充足するためのケアをとおして豊かな時間を過ごすことが重要となる．このことは，日常生活を活性化し，QOLの向上につながる．活動力の低下予防や運動機能の現状維持の目的のための援助方法として，運動習慣の指導や関節可動域訓練などがある．

1）適切な運動習慣を支援する看護技術

高齢者に対する運動内容は，有酸素運動，筋力トレーニング，バランストレーニング，ストレッチなどが中心に行われる．

- **有酸素運動**：1回につき，少なくとも10分以上続けること，週当たり150分の中強度有酸素運動を行うこと．
- **筋力トレーニング**：週2回以上，大筋群を使うトレーニングを行うこと．
- **転倒予防**：バランス能力向上ためのダイナミックフラミンゴ療法（閉眼片足起立訓練），大腿四頭筋を強化する膝伸ばし体操を実施する．

運動効果として，実施した運動内容と改善する運動機能の対応関係が認められるため，個々人の運動機能評価を実施し，前述した運動内容を複合させた効果的なプログラムを提供する。

高齢者に対して安全で効果的な運動を行うための注意点は以下のとおりである。
①運動開始時は負荷の小さな内容から開始し，少しずつ増量していく。
②動きなどが理解しやすい簡単な運動から開始する。
③運動時の転倒事故を予防するため，必要時，手すりの使用や見守りを行う。
④運動強度の誤認を予防するために，心拍数などに影響を与える薬剤の使用を確認する。
⑤高血圧，動脈硬化による血管障害を引き起こす可能性があるため，運動する際は血圧測定を行う。

運動を習慣化するためには，運動の必要性の認識と運動方法の理解を促し，運動に対するモチベーションを高める必要がある。さらに，運動場所や運動器具などの周辺環境の整備も重要である。そして，仲間づくりを促進させ，目的を共有できるグループを形成し，地域の身近な活動やラジオ体操の活用など，気軽に取り組めて継続していくことができるように支援することが大切である。

2）関節可動域訓練

関節可動域訓練とは，関節拘縮を予防し，可能な限り正常な関節可動域（ROM）を維持・確保するための運動療法をいう。

関節可動域訓練には，他動運動，自己他動運動，自動運動がある。
- **他動運動**：他者の力で動かす。
- **自己他動運動**：自分の力だけでは運動が行えないとき，自分の健側肢や他者の力によって動かす。
- **自動運動**：自分の力で動かす。

長期臥床患者，筋力低下や関節拘縮がある，もしくはその危険性がある患者，自分で十分に関節可動域を広げることができない患者に行う。運動時に痛みが生じる場合は，無理して行わず，医師，理学療法士，作業療法士などの専門職に相談し，指導を受けて行う。

3）可能な限り自力で，からだを動かすことができるように援助するための看護技術

高齢者は，疾患や加齢現象により立位，座位，臥位などの基本的な体位を自由に変えることができず，安楽な体位を保ちにくくなる。さらに，歩行ができなくなることで行動範囲が限られてくる。したがって，個々の身体機能に合わせた安楽な体位を保てるような援助を行うこと，また，できる限り残存機能を生かし，歩行補助具などの使用により歩行の援助を行うことで，生活活動範囲の維持・拡大を図っていく。これらの看護技術については，次項で述べる。

看護技術の実際

A 体位変換

- 目　　的：(1) 同一体位をとり続けることにより生じる苦痛を緩和させ，廃用症候群を予防する
　　　　　　(2) 重力に抗して身体を起こすことで，脳・内臓・血液循環などを活性化させる
- 適　　応：円背があり，自力での体位変換が困難な高齢者
- 使用物品：枕，クッションを2〜3個

	方　法	留意点と根拠
1	**身体状況をアセスメントする（➡❶）** 全身状態の把握：意識レベル，バイタルサイン，同一体位による苦痛の有無，体動による疼痛の有無，褥瘡の危険因子の有無，気分など	❶体位変換により循環動態や呼吸の変化，疼痛が伴うことがあるため
2	**患者に説明する** 体位変換について説明し，承諾を得る	●高齢者の意識状態や認知のレベル，視力や聴力に合わせて声かけや説明を行う
3	**必要物品を用意し，環境を整える**	●ベッドの高さは看護師の腰の高さに調整し，腰部の負担を軽減できるよう工夫する ●ストッパーのロックを確認する ●作業スペースを確保する
4	**体位変換の実施** 1）枕を手前に引き，高齢者の頭を左側（側臥位にする側）に向ける（➡❷） 2）高齢者の右腕が上になるように両上肢を重ね，胸の上で深く組む（➡❸❹） 3）高齢者の膝はできるだけ垂直になるように高く立てる（➡❺） 4）左腕全体を使って高齢者の腸骨〜膝を包み込むようにして支える 5）高齢者の左肩に右手を添えて，軽く支える 6）左手で左膝〜殿部をゆっくりと手前に倒し，上体の回転する動きに沿って，右肩を手前に倒し，左側臥位にする 7）顔の向き，枕の位置，上肢の位置，両肩の位置，腰や膝の角度などを整える（➡❻）	❷前もって変換する方向に顔を向けることで，頭の位置に対して体幹を合わせようとする反射を活用できる ❸身体が小さくまとまることで，身体を回転しやすくする ❹側臥位になったときに上肢を上にして深く組むことで，肩関節や肘関節が体幹部にしっかり固定され，回転時の脱臼が予防できる ❺トルク（物体を回転させる力）の原理を使い，小さな力で回転を可能にさせる ●膝関節に可動域の制限があり膝が立てられない場合は，右膝窩に手を添えて，手前の足の上にくるように交叉させる ●円背などで仰臥位がとりにくい場合は，骨突出部の圧迫をできるだけ軽減させながら回転させる ●関節の無理な屈曲や伸展は，拘縮や変形している部分に疼痛が起こるだけでなく，骨折や関節破壊が起きるため十分注意する ●高齢者の場合，体位変換によって循環動態や呼吸状態に急激な変化をきたしやすいため，本人の訴えなどの主観的な情報や，血圧や脈拍，血中酸素飽和度などの客観的な指標も参考にする ●体位が安定するように，円背など骨突出部分が圧迫されないよう配慮して枕やクッションを用いる（図4-2）（➡❼）

方法	留意点と根拠
	● 寝衣のよじれやシーツのしわなどがあれば，取り除く ● 身体の位置が安全な状態にあるかを観察するとともに，患者にとって安楽な体位であるかどうかを表情や言動から確認する 　❻ 肩や腰，上肢や下肢の位置調整をすることで，ベッドにからだが触れている面積が大きくなり体圧が分散され，基底面が広くなり安定する 　❼ 円背など骨突出部分が圧迫されることにより，その部位が阻血状態になり，褥瘡が発生する可能性が高まる 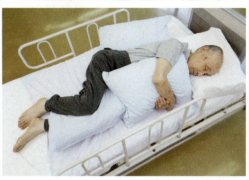 図4-2　側臥位の体位調整
8）体位変換後のベッド周囲の環境を整える	● ベッド柵は上がっているか，ナースコールやティッシュペーパーなど患者がよく使用するものが手の届く位置にあるかを確認する

B 歩行介助（歩行補助具を使用した場合）

- ● 目　　的：(1) 適切な歩行補助具（杖，歩行器など）を使用することにより安全な歩行ができる
　　　　　　(2) 歩行補助具の使用により歩行能力を維持・再獲得することで活動範囲が広がる
- ● 適　　応：股関節や膝関節の可動域制限や筋力低下などのために歩行が不安定な高齢者
- ● 使用物品：歩行補助具（杖，歩行器）

方法	留意点と根拠
1　高齢者に説明する 　高齢者に歩行する意思があるかを確認し，歩行の方法を具体的に説明し，承諾を得る	● そのときの体調や気分も考慮し，強制や無理をしない
2　環境調整を行う 　転倒予防のための環境調整を具体的に行う	● 床がぬれていないか，障害物の有無，照度，服装，履物が歩行の妨げにならないかを確認する
3　歩行介助のためのアセスメントをする 　1）高齢者の状態：バイタルサイン，安静度，理解力や注意力，骨・関節疾患の有無，関節などの炎症の有無，視力，聴力，服装（履物を含む），疲労度 　2）高齢者の歩行能力：立位保持や立位バランスの状況，体重移動の状況，握力や下肢の筋力の程度，関節可動域の制限の有無	● 認知能力や理解力の低下，姿勢の変化や握力の低下など障害の種類と程度によって，使用できない歩行補助具もあるため，適切な歩行補助具の選択と介助方法を検討する

方　法	留意点と根拠
3）歩行する場所の環境：床の状態，障害物の有無，広さ，照度	●床がぬれていないか，障害物がないかどうか，歩行する場所の広さや明るさを確認する
4　歩行補助具の選択 高齢者の歩行能力をアセスメントし，どの歩行補助具を用いるかを医師や理学療法士・作業療法士に相談して決定する	●歩行補助具の種類，適応を把握する（図4-3）

	T字型杖	四脚杖	ロフストランドクラッチ	オルソクラッチ	松葉杖
種類	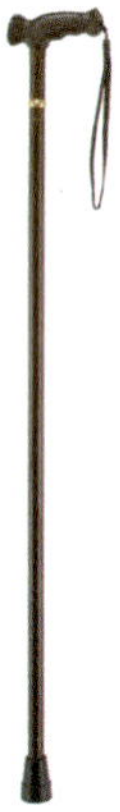 写真提供：クリスタル産業株式会社	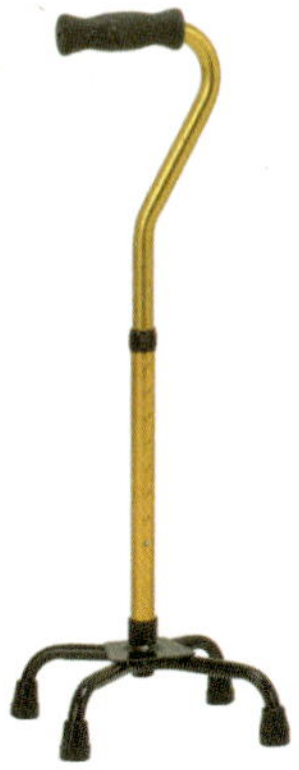 写真提供：クリスタル産業株式会社	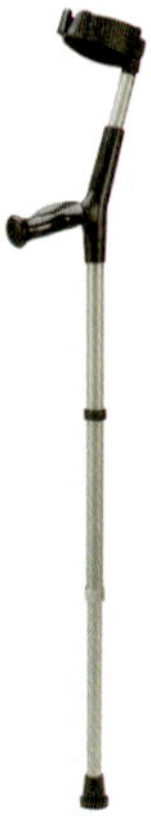 写真提供：ノイエス株式会社	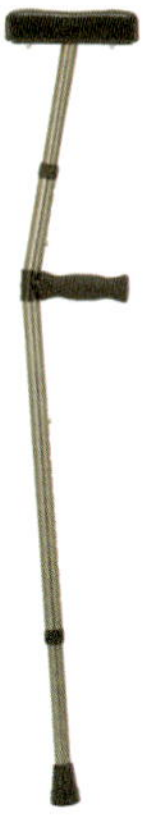 写真提供：クリスタル産業株式会社	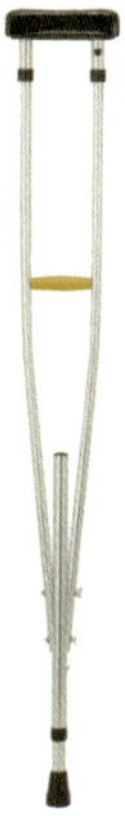 写真提供：クリスタル産業株式会社
適応	最も多用され，軽い歩行障害などに適応があり，屋内外をはじめ幅広い環境で使用可能	脚の数が3本または4本に分かれた杖で，T字杖より支持基底面が広い。T字杖では歩行が不安定であり，杖により体重をかける必要がある場合に用いる	前腕でからだを支えることができる。上肢の筋力が弱く手首の力だけで身体を支えるのが不安定な場合に用いる	肘関節，前腕部で体重を受け，手関節や手指の疼痛，変形や握力が低下している者に適している	下肢の疾患をもつ患者の移動に適しているが，上腕の筋力を必要とするため，高齢者には向いていない

図4-3 歩行補助具の種類と適応

方　法	留意点と根拠
5　歩行介助を行う 1）杖歩行の場合：足先から15cm，足の外側15cmを目安に杖先をおいたときに，肘関節が30度に屈曲する長さに調節する。看護師は高齢者のからだに触れるか触れないかの距離で，杖を持たない側の後方に立つ 2）歩行器（キャスター付き）の場合：肘関節をやや屈曲位にし，体幹側方やや前方で両方の握り部分をつかむようにする	●杖の高さ：図4-4 ●杖での歩行法：3動作歩行（図4-5a），2動作歩行（図4-5b） ●背筋を可能な範囲でまっすぐ伸ばすようにして前方に移動する ●円背や膝関節の変形がある場合，姿勢とともに疼痛の有無を確認し，無理をしないようにする

方法	留意点と根拠

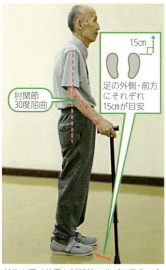
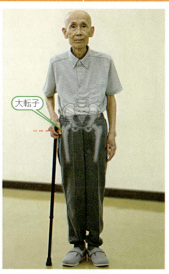

杖先を置く位置と肘関節の曲がり具合で合わせる方法
　足先15cm，足の外側15cmを目安に杖先を置いたときに，肘関節が30度屈曲する高さに合わせる

大転子の高さで合わせる方法
　立位をとっているときの大転子の高さに合わせる

図4-4 杖の高さ

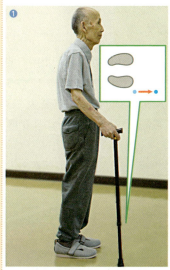 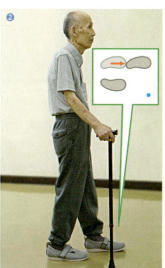 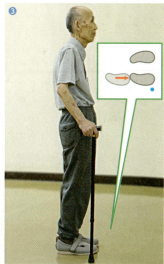

❶ 杖を歩幅分出す　　❷ 杖を持っていない側の下肢を出す　　❸ 杖を持っている側の下肢を出す

a　**3動作歩行**　体重が常に2点で支えられるため安定するが，歩行スピードは遅くなる

図4-5 杖での歩行法

Ⅲ-4 からだを動かす

方　法	留意点と根拠

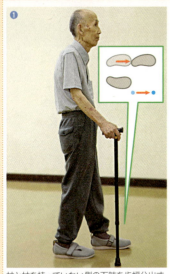 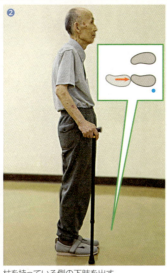

杖と杖を持っていない側の下肢を歩幅分出す　　杖を持っている側の下肢を出す

　b　**2動作歩行**　最初の動作で，杖を持っている側の足のみで体重を支えなくてはならない。そのため，3動作歩行よりもバランスを要する。速く歩くことができる

図4-5　杖での歩行法（つづき）

C 車椅子への移乗（部分介助の場合）

- 目　　的：(1) 様々な機能障害により移動が困難な高齢者を，車椅子を用いて目的の場所へ安全・安楽に移動する
  　　　　　(2) 移動能力を補い援助することで高齢者の日常生活の行動範囲の維持・拡大を図る
  　　　　　(3) 座位や立位をとることで，高齢者の筋力や循環機能，精神活動などの残存機能の維持を図る
- 適　　応：座位は保持できるが，下肢筋力の低下，下肢関節の拘縮，循環機能に問題がある，車椅子への移乗に際し見守りが必要な高齢者
- 使用物品：車椅子，靴

	方　法	留意点と根拠
1	**車椅子移乗のためのアセスメントをする** 移乗前に高齢者のバイタルサインを測定し，一般状態を観察する。また，高齢者の身体機能などの確認を行う	● 顔色や気分不快の有無，座位や立位時にめまいやふらつきがないかを観察する（➡❶） ● 患者の上・下肢筋力，姿勢保持能力などをアセスメントし，車椅子移乗が可能か，どの程度介助が必要かを確認する（➡❷） ❶特に長期臥床状態にある場合は，座位や立位姿勢になることで起立性低血圧を引き起こしやすいため ❷高齢者が残存能力を発揮し，安全な移乗を行うために，高齢者の身体状況を把握する必要がある
2	**高齢者に車椅子に移乗することを伝え，承諾を得る**	● 移乗動作について説明し，高齢者が不安なく援助を受けられるようにする

方　法	留意点と根拠
3　環境を整える	●高齢者が車椅子に移乗できる十分なスペースを確保する ●高齢者が端座位になったとき，履物を履いた状態で床に足がつくように，あらかじめベッドの高さを調節しておく（図4-6 a）
4　車椅子の準備をする	●車椅子はベッドに対して20〜30度の角度になるように斜めに置き，必ず，両側のブレーキを掛けて固定する（➡❸） ●フットレストを上げ，車椅子に移乗しやすくする（➡❹） ●片麻痺のある高齢者の場合は，車椅子は健側に置く ❸車椅子をベッドに対して斜めに置くことで，高齢者はスムーズに車椅子に移乗することができる。また，車椅子を固定し，転倒・転落を防ぐ ❹足の引っかかりによる外傷や転倒を避けるため
5　端座位から立位になるのを介助する 　1）高齢者を端座位にし，靴を履いてもらう 　2）高齢者にベッド柵もしくは車椅子のアームレストをつかむように促す（図4-6 b） 　3）高齢者が上体を前方にかがめ，ベッド柵などをつかみながら，ゆっくりと立ち上がるのを支える（図4-6 c）	●高齢者の膝関節に可動域制限があった場合は，無理なく可能な限り90度近く屈曲した状態で端座位の姿勢になっているかを確認する（➡❺） ❺人は立ち上がるとき，膝が屈曲していなければ，立ち上がることができない ●端座位のとき，浅く腰かけるようにする（➡❻） ❻体重の移動を容易にするため ●車椅子のアームレストをつかむ場合は，ベッドから遠いアームレストをつかむようにする（➡❼） ❼ベッドから遠い車椅子のアームレストをつかむことで，手を置き換えずに済む ●小柄な高齢者の場合は，アームレストまで手が届かないことがあるため，手が届く近くの位置のベッド柵などをつかむようにする ●看護師は，高齢者のそばに立ち，高齢者が立ち上がる際，高齢者の膝関節や足関節の可動域制限や疼痛に注意し，筋力低下の影響による立位能力に応じて，殿部・腰部を保持し立ち上がりを支える（➡❽） ❽からだのなかでも重い殿部・腰部を支えることで，立ち上がりやすくなる ●立ち上がる際，ふらつきやめまいに注意し，転倒が起こらないようにする ●立ち上がる際は合図をする
6　車椅子へ座るのを介助する 　1）高齢者が立位から車椅子のほうへ体を回転するのを介助する（図4-6 d） 　2）車椅子にゆっくり座るように促す（図4-6 e，f）	●高齢者がベッド柵や手前のアームレストをつかんでいる場合は，手をベッドから遠くのアームレストに置き換えてから，回転するように促す ●具体的に左右どちらの手で，どこを握るか示しながら行うことで，高齢者が理解しやすいようにする ●看護師は高齢者の筋力に応じて，回転する際も殿部・腰部を支え，転倒を防ぐ（➡❾） ❾高齢者は骨粗鬆症により骨が脆弱化していることが多い。したがって，ゆっくりと座るように促し，殿部に衝撃が加わることを避け，骨折などを防ぐ

方　法	留意点と根拠
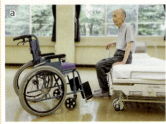 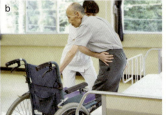 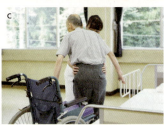 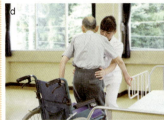 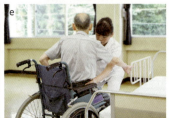 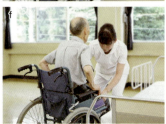	

図4-6　ベッドから車椅子への移乗

7	姿勢を整える	
	1）看護師は高齢者の背後に回り，高齢者に腕を組んでもらう	●車椅子に浅く腰かけていないか，からだが車椅子からずり下がっていないかを確認し，ずり下がっていれば，姿勢を整える ●高齢者が自力で殿部を動かして座り直すように促す
	2）看護師は高齢者の両脇下から手を入れ，肘の近くをつかむ	●高齢者は，筋力低下や関節の変形や骨粗鬆症があるため，肘をつかむときは，強く握らないように注意する
	3）看護師は高齢者と共に前傾姿勢をとる（➡⑩）	⑩前傾姿勢をとることで，重心が前方に移動し，骨盤の一部が浮き，少ない力で動かすことができる
	4）看護師は高齢者を手前に引き寄せる	
	5）フットレストを下ろし，両足を乗せ，移動の準備を整える	●前方や後方などにからだが傾くような場合は，傾くほうにクッションを挟み，からだを支える ●着衣を整え，必要時膝かけなどを使用し，保温に努める

文　献

1）奥野茂代・大西和子編：老年看護学―概念と看護の実践，第5版，ヌーヴェルヒロカワ，2013.
2）亀井智子編：根拠と事故防止からみた老年看護技術，医学書院，2012.
3）神崎恒一：高齢者総合機能評価，運動機能評価，臨牀看護，32（4）：590-597，2006.
4）葛谷雅文・雨海照祥編：フレイル―超高齢化社会における最重要課題と予防戦略，医歯薬出版，2014.
5）真田弘美・正木治恵編：老年看護学技術　最後までその人らしく生きることを支援する〈看護学テキストNiCE〉，南江堂，2011.
6）水谷信子・水野敏子・高山茂子・他編：最新老年看護学，改訂版，日本看護協会出版会，2011.
7）富重佐智子編：健康の回復と看護　運動機能障害〈ナーシング・グラフィカ〉，メディカ出版，2006.
8）日野原重明監，道場信孝著：臨床老年医学入門―すべてのヘルスケア・プロフェッショナルのために，医学書院，2005.
9）堀内ふき編：高齢者の健康と障害，〈ナーシング・グラフィカ〉，メディカ出版，2011.
10）水戸美津子編：高齢者〈新看護観察のキーポイントシリーズ〉，中央法規出版，2011.

5 睡眠・休息する

学習目標
- 高齢者の睡眠・休息の特徴を理解する。
- 高齢者の睡眠・休息のアセスメント方法を理解する。
- 高齢者の特徴を踏まえ，適切な睡眠・休息がとれるよう援助するための看護技術を習得する。

1 高齢者の睡眠・休息の特徴と看護援助の目標

1）睡眠・覚醒パターンの変化

一晩の睡眠経過のパターンは，図5-1のように加齢に伴い変化する。成人に比べ高齢者では，就床してから入眠するまでの時間が長く，第1段階が増加するため，寝つきが悪くなる。また，浅い睡眠の第2段階が増加し，深い睡眠である第3〜4段階やレム睡眠が減少するため，眠りは浅くなる。さらに，中途覚醒の頻度や時間が増加し，熟睡感が得にくく，昼寝や居眠りが多くなり，多相性睡眠になるなどの特徴がある。

2）サーカディアンリズムの変化

サーカディアンリズムは，図5-2のように光（太陽光，照明など），社会的因子（仕事，学校，遊びなど），食事，身体的運動，環境（温湿度，騒音）などの同調因子により，睡眠・覚醒のほか，体温，血圧，脈拍，各種ホルモンの分泌，糖・脂質代謝，尿量などの生理現象を調整している。サーカディアンリズムの中枢である視交叉上核の細胞数が加齢に伴い減少することや，日中の受光量の低下による夜間のメラトニン分泌低下，深部体温リズムの振幅低下により，浅い眠りや中途覚醒が生じる。

3）睡眠障害

生理学的な睡眠・覚醒パターンの変化に加え，疾患や薬剤の影響から睡眠障害が現れることもある。高齢者では複数の慢性疾患をもつ者が増加し，それらに伴う疼痛，瘙痒感，咳嗽，呼吸困難，夜間頻尿などの症状から二次的に睡眠障害をきたしやすい（表5-1）。また，加齢に伴い薬物の代謝・排泄機能が低下しているため，慢性疾患の治療に用いられる薬剤の副作用が原因で睡眠障害が生じることもある（表5-2）。

4）生活リズム障害

サーカディアンリズムを基盤として，睡眠・覚醒，食事・排泄，活動・休息などの生活

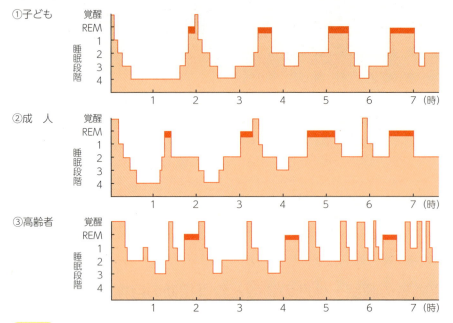

図5-1 加齢による睡眠段階の変化
大川匡子（太田龍朗・他編）：睡眠障害〈臨床精神医学講座13〉，中山書店，1999, p.40. より引用

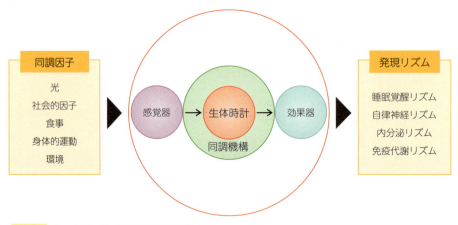

図5-2 サーカディアンリズムの調節機構
大内尉義監：認知症・うつ・睡眠障害の診療の実際〈日常診療に活かす老年病ガイドブック4〉，メジカルビュー社，2005, p.217. より引用

要素が互いに影響し合い，一定の周期で短期的，長期的に繰り返す状態を生活リズムという。加齢や疾病に伴う著しい身体機能の低下や廃用のある高齢者，認知症の進行などで，生活リズムの規則性が崩れ，生活リズム障害を起こしやすい。また，老年期には，定年退職，配偶者の死といったライフイベントによる喪失体験，役割変化をきっかけに活動意欲が低下したり，外出や社会交流が少なくなり，単調な生活から，やがて生活リズム障害に陥ることもある。

表5-1 高齢者に多い睡眠障害をもたらす疾患

疾　患	睡眠障害の特徴
気管支喘息	夜間の発作（咳嗽，呼吸困難）による入眠困難，中途覚醒
慢性閉塞性肺疾患	レム睡眠時の低酸素血症，呼吸困難などによる中途覚醒，浅睡眠，日中の眠気
逆流性食道炎	胃内容物の逆流による中途覚醒
胃潰瘍，十二指腸潰瘍	レム睡眠時の胃液分泌増加に伴う胃痛や不快感による中途覚醒
糖尿病	夜間多尿，糖尿病性神経障害の疼痛などによる中途覚醒
高血圧	睡眠時無呼吸症候群（SAS）の合併が多い，入眠障害，中途覚醒，睡眠障害により高血圧が悪化
虚血性心疾患	深夜から早朝の発作による中途覚醒
うっ血性心不全	呼吸困難，起座呼吸による入眠困難，中途覚醒
関節炎	慢性疼痛などによる不眠
脳血管障害	脳幹部の障害で深睡眠，レム睡眠の減少による不眠，レム睡眠行動障害，延髄の障害で中枢性SASが多い，皮質下脳梗塞で日中の眠気が強い
パーキンソン病	筋固縮，不随意運動，抗パーキンソン病薬などによる中途覚醒，日中の過剰な眠気
認知症	アルツハイマー型認知症の進行に相関したレム睡眠の減少による入眠困難，中途覚醒，レビー小体型認知症にレム睡眠行動障害が多い
うつ病	高齢者のうつ病の前兆症状として不眠，食欲低下，めまいなどの身体症状の訴えが多い
せん妄	せん妄症状に先行して不眠になる場合が多い
睡眠時無呼吸症候群（SAS）	睡眠中の無呼吸や低呼吸による中途覚醒，浅睡眠，日中の居眠り，高血圧，高脂血症，糖尿病などの生活習慣病に多い
周期性四肢運動障害（PLMD）	足関節や足趾の背屈運動を主とする不随意運動の周期的出現による中途覚醒
むずむず脚症候群（RLS）	下肢の異常感覚による入眠困難，中途覚醒，パーキンソン病や抗精神病薬服用者に多い，下肢の周期性不随意運動（PLMD）の合併が多い

上島国利監：睡眠障害・物質関連障害〈精神科臨床ニューアプローチ8〉，メジカルビュー社，2006, p.84-95. より作成

5）睡眠・休息の看護援助の目標

　これまで述べたように，高齢者の睡眠・休息は，心身機能の状態や昼間の活動状況と相互に関連している。高齢者の心身の健康を維持するために，その人の身体的・精神的機能や活動状況に応じた適切な睡眠と休息がとれるよう援助する。

2　適切な睡眠・休息がとれるよう援助するための看護技術

1）アセスメント

　睡眠・休息のアセスメントは，表5-3のように，睡眠パターン，昼間の活動状況，睡眠障害や生活リズム障害の徴候，睡眠障害や生活リズム障害に影響する要因（睡眠環境，身体的要因，心理的要因，生活習慣）について把握し，援助の必要性について検討する。睡

表5-2 睡眠障害を引き起こす薬剤

薬　剤			睡眠に及ぼす影響
降圧薬	β受容体遮断薬（脂溶性）	プロプラノロール，ラベタロール，オキシプレノロール	不眠，悪夢
	β受容体遮断薬（水溶性）	アテノロール，ソタロール	脂溶性剤に比較して低頻度
	α₂刺激薬	クロニジン，メチルドパ	中途覚醒，悪夢，日中の眠気
	カルシウム拮抗薬	ニフェジピン，ベラパミル	過覚醒
抗ヒスタミン薬	H₁受容体遮断薬（脂溶性）	ジフェンヒドラミン，トリプロリジン	睡眠，日中の眠気
	H₂受容体遮断薬	シメチジン	せん妄，ベンゾジアゼピン系睡眠薬との薬剤相互作用
ステロイド薬		プレドニゾロン	不眠，気分障害や精神病症状の合併
中枢神経刺激薬カフェイン		メチルフェニデート，ペモリン，塩酸エフェドリン，カフェイン	不眠を頻繁に引き起こす
抗パーキンソン病薬	ドパミン製剤	レボドパ	不眠，悪夢，睡眠発作，夜間ミオクローヌス，夜驚など（30％以上）
	MAO-B阻害薬	セレギリン	不眠
	ドパミンアゴニスト	ペルゴリド，ブロモクリプチンなど	不眠，過眠
	ドパミン放出促進薬	アマンタジン	不眠（40％）
	抗コリン薬	ビペリデン，トリキシフェニジル	せん妄
抗うつ薬	選択的セロトニン再取り込み阻害薬	フルボキサミン，パロキセチン	不眠，焦燥増悪
気管支拡張薬		テオフィリン	不眠
その他	インターフェロン		不眠，気分障害の合併

上島国利監：睡眠障害・物質関連障害〈精神科臨床ニューアプローチ8〉，メジカルビュー社，2006, p.88. より引用一部改変

眠パターンや昼間の活動状況は，高齢者と家族介護者などから日頃の状況を聞き取るほかに，睡眠日誌や生活リズム観察表（図5-3）を活用して，一定期間の睡眠や活動状況を把握するとよい。

2）援助の実施と主な看護技術
（1）睡眠環境の調整
　適切な睡眠がとれるよう，夜間の治療処置はできるだけ避けるとともに，睡眠環境調整ケアを実施する（➡看護技術の実際A，p.156に詳述）。
（2）身体的要因の緩和
　睡眠障害や生活リズム障害の原因が身体的要因に挙げた疾患と関連している場合は，そ

表5-3 睡眠・休息のアセスメント

アセスメントの視点		内容
睡眠パターン		・就寝時間，就床から入眠までの所要時間 ・中途覚醒の有無，再入眠時の寝つき ・起床時間，早朝覚醒の有無，熟睡感，目覚めの気分 ・昼寝の有無，総睡眠時間 ・睡眠中のいびき，無呼吸，不随意運動，体位，寝返りの頻度 ・睡眠に関する認識（どのくらいの睡眠時間，どのような睡眠がよいと考えているか，現在の睡眠に満足しているか）
昼間の活動状況		・日中の過ごし方（食事・排泄，更衣・入浴などの時間，回数，内容） ・運動・活動の時間と内容，疲労状態 ・休息時間，休息後の回復状況 ・人との交流，趣味や社会活動，季節の行事などへの参加状況
睡眠障害・ 生活リズム障害の徴候		・顔色不良，目の下のくま，結膜充血，眼瞼下垂・腫脹 ・倦怠感・脱力感・疲労感，頭痛，眩暈，肩こり，耳鳴り，食欲低下 ・呂律が回らない，あくび，居眠りが多い ・注意力・集中力の低下，意欲の低下，イライラ感 ・記憶力・学習能力・作業能力の低下
睡眠障害・生活リズム障害の要因	睡眠環境	・寝室の構造，同室者 ・騒音，照明，室温・湿度，換気，におい ・寝具や寝衣の材質，汚染・湿潤などの有無 ・夜間の治療処置（持続点滴やモニター類の装着，処置など）
	身体的要因 （疾患・症状・薬物）	・疾患（表5-1に挙げた疾患） ・症状（疼痛，瘙痒感，発熱，悪寒，冷感，咳嗽，呼吸困難，動悸，空腹感，腹部膨満感，頻尿，尿失禁，下痢など） ・薬物（表5-2に挙げた薬物）
	心理的要因	・不安，緊張，心配事，悩み，孤独感，不満の有無 ・ストレスの要因（喪失体験，役割変化，環境変化，健康障害，治療処置，人間関係など）と対処行動
	生活習慣	・飲酒量，期間，頻度 ・カフェイン（コーヒー，紅茶，緑茶など）の摂取量，時間 ・喫煙の有無，本数 ・入浴時間，湯の温度 ・睡眠薬の種類，用法，用量，使用期間・頻度とその効果

の疾患の治療がスムーズに受けられるよう援助する。

　疾患に伴う不快症状が睡眠を妨げている場合は，症状に応じた対処療法を行い，苦痛や不快を軽減する。また，身体症状は不安などの心理的ストレスと相互に関連していることも多いので，不安やストレスを軽減する援助も同時に行う。

　薬物の副作用が考えられる場合は，医師，薬剤師と相談し，睡眠障害を引き起こす薬剤の中止，減量，他の種類への変更などについて検討する。

（3）心理的要因の軽減

　心理的要因による睡眠障害では，高齢者が眠れないほどの不安，恐怖，不満といった気持ちを抱えていることに関心を寄せ，それを理解しようとする態度で接する。

　検査や治療についての不安や緊張がある場合は，高齢者が納得できるよう理解しやすい

第Ⅲ章 高齢者への生活行動援助のための看護技術

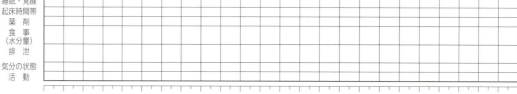

図5-3 生活リズム観察表

中島紀恵子・石垣和子監：高齢者の生活機能再獲得のためのケアプロトコール―連携と協働のために，日本看護協会出版会，2010，p.57．より引用

言葉で繰り返し説明する。医療者などへの不信感や不満がある場合には，高齢者の話をよく聞き，人間関係が円滑にいくよう調整する。入院中や施設入所中の高齢者では，話をするうちに気分が落ち着き，眠れる場合もある。

心理的ストレスによって不眠状態が続くと，眠れないことで不安，緊張，あせりが生じ，いっそう眠れなくなることがある。その場合は，就寝前にぬるめの湯にゆっくりと入浴してもらう，足浴やマッサージを実施する。また，意識的に筋緊張を和らげる技法を習得してもらうリラクセーションケアを実施するのも効果的である（➡看護技術の実際BCに詳述）。

（4）生活習慣の改善

睡眠を妨げる生活習慣や，睡眠に関する誤った認識がある場合は，生活習慣を整えるケアを実施する（➡看護技術の実際D，p.159に詳述）。

（5）昼間の活動と休息の調整

生活リズム障害が現れている場合は，適切な睡眠への援助に加え，サーカディアンリズムを整えるケアを実施する。また，高齢者の活動耐性に応じて，趣味，娯楽，体操などの昼間の活動を活性化し，人との交流機会がもてるよう援助する（➡看護技術の実際E，p.159に

詳述)。

(6) 睡眠薬の投与

　睡眠障害のある高齢者への援助は，要因を取り除き非薬物療法による睡眠を促す援助が第一である。しかし，不眠による心身への影響が大きく，日中の活動が妨げられる場合は，医師に相談し，睡眠薬の使用を検討する。一般に，高齢者の薬物代謝機能は加齢により低下しているので，睡眠薬使用時は副作用（表5-4）の出現や，他の薬剤との相互作用（表5-5）に注意し，睡眠薬投与時のケアを実施する（➡看護技術の実際F，p.160に詳述）。

表5-4　睡眠薬の副作用

副作用	症状
持ち越し効果	翌朝以降も作用が持続し，日中の眠気，ふらつき，脱力，頭痛，倦怠感などが出現する
記憶障害	服薬後から寝つくまでの出来事，睡眠中に起こされた際のこと，翌朝，覚醒してからのことなどの記憶がない アルコールとの併用時に起きやすい
早朝覚醒，日中不安	超短時間／短時間作用型睡眠薬で，早朝に作用が切れて早く目覚めたり，連用時に，日中に薬効が消失して不安が増強する
反跳性不眠，退薬症候	睡眠薬の連用でよく眠れるようになったときに，突然，服用を中止すると，以前よりもさらに強い不眠が出現する
筋弛緩作用	長時間作用型睡眠薬などで筋弛緩作用が強く現れ，ふらつきや転倒の原因になる
奇異反応	高用量投与時やアルコールとの併用時に，かえって不安・緊張が高まり，錯乱状態になる

内山真編：睡眠障害の対応と治療ガイドライン，第2版，じほう，2012, p.111-113. より作表

表5-5　ベンゾジアゼピン系睡眠薬と他の薬剤との相互作用

効果の減弱	消化管での吸収を抑制	制酸薬
	ベンゾジアゼピン系睡眠薬の代謝を促進して血中の濃度を低下させる	抗結核薬：リファンピシン（リファジン®） 抗てんかん薬：カルバマゼピン（テグレトール®），フェニトイン（アレビアチン®），フェノバルビタール（フェノバール®）
効果の増強	中枢神経系に抑制的に作用する	抗ヒスタミン薬 バルビツール酸系薬剤 三環系・四環系抗うつ薬 エタノール（アルコール）
	ベンゾジアゼピン系睡眠薬の代謝を阻害して血中濃度を上昇させる	抗真菌薬：フルコナゾール（ジフルカン®），イトラコナゾール（イトリゾール®）
		マクロライド系抗生物質：クラリスロマイシン（クラリシッド®），エリスロマイシン（エリスロマイシン錠トヤマ®），ジョサマイシン（ジョサマイシン®）
		カルシウム拮抗薬：ジルチアゼム（ヘルベッサー®），ニカルジピン（ペルジピン®），ベラパミル（ワソラン®）
		抗ウイルス薬：インジナビル（クリキシバン®），リトナビル（ノービア®）
		抗潰瘍薬：シメチジン（タガメット®）
		グレープフルーツジュース

内山真編：睡眠障害の対応と治療ガイドライン，第2版，じほう，2012, p.114. より引用一部改変

看護技術の実際

A 睡眠環境調整ケア

- 目　　的：睡眠の妨げになる環境要因を取り除き，眠りの質を向上させる
- 適　　応：環境要因により睡眠障害をきたしている高齢者

1）採光・照明の調整

	方　法	留意点と根拠
1	就床1～2時間前には照明を150ルクス以下（➡❶）に落とす	●寝室の照明器具は，蛍光灯に比べ白熱灯のほうが覚醒効果が低い ❶就床時の照明は150ルクス以下がメラトニン分泌に影響が少なく，望ましい
2	テレビをつけたまま寝ない（➡❷）	❷テレビによる情動的・生理学的覚醒反応が生じる。また，光曝露がサーカディアンリズムの位相を後退させる
3	足元灯，常夜灯などで寝室からトイレまでの経路に50ルクス程度の照明をつけておく（➡❸）	❸加齢による視力や暗順応の低下などがあるので，夜間，トイレ覚醒時に周りの様子がわからないと，転倒などの事故につながりやすい
4	朝日が入ることで早朝覚醒する場合は，遮光カーテンを活用する	

2）騒音・臭気の排除

	方　法	留意点と根拠
1	看護師の話し声，足音，ドアやカーテンの開閉音，巡回・処置に伴う音を最小限にする（➡❶）	❶睡眠時の音は40～50デシベル以下が望ましい
2	同室者のいびきなどが原因の場合は，部屋移動，耳栓の活用を試みる（➡❶）	
3	排泄物，汚物は速やかに片づけ，臭気が残らないようにし，適宜，換気を行う	
4	香りを効果的に活用し，鎮静，緊張緩和を促す（➡❷）	❷ラベンダー，セドロールなどの芳香成分がリラックスや入眠を円滑にする効果がある

3）寝室・寝床気候の調整

	方　法	留意点と根拠
1	夏季は室温26℃以下，湿度50～60％，冬季は室温17～18℃以上に調整する（➡❶❷）	❶高温多湿の環境では熱放散が妨げられ，睡眠時の体温低下が抑制され，特に睡眠前半の眠りを阻害する ❷低温環境も覚醒作用がある
2	寝床内は32～34℃，湿度40～60％に調整する（➡❶）	
3	寝床の加温に電気毛布などを使用する場合は，就床時にスイッチを切る	●過剰な加温，低温やけどに注意する

	方　法	留意点と根拠
4	夏季は冷房器具の風が直接，からだに当たらないよう調節する（➡❸）	❸冷気流が皮膚に当たることで覚醒刺激となり，過剰な体温低下のリスクがある
5	冬季はトイレ内の温度が下がりすぎないよう暖房する（➡❹）	❹夜間，トイレ覚醒時に急激な低温に曝露されると，心血管系の事故のリスクが高くなる

4）寝具・寝衣の調整

	方　法	留意点と根拠
1	姿勢の保持に適したマットレス，枕を選択する（➡❶）	❶高すぎる／低すぎる枕は，頸椎の安定を欠き，肩こりなどの原因になる
2	腰痛がある場合は，硬めのマットレスやボードを使用する（➡❷）	❷軟らかいマットレスで腰痛を悪化させることがある
3	季節に適した保温ができ，個人の好みに合う敷布，掛け布団を選択する	●入院・入所する場合は，適宜，使い慣れた寝具を持ち込んでもらうのもよい
4	保温，吸湿性に適した寝衣を選択し，発汗時，汚染時は，速やかに寝衣を交換する（➡❸）	❸ぬれたままの寝衣でいると，気化熱で過剰に体温を下げる
5	おむつ，腹帯，コルセットなどをつけている場合は，過剰な圧迫や体動制限が加わらないように注意する	

B 足　浴

- **目　　的**：末梢血管の循環を改善し，放熱の促進に伴う深部体温の低下により，眠りへの導入をスムーズにする
- **適　　応**：不安，緊張などの心理的要因により寝つけない高齢者
- **使用物品**：深めの洗面器，38℃前後の湯，バスタオル，タオル，大きめの筒状のビニール，好みの入浴剤やアロマオイルなど

	方　法	留意点と根拠
1	**足浴ができる状態か確認する** 全身状態，バイタルサインなどを確認し，高齢者に足浴を実施することを説明する	●心疾患，高血圧のある患者は，足浴により血流が促進されるので注意する ●下肢に創傷や疼痛がある場合は，足浴を控える
2	**足浴の準備をする** 1）排泄をすませた後，臥位，座位などの安楽な体位をとる 2）深めの洗面器に38℃前後の湯を準備する	●麻痺や拘縮がある場合は，枕やクッションを活用し，安定した体位を保持する ●下肢冷感がある場合は，低めの湯に浸水し，必要に応じて足し湯をする ●好みに応じて入浴剤（➡❶）やアロマオイル（➡❷）を入れる ❶入浴剤の成分により，保温，保湿，清浄，芳香などの効果がある ❷アロマオイルは芳香によるリラックス効果をもたらす
3	**足浴を行う** 1）足に少量の湯をかけて温度を確認してから，静かに両足を外踝上方まで浸す	

方　　法	留意点と根拠
2）膝にバスタオルを掛け、さらに洗面器から膝までを筒状のビニールなどで覆う（➡❸） 　3）足浴中は，温和な口調で話し，高齢者がリラックスできるようにする 　4）10～15分間，浸水し，下肢が温まったら，湯から引き上げ，乾いたタオルで水分を拭き取る（➡❹）	❸湯温を一定に保ち，露出などによる寒さを防ぐ ●長時間の浸水は皮膚をふやけさせ，傷つきやすくなるので注意する ❹湿潤したままだと気化熱で皮膚温が低下し，冷感を与え，入眠を阻害する
4　終了後の確認 　1）全身状態に変化がないか，バイタルサインなどを確認する 　2）終了後は静かに過ごし，そのまま就寝できるようにする	●足浴により末梢循環がよくなるので，過度な心拍上昇，血圧上昇に注意する

C リラクセーションケア

- ●目　　的：脳とからだをリラックスさせ，眠りへの導入をスムーズにする
- ●適　　応：心理的緊張の持続から過度の身体的緊張状態にある高齢者
- ●使用物品：背もたれのある安定した椅子，またはベッド

1）呼吸法

方　　法	留意点と根拠
1　準備をする 　1）眼鏡，腕時計，ベルトなどはずし，からだを締めつけるものはゆるめておく 　2）座位または臥位の楽な姿勢をとる	 ●椅子に座る場合は背もたれに背中をつけるか，浅く腰かけて行う ●椅子からの転落に注意し，安定した椅子を用いる
2　リラクセーションケアを行う 　1）両手を胸の高さまで拳上してから，肩の力を抜き手首からダラーンと下げ，そのまま両手を膝の上に置いてもらう 　2）ゆったりした気持ちで鼻から自然に息を吸い込んでもらう 　3）息を吸った後，1秒程度，息を止める 　4）細く長くゆっくりと息を吐き出してもらう 　5）4～6を数回，繰り返す（➡❷❸） 　6）深呼吸終了後は1分程度，そのままの姿勢で静かに呼吸を続けてもらう	●目は開けていてもよいが，閉じたほうがリラックスしやすい ●このとき口は閉じておく（➡❶） ❶鼻腔を通しての吸気は，鼻腔内の神経末端を刺激して神経系を落ち着かせる効果がある ●ろうそくの火を消すときの唇の形で「フー」とゆっくり吐いてもらう ❷横隔膜や肺の規則的な動きが副交感神経機能を促進する ❸ゆっくりとした大きな横隔膜の動きは，脳幹の呼吸中枢と視床下部を刺激し，リラックスした状態になる ●臥位の場合は，そのまま眠りについてもらう

2）漸進的筋弛緩法

	方　法	留意点と根拠
1	臥位で目を軽く閉じ，呼吸法を行い，リラックスしてもらう	
2	漸進的筋弛緩法の仕方 1）手を握りこぶしにして5秒間，力を入れた後，一気に力を抜いて弛緩した状態を15～30秒間保つ　これを3回繰り返す 2）1）と同様に肩，首，顔，腹部，殿部，下肢の筋肉も，意識しながら緊張と弛緩を繰り返してもらう	● 肘関節は屈曲／伸展どちらでもよい ● 意識的に弛緩した状態を感じ取ってもらう ● 重症の肩こり，腰痛，下肢がつりやすい場合は注意して行う ● 緊張時に痛みや不快感がある場合は中止する
3	コントロールできるようにする 1～3の訓練を毎日行い，緊張と弛緩の状態の違いを理解し，自分の意志で緊張状態から弛緩状態にコントロールできるようにする	

D 生活習慣を整えるケア

- ● 目　的：睡眠を妨げる生活習慣を改善し，眠りへの導入をスムーズにする
- ● 適　応：生活習慣が原因で睡眠障害をきたしている高齢者

	方　法	留意点と根拠
1	就寝3時間前には夕食を済ませる（➡❶）	❶睡眠中は消化機能が低下する。消化不良のまま就寝すると，胃腸に負担がかかり睡眠の質を低下させる
2	何もすることがないからと，夕食後すぐに就寝しない（➡❶）	
3	就寝前に避けたほうがよいこと 1）夕食以降はアルコール，カフェインの摂取を避け，眠る目的で飲酒しない（➡❷） 2）就寝間近の喫煙を避ける（➡❸） 3）就寝前に大量の水分を摂らない（➡❹） 4）就寝間近の激しい運動や心身の興奮を避ける（➡❺） 5）就寝間近に42℃を超える熱い湯への入浴は避ける（➡❺）	❷アルコール，カフェインには覚醒作用，利尿作用がある ❸ニコチンには覚醒作用がある ❹大量の水分摂取や利尿薬の使用は夜間頻尿の原因になる ❺就寝直前の体温上昇や興奮は，交感神経の活動を高め，覚醒水準を上げる
4	寝床は眠る場所とし，仕事や考えごとをしない（➡❻）	❻寝室で眠れない，リラックスできないという条件づけの形成を防ぐ
5	就床しても眠れないときは，いったん，床から離れる（➡❻）	

E サーカディアンリズムを整えるケア

- ● 目　的：規則正しい生活リズムに整え，日中の覚醒と活動を維持する
- ● 適　応：昼夜逆転など生活リズムが不規則になっている高齢者

	方　法	留意点と根拠
1	毎日決まった時間に起床・就寝する（➡❶）	❶規則正しい生活は，サーカディアンリズムの内的同調の秩序を保つ
2	食事は一日3食決まった時間に食べる（➡❶）	

	方　法	留意点と根拠
3	午前中に太陽光を1～2時間以上浴びる(→❷❸)	❷2,500ルクス以上の光はサーカディアンリズムの同調因子の一つであり，日中のメラトニン分泌を抑制し，夜間の分泌を増加させる ❸サーカディアンリズムの障害がある認知症高齢者に対する高照度光療法が，睡眠覚醒リズムの改善に効果があるという報告がある❶
4	昼寝は午後1～3時の間の30分以内にする(→❹)	❹昼食後の短い昼寝で脳とからだの疲労を回復させ，午後の活動性が上がる
5	夕方以降の居眠りや仮眠を避ける	
6	就寝時刻の5時間前くらいに散歩などの軽い運動を行う(→❺)	❺深部体温が最も高くなる夕方に，運動によって体温を十分に上げておくことで，その後の就床に向けての体温低下をスムーズにする

❶伊藤敬雄・他：アルツハイマー型痴呆患者における高照度光療法とメラトニン，精神医学，45（9）：951-958, 2003.

F 睡眠薬投与時のケア

- ●目　　的：睡眠薬の効果を把握するとともに，副作用を早期発見し，二次的事故を予防する
- ●適　　応：非薬物療法による睡眠を促す援助により改善が認められず，不眠による心身への影響が大きい高齢者
- ●使用物品：医師から処方された睡眠薬，睡眠日誌など

	方　法	留意点と根拠
1	作用時間が短く，代謝されやすい睡眠薬を少量から開始する(→❶)	❶加齢により薬物の代謝・排泄機能が低下しているので，副作用が起こりやすい
2	睡眠環境調整ケアを行い，睡眠導入を促す環境を整える	●非薬物的睡眠援助を併用し，睡眠導入効果を高める
3	睡眠日誌などを活用し，睡眠状況を把握する	●睡眠薬の効果を把握する
4	睡眠薬による副作用（表5-4，表5-5参照）がないか観察する	●睡眠薬の筋弛緩作用による転倒・転落に注意する ●睡眠薬の持ち越し効果などで日中の活動への影響に注意する
5	医師などと相談する 3，4のアセスメントから，適切な内服時間，投与量などについて，医師や薬剤師と相談する	

文　献

1) 上島国利監：睡眠障害・物質関連障害〈精神科臨床ニューアプローチ8〉，メジカルビュー社，2006.
2) 内山真編：睡眠障害の対応と治療ガイドライン，第2版，じほう，2012.
3) 粥川裕平・柴山漠人：高齢者の睡眠特性と快適な睡眠環境，Geriatric Medicine，45（6）：663-667, 2007.
4) 上里一郎監：高齢期の心を活かす，ゆまに書房，2006，p.11-13.
5) 田中秀樹：高齢者の睡眠改善，看護研究，40（2）：171-176, 2007.
6) 田中秀樹・古谷真樹：快眠のための1日の過ごし方・望ましい睡眠環境，看護研究，40（4）：399-406, 2007.
7) 酒井郁子・諏訪さゆり・大塚眞理子・他：高齢者が生活リズムを整えるためのケア，中島紀恵子・石垣和子監，高齢者の生活機能再獲得のためのケアプロトコール―連携と協働のために，日本看護協会出版会，2010. p.28-52.
8) 五十嵐透子：リラクセーション法の理論と実際―ヘルスケア・ワーカーのための行動療法入門，医歯薬出版，2001, p.27-77.

6 活動する

学習目標
- 高齢者にとっての活動することの意義を理解する。
- 高齢者の心理を高齢者の日常生活，対人交流，役割の側面から理解する。
- 高齢者の活動することに関するアセスメント方法を理解する。
- 高齢者の活動するための看護技術を理解する。

1 高齢者の活動することの意義

　人の生活には生命維持に欠かせない活動と，そのほかに，楽しく心が躍る，安らぎがあり心が落ち着く，といった活動が含まれている。好きな音楽を聴く，友人と他愛ない話をして笑うといったことは楽しくよい気分につながり，そのような積み重ねが生き生きとした生活に結びついているのではないだろうか。本節では，そのような日々の生活のなかの心を満たすような活動に焦点を当てる。

　この活動は，特別なイベントやレクリエーションだけではなく様々な活動を含む。好きな趣味活動はもちろんのこと，他者とのかかわり合いで生じる楽しさ，自分のことを自分で行うことや期待された役割を果たすことで起こる「できた」という達成感につながる活動である。これらは直接的に生命へかかわるものではないため，看護において優先される実践とは思われないかもしれない。また，これまで看護師が高齢者に対してこのような活動をする機会を提供していたとしても，無意識に行っていたかもしれない。しかしこの点について，ヘンダーソンは「心の病は人間の体に影響を与え，いわゆる"肉体"の疾患は心に影響する」[1]として，《患者のレクリエーション活動を助ける》を基本的看護の構成要素に含めている。心に作用する活動を助けることは，積極的に取り組むべき看護なのである。

　近年，老年看護においても，認知症高齢者へのケアにおけるその人らしさを保つためのパーソンセンタードケアや最期までその人らしく心身と生活を活性化することを理念としたアクティビティサービスが導入されてきている。それは，心の充足が重要視されているためであろう。このような活動を支援することは，その高齢者にとって楽しみや活気，達成感など心が揺り動かされるきっかけにつながる。

2 活動することに関連する側面の加齢変化

1）高齢者の心理面における加齢変化

　高齢者の人格は，人生経験を積むことにより変化してくるといわれる。よく，年をとって

161

穏やかになったと評される人と，反対により頑固になったなどと評される人がいるのは個々の経験の差からと考えられる。

加齢に伴い認知機能の低下や慢性疾患などによる体調不良があると高齢者の心理面へも影響し，周囲への関心の低下や自ら行動を狭めることにつながりやすい。さらに，高齢者自身の健康状態だけではなく，配偶者や同胞，友人など身近な重要他者と死別する喪失体験により抑うつ状態になりやすい。

2）職業や子育てからの引退に伴う対人関係や役割の変化

老年期に入ると，仕事や子育ての第一線から退き活動の場が変わるため，対人関係にも変化が生じる。職場や子どもの学校などを通じた関係は薄れ，身内や地域住民とのかかわり合いが増えるかもしれない。

また，退職や子どもの自立は高齢者の悠々自適な暮らしの始まりである一方，これまで担ってきた役割を手放すことも意味する。それまで仕事や子育てをすることで「家族を支えている存在」「誰かの役に立っている存在」であったものが，反対に自分を「支えてもらう存在」と感じはじめ，無力感へとつながることもある。

3）生活機能の障害や生活の場の移転に伴う対人関係や役割の変化

加齢により病気になることが増える。疾患のなかには生活が不自由となるような障害が起こり，その程度によっては生活の場の変更を余儀なくされ，子どもの世話になるために住み慣れた土地を離れて子どもの居住地へ移ったり，施設で生活することがある。当然のことながらその環境変化により対人関係も変化する。特に役割に関して，生活機能の障害は日常生活を営む行為に介助を要する場合が多いため，家庭や地域において担ってきた役割の継続が困難となりやすい。

コラム　　高齢者の"役に立つ"ことへの思い

筆者の知り合いの高齢女性の話である。その女性は産婆（現：助産師）として働き，第一線を退いてからしばらくは自治体から子育て相談員の委託を受けて若い母親の相談にのっていた。

その女性が80歳目前のころ，筆者は仕事の都合でその土地を離れることになったため挨拶に出向いた。そのとき彼女は，日常生活は自立していたものの娘の世話になって暮らしていた。私の仕事の経緯を聞いた後，「いいわねぇ。私も仕事がしたいわ」と呟いた。

その後，彼女が亡くなったという話を聞いた。90歳を超えての大往生であった。

葬儀終了後，彼女の遺体は大学医学部へ運ばれた。以前から「死んでからも医学に貢献したい」と献体の登録をしていた。葬儀に参列した人は「骨拾いがないなんて違和感があったけれど，あのおばあちゃんらしくて…。やっぱり，立派だなと思ったわ」と言っていた。彼女については産婆を志したという背景も影響していたのかもしれない。人はいつまでも「誰かの役に立ちたい，何かの役に立ちたい」という思いをもつものだと感じた。

3 高齢者の活動することに関するアセスメント

1）生活背景や人生に対する価値観

　高齢者が楽しく，居心地が良く，気分良く過ごすことができるのは，どのような状況であろうか。これを探るため，高齢者本人へ直接尋ねる方法もある。しかし，コミュニケーションに関する障害により意思疎通が困難な場合や，これといった趣味をもたずに過ごしていた人もいるであろう。そうではなくても，案外，明確に答えることが難しいものである。そのような場合，高齢者の過ごした時代背景や地域といった環境に関する情報とこれまでの生活スタイルにヒントが隠れていることがある。これらの情報は，施設がもつ高齢者の基本情報とともに，家族などからも聴取が可能である。

　高齢者がいつ，どこで，どのように暮らしてきたのかということは，その人らしさをつくりあげてきている。そのため，提案しようとする活動の内容を見定めるだけでなく，看護師としてその高齢者へどのような態度で接するとよいのか，雰囲気をつくりだすとよいのかというものにまで示唆を与える情報となる。

2）気分・意欲の評価

　前述のとおり，認知機能面の加齢変化やライフイベントが，高齢者の気分や意欲といった心理状態に影響を及ぼす。そのため，認知機能，抑うつ状態や意欲低下の状態の評価を

表6-1　Vitality Index

1）起床（Wake up）		
	いつも定時に起床している	2
	起こさないと起床しないことがある	1
	自分から起床することがない	0
2）意思疎通（Communication）		
	自分から挨拶する，話しかける	2
	挨拶，呼び掛けに対し返答や笑顔がみられる	1
	応答がない	0
3）食事（Feeding）		
	自分で進んで食べようとする	2
	促されると食べようとする	1
	まったく食べようとしない	0
4）排泄（On and Off Toilet）		
	いつも自ら便意尿意を伝える，あるいは，自分で排泄排便を行う	2
	時々尿意，便意を伝える	1
	排泄にまったく関心がない	0
5）リハビリ，活動（Rehabilitation, Activity）		
	自らリハビリテーションに向かう，活動を求める	2
	促されて向かう	1
	拒否，無関心	0
合計得点		

鳥羽研二監：高齢者総合機能評価ガイドライン，厚生科学研究所，2003, p.120. より引用

するとよい。これらをアセスメントすることは，評価時点での心理状態を知るとともに心理状態の変化として表出される身体状況の変化を察知することにもつながる。

認知機能については改訂長谷川式簡易知能評価スケール（第Ⅴ章1，p.272参照），Mini-Mental State Examination，抑うつ状態についてはGeriatric Depression Scale（第Ⅱ章1，p.42参照），意欲についてはVitality Index（表6-1）などの評価尺度を活用するとよいであろう。Vitality Indexは観察式の尺度で5項目を評価し，合計得点が7点以下の場合，意欲が低く注意を要するといわれる[2]。

3）ソーシャルネットワークの評価

高齢者の他者との交流の現状をみる。人間関係，人との結びつき，すなわちソーシャルネットワークをアセスメントする。

ソーシャルネットワークには，家族・友人関係などのインフォーマルなもの，医療機関・社会福祉機関などのフォーマルなもの，そして地域住民や趣味活動の団体のようなセミフォーマルなものがある。高齢者のソーシャルサポートをアセスメントすることで，その高齢者をサポートしている他者の存在や，その高齢者の社交性，活動の範囲などを推し量ることが可能になる。Lubben Social Network Scale（表6-2）は高齢者のソーシャルネットワークを評価する尺度であり，国際的に使用されている。質問形式の尺度であるため，高齢者に認知機能障害がないことが前提となる。カットオフポイントは設定されていないが，得点が低いと孤立が懸念される[3]。

4 高齢者が活動することを支える看護技術

1）日常生活の見直し

活動することを支える看護技術は，日常生活を送るなかでいかに支援すると"本来のその人らしい姿"でいられるのか，ということが基本的な視点となる。前項のアセスメントの視点で高齢者を理解したうえで，高齢者の生活歴（第Ⅰ章1，p.4参照）を尊重した一日を送ることができるように援助する。

その高齢者の一日の過ごし方を考え，メリハリがある生活リズムへと整えていくことから始める。活動と休息のバランスがとれていることは必須のものである。そのうえで，生活のなかにその人らしさを付加していく。"本来のその人らしい姿"に近づくように生活のなかに他者との交流，役割を果たす要素を含めるか考える。それが日々を過ごすなかでの楽しみや達成感，満足感につながる。また，看護を提供する側も高齢者の反応をみることでその高齢者の真の姿を知り，次の支援につながる。

病院や施設の場合，一日の過ごし方は病院や施設のハード面・ソフト面に合わせた"やり方"となってしまいやすい。起床，就寝，食事の時間を高齢者の個別性に合わせて組むことは，実現するのに限界がある。しかし，なかには少しの工夫でその高齢者に適した"やり方"に合わせることができるものがある。たとえば朝の洗面は，病院や施設では顔面の汚れを落とすことが主たる目的となってしまいがちであるが，暮らしのなかで行う洗面は，日中，外へ出て他者と会うことも想定して見苦しくないよう整える目的もある。そのため，

表6-2 Lubben Social Network Scale

1. 少なくとも月に1回以上，顔を合わせる機会や消息をとりあう親戚兄弟は何人いますか？	
0点・・・0人　　2点・・・2人　　4点・・・5～8人	
1点・・・1人　　3点・・・3～4人　5点・・・9人以上	
2. 最も親しい親戚や兄弟との間で，実際に消息のやりとりや顔を合わせる機会はどのくらいですか？	
0点・・・月に1回未満　2点・・・月に2～3回　4点・・・週に2～3回	
1点・・・月に1回　　　3点・・・週に1回　　5点・・・毎日	
3. あなたが個人的なことでも，気兼ねなく話すことができる親戚や兄弟は何人いますか？	
0点・・・0人　　2点・・・2人　　4点・・・5～8人	
1点・・・1人　　3点・・・3～4人　5点・・・9人以上	
4. 少なくとも月に1回以上，顔を合わせる機会をもち，消息をとりあう友人は何人いますか？	
0点・・・0人　　2点・・・2人　　4点・・・5～8人	
1点・・・1人　　3点・・・3～4人　5点・・・9人以上	
5. 最も連絡をとる友人と，実際に消息のやり取りや会う機会はどのくらいですか？	
0点・・・月に1回未満　2点・・・月に2～3回　4点・・・週に2～3回	
1点・・・月に1回　　　3点・・・週に1回　　5点・・・毎日	
6. あなたが個人的なことでも，気兼ねなく話すことができる友人は何人くらいいますか？	
0点・・・0人　　2点・・・2人　　4点・・・5～8人	
1点・・・1人　　3点・・・3～4人　5点・・・9人以上	
7. 重要なことを決めるときに，よく人に相談しますか？	
0点・・・まったくない　2点・・・時々　　　4点・・・ほとんどいつも	
1点・・・めったにない　3点・・・しばしば　5点・・・いつも	
8. 他の人が重要なことを決めるときに，相談されることはよくありますか？	
0点・・・まったくない　2点・・・時々　　　4点・・・ほとんどいつも	
1点・・・めったにない　3点・・・しばしば　5点・・・いつも	
9. あなたが自分以外の家族，友人，近所の人に対して，世話などをして手伝うことがありますか？	
0点・・・まったくない　2点・・・時々　　　4点・・・ほとんどいつも	
1点・・・めったにない　3点・・・しばしば　5点・・・いつも	
10. あなたは誰と住んでいますか？	
0点・・・独り　　　　　　　4点・・・子供，親戚，友達	
2点・・・家政婦・付添婦など　5点・・・配偶者	

鳥羽研二監：高齢者総合機能評価ガイドライン，厚生科学研究所，2003, p.145. より引用

整髪や女性であれば化粧ができるようかかわることで，"その高齢者のやり方""本来のその人らしい姿"に近づけることができる。

　他者との交流や役割に関する活動を病院や施設で取り入れる際は，暮らしの視点で考えるとよい。他者との交流は，食事やおやつの時間に場の選択など環境を整えることで可能となるだろう。ベッド上や病室内ではなく，デイルームのようなところで誰かと会話を楽しみながら食事をできるようにすると，その他者との交流の機会をつくりだせる。また，通常人々が自分の暮らしを支えるために行っている作業，家事のような作業を担ってもらうという工夫もある。病院や施設では他者と共同生活をしている状況であるので，生活に必要な物品の管理や準備を職員や他の高齢者と一緒に行うことで，誰かのために自分の力を役立てているという感覚が生じる。

これらをあえて看護技術とよぶものだろうか、と疑問に思う読者もいるかもしれない。しかし、病院や施設の日課を高齢者に合った過ごし方へ変化させることは、"本来のその人らしい姿"を目指し、もともとの一日の過ごし方で引き続き現在も過ごせるようにする支援の第一歩である。

2）レクリエーション

病院や施設といった環境で生活をしている高齢者は、とかく生活が単調になりやすい。レクリエーションに参加することは心身の活動のきっかけになるばかりでなく、前述したような他者との交流、役割、達成感などに通じるきっかけにもなる。レクリエーションは、すでに高齢者の施設などで広く取り入れられている。そのため、現在、日常的によく行われている集団での歌や体操、ゲーム、季節の行事を楽しむ会などはイメージがつきやすいであろう。しかし、不明瞭な目的のまま、ただそれらをまねて企画、実施することは好ましくない。

レクリエーションは、対象者の特性や期待する効果に合わせて企画するものである。実際、歌や体操、ゲームといったプログラムに参加した高齢者では、「懐かしい曲目に昔を思い出した」「相手チームに負けてしまうかと思って、ついつい張り切ってしまった」という肯定的な感想をもつ人もいれば、「あんな子どものようなことはしたくない」と否定的な感想をもつ人もいる。ただの暇つぶしではないということを念頭に実施しなければならない。

レクリエーションの計画立案にあたっては、レクリエーションのねらいを明らかにし、内容を決める。レクリエーションのねらいによっては、高齢者と提供者が1対1の個別で行うことが望ましい場合や、小グループ、大グループで行いグループダイナミクスによる効果を期待する場合もある。内容はADLの自立度や認知機能障害の重症度に適したものであると、より効果が期待できるだろう。また、レクリエーションの実施（➡看護技術の実際A、p.167に詳述）にあたっては、参加する高齢者が事故に遭わないように安全に配慮した方法の選択が必要となる（表6-3）。

表6-3　レクリエーションの計画立案項目

対象者	性別、年齢層、認知機能障害・ADLの程度を考慮して集団を形成する。必要時、層別化を行う
グループの規模	個別（1対1）、小グループ（5名前後）、大グループのうち、グループダイナミクス、参加者へのサポート体制（ゲーム時の補助や安全管理を含む）などを考慮し、いずれかを選択する
時間	1回60分程度とするが、対象者の集中力や体力を考慮して設定する
場	安全面も含めてレクリエーション内容に適した場を選択する。可能な限り時間帯やそのときの季節が体感できる場がよい
内容	対象者の特徴やねらいにより吟味する。見当識に働きかけるもの、記憶に働きかけるもの、軽度の運動を含み、同時に季節を感じ、楽しめる内容がよい 例として、歌や音楽の鑑賞や歌唱・演奏、回想法、体操、文字や数字を使ったゲーム、買い物、季節や節句にちなんだ国民的行事

看護技術の実際

A レクリエーションの実施

- ●目　　的：心身の活動を促し，楽しいという感覚が起こる
- ●適　　応：参加に前向きである高齢者。治療上，安静度の制限などがある場合は，可能な部分のみの参加でもよい
- ●使用物品：ホワイトボード，ゲームに使用する道具（今回はゴム風船）

	方　法	留意点と根拠
1	概要を決める（➡❶） 開催日時，場，内容，参加予定者	●安全性の担保のため，起こりうる事故とそれに対する安全策も考える ❶治療，疾病，障害の情報から参加者の内容への参加の程度を確認しておく。また，最終的に参加を決定するのは高齢者本人である
2	担当者を決める 概要をスタッフへ周知し，進行担当者，集合・解散時の移動介助担当者，レクリエーション中のサポート担当者の役割を決める（➡❷）	❷参加者のサポート，体調不良時やトイレなどの中座時に対応するため，レクリエーション中のサポート担当者を複数名用意する
3	レクリエーション内容の説明と同意を得る 参加予定者へレクリエーションの内容を説明し，参加についての承諾を得て集合してもらう（➡❸）	●途中で退席も可能であることも説明する ❸参加は自由意志を尊重する
4	導入 1）進行担当者の挨拶 2）季節にちなんだ行事の話などを取り入れながら日時の確認をする（➡❹） 3）参加者の自己紹介（➡❺）	❹リアリティーオリエンテーションの要素となる ❺支障のない範囲で出身地などのインタビューをし，参加者同士の交流のきっかけをつくる
5	季節の歌の鑑賞および歌唱	
6	風船バレー 1）参加者を2つのグループに分ける 　　ホワイトボードに得点欄を作り，チーム名を決めて記入する 2）簡単なルール（交互にサーブ権をもつ，床に風船が着いた時点で相手チームの得点が加算）を説明する	●グループ分けは，認知機能障害，身体障害の程度も加味する ●グループ分けやチーム名の決定は，必ずしも進行役が主導して決めなくともよい ●転倒，転落につながらないよう，安全を配慮する ●トイレの希望や体調に変化がある場合の対応に備える
7	終了する セッションのまとめと参加者への協力の感謝を述べて終了の挨拶とし，解散する	●体調の変化がないか，観察を行う

文　献

1）ヘンダーソン，V著，湯槇ます・小玉香津子訳：看護の基本となるもの，日本看護協会出版会，2006，p.62．
2）鳥羽研二監：高齢者総合的機能評価ガイドライン，厚生科学研究所，2003，p.102-106．
3）キットウッド，T著，高橋誠一訳：認知症のパーソンセンタードケア，筒井書房，2005．
4）垣内芳子・廣池利邦・柏木美和子：アクティビティ実践ガイド―高齢者の日常生活場面での喜びを導きだす，日総研出版，2001．

第Ⅳ章

高齢者の健康障害と看護技術

1 摂食嚥下障害

学習目標
- 摂食嚥下障害のある高齢者について理解する。
- 摂食嚥下障害のある高齢者のアセスメントについて理解する。
- 摂食嚥下障害のある高齢者の安全で安楽な基本的な看護技術を習得する。
- 誤嚥や窒息などのリスクについて理解を深め，基本的な技術を習得する。

1 摂食嚥下障害とは

　食べること全般を「摂食」といい，「嚥下」は飲み込むことである。つまり摂食嚥下とは，食物を認識し，口に取り込み，噛み砕き，咽頭へ送り込み，飲み込むといった一連の要素で構成されている。加えて食べる判断や咀嚼，食行動など，「食べること全体」を含んでいる。この過程のどこかに障害があると摂食嚥下障害が生じる[1]。

　高齢者は個人差が大きいものの，疾病と老化が重なって摂食嚥下障害が進行するため，原因の特定ができにくい。脳卒中のように急激に発症する場合と，神経難病のように緩やかに進行する場合がある。急速なものは早い対応が可能であるが，緩徐なものは本人も周囲も障害を自覚しないまま進行し経口摂取が困難になることがある。看護では，摂食嚥下障害の予防とともに，早期発見と早期回復のための看護援助が重要である。摂食嚥下障害は，疾病や障害の程度により援助方法が異なる。看護は，正確なアセスメントから導き出した安全で効果的な援助をとおして，高齢者の健康回復やQOLの向上に努める。

1）摂食嚥下のメカニズム

　摂食嚥下運動は，大脳皮質や脳幹にある嚥下中枢・咀嚼中枢から末梢神経への刺激伝達により咀嚼・嚥下・上肢の諸筋肉を動かす巧妙な統合・協調作用である。摂食嚥下障害は，それらの神経系に何らかの問題が生じたときに発症する。通常，嚥下5期モデル[2]として表している（図1-1）。摂食嚥下にかかわる諸器官を図1-2に示す。

2）摂食嚥下障害の原因

　摂食嚥下機能は，一次的原因として加齢による嚥下筋力の低下，舌圧の低下，食塊輸送・制御能力の低下，味覚・嗅覚の低下，歯と義歯装着などの問題がある（presbyphagia；老人性嚥下機能低下，略して老嚥）。二次的原因では，活動・栄養・疾患によるものがある。原疾患治療による入院や施設入所による活動減少や手術などの長期の禁食などの侵襲は，

先行期

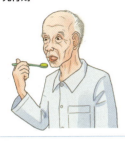

食物を認知し食べる判断をする段階。視覚，嗅覚，聴覚，触覚や過去の食体験から目の前の食物を認知する。この期は食欲や心理的要因，認知機能，上肢の運動機能なども影響する

病的状態：認知機能低下，意識障害，高次脳機能障害，上肢運動障害，不良姿勢など

準備期

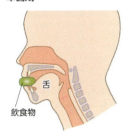

食物を口唇と前歯から取り込み，臼歯で咀嚼する段階。口に入った食物は上下歯列間に舌で運ばれ咀嚼される。奥舌が持ち上がり，食塊が咽頭に流れ込まないよう口腔内で保持する

病的状態：咀嚼困難，顔面や口唇の麻痺，口腔内の疼痛，義歯不適合など

口腔期

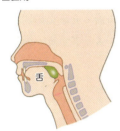

食塊を口腔から咽頭へ送り込む時期。食塊が形成されると，舌先が硬口蓋前方部に強く押しつけられ，食塊は後方へ送り込まれる

病的状態：舌の運動障害，口腔内食物残留，ラ行・タ行の舌尖音の不良，嚥下前誤嚥など

咽頭期

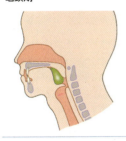 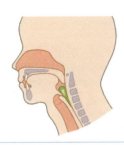

咽頭が挙上し，嚥下反射により食塊を一瞬（0.5秒）で咽頭から食道へ送る時期。咽頭，喉頭，食道入口部が関与する。嚥下時には，多くの嚥下筋群とそれを支配する脳神経（三叉神経，顔面神経，舌咽神経，迷走神経，舌下神経など）が協調して働く

病的状態：むせ，咳込み，誤嚥，咽頭残留，通過障害など

食道期

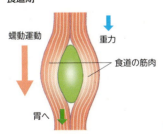

食塊が重力や蠕動運動により胃に運ばれる時期。食道入口部は閉鎖し逆流を防止する。食塊が食道を通過するのは，物性により異なるが液体では3秒，固形物では8秒といわれている

病的状態：嘔吐，つかえ感，胃食道逆流，食道内食物残留など

図1-1 嚥下5期モデル

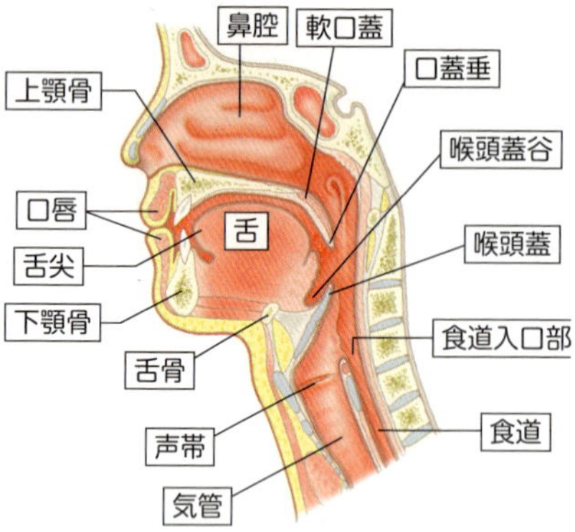

図1-2 摂食嚥下にかかわる諸器官

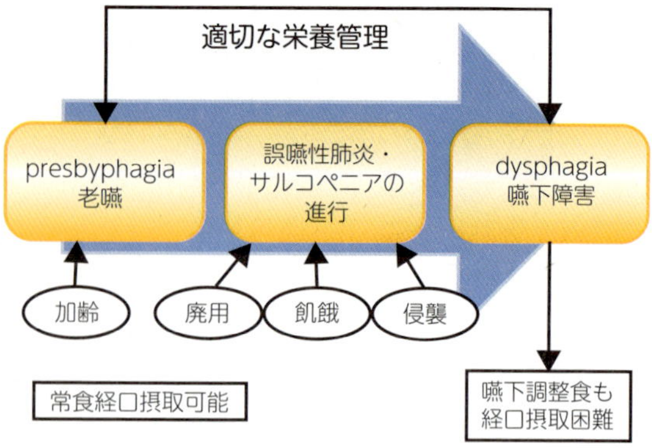

図1-3 サルコペニアと嚥下障害

サルコペニアが進行し全身の筋肉量低下により嚥下関連筋群も変化が起こる。サルコペニアとは，広義では加齢も含めすべての原因による筋肉量低下と筋力低下である。摂食嚥下障害高齢者には，低栄養や廃用症候群などによる広義のサルコペニアを有する者が増加している（図1-3）[3]。

摂食嚥下障害の原因は，器質的原因，機能的原因，心理的原因，看護・介護上の問題などがある（表1-1）。不適切な介護や看護援助は，不良姿勢や疲労により食事量の減少や食事時間の延長，時には誤嚥や窒息の間接的原因となる[4]。

表1-1 摂食嚥下障害を起こす原因と主な疾患・病態

器質的原因	主な疾患・状態
・食物の通過の構造に問題があり，通過を妨げている	頭頸部手術後，外傷，食道狭窄，気管切開，経管栄養
・口腔・咽頭・食道の炎症や腫瘍によるもの	口内炎，歯周病，頭頸部がん，咽頭炎・扁桃炎，食道炎

機能的原因	主な疾患・状態
・摂食・嚥下に関連する神経や筋肉に問題がある	認知症，パーキンソン病，脊椎小脳変性症，筋萎縮性側索硬化症，筋ジストロフィー，脳腫瘍
・脳卒中	脳梗塞，脳出血（仮性球麻痺，球麻痺），高次脳機能障害
・加齢	禁食，唾液分泌低下

心理的原因	主な症状・状態
・器質的・機能的な問題が認められず，食の異常や嚥下困難がある場合	・神経性食欲不振症，異食症，うつ病，心身症，ストレス

疾患以外の原因	主な症状・状態
・薬剤や手術によるもの	薬剤の副作用（口腔乾燥・筋肉疲労）
・義歯（なし・不適合）	咀嚼・嚥下困難
・不適切な介護・看護	不良姿勢，疲労，食事時間の延長，食事量減少

3）摂食嚥下障害における合併症

　摂食嚥下障害のある高齢者の合併症は，誤嚥，誤嚥性肺炎，サルコペニア，低栄養や脱水，窒息などがある。誤嚥は，食事中にむせや咳などの反応を起こす顕性誤嚥と，夜間に唾液や胃からの逆流により分泌物が気道に入る不顕性誤嚥（むせない誤嚥，症候性誤嚥）がある。汚染された食物や分泌物は，口腔や気道で細菌が増殖して誤嚥により，肺に入ると肺炎を発症する。誤嚥は，先行期から咽頭期に至る各期の障害で発生するが，機能的には咽頭期が原因となる。摂食嚥下の過程のどこに問題があるかを評価し，適切なリスク管理を行う（表1-2）。看護援助は，全身状態の把握とともに，食事動作を綿密に観察し誤嚥の早期発見とその対応が求められる。誤嚥は，嚥下のタイミングにより嚥下前誤嚥，嚥下中誤嚥，嚥下後誤嚥の3パターンがある（表1-3）[5]。

　誤嚥性肺炎は，細菌，食物，異物，唾液などが誤嚥により気管支から肺に入り，咳，発熱，呼吸困難を主症状として発症する。顕性誤嚥による肺炎は，むせや咳込み，悪心・嘔吐などの症状がみられる。一方，不顕性誤嚥の場合は口腔・咽頭汚染物や胃や食道からの逆流による内容物が肺に入って発症する。誤嚥しただけでは肺炎が発症するわけではないが，気道や肺での細菌感染により発症する。高齢者の肺炎は，死亡原因の第1位となっており再発を繰り返すのが特徴である。経口摂取の有無にかかわらず，医療と看護，介護を含めた包括的な対応が必要である。

　誤嚥性肺炎を引き起こす原因や誘因は，サルコペニアによる筋力低下（活動性の低下，生活不活発病），低栄養や脱水，排泄障害（下痢・便秘），頸部の伸展や後屈，薬物の副作用，経管栄養，口腔衛生状態不良，姿勢の不良，気道クリアランス不良，不適切な食品や食形態，口腔・咽頭残留，胃食道逆流，不適切な食事介助などである。

　長期の禁食は，摂食嚥下機能の低下により肺炎の再発を繰り返す悪循環となるため，早期の経口摂取への取り組みが必要である。経口摂取困難な場合でも，リスク管理をしながら味覚，視覚などの"五感"を使って"食べるたのしみ"の工夫をする。

　窒息は，食物などが気道に詰まり呼吸が阻害され，急速な低酸素血症と高二酸化炭素血症を起こす。3～6分間気道が閉塞されると死亡や重篤な後遺症を残す。

　高齢者の窒息の原因は，認知機能の低下，食の自立困難，咀嚼機能の低下（義歯未装着

表1-2　主な誤嚥のリスク

看護・介護上の問題	機能的な問題
食事に集中できない	覚醒状態が悪い
不良姿勢での食事	咀嚼機能の低下
一口量が多い	嚥下と呼吸のタイミングが合わない
食形態が嚥下機能と合っていない	頸部が後屈したり姿勢が傾く
水分と固形物が混合している	口の中に食べ物が残る
体調不良や疲労	咳反射が出にくい
薬剤の副作用	嚥下関連神経伝達物質の不足

表1-3 誤嚥の分類

誤嚥の分類	症状	原因となる病態
嚥下前誤嚥	飲み込もうとする前にむせる	舌口蓋閉鎖不全，嚥下反射惹起の障害
嚥下中誤嚥	飲み込んだときにむせる	喉頭挙上不全，喉頭閉鎖が不完全
嚥下後誤嚥	飲み込んだ後にむせる	咽頭機能不全や上食道括約筋の機能不全により咽頭残留物が気道内に侵入

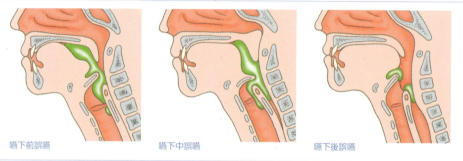

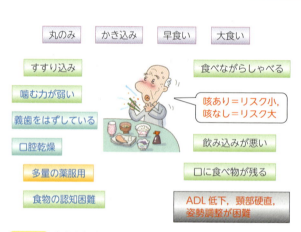

図1-4 窒息を起こしやすい人の特徴

含む）などがある[5]。また早食いや丸のみ，食事環境など生活習慣が誘因となっている（図1-4）[6]。窒息は，高齢者の不慮の事故の第1位であり，予防と早期発見はかけがえのない命を守ることにつながる。

2 摂食嚥下障害の看護援助の目標

1）看護援助の目標

①摂食嚥下機能を維持・改善し，口から食べる喜びを取り戻す。
②口が清潔で気持ちよい状態を維持し，誤嚥性肺炎を防ぐ。
③誤嚥や窒息のリスク管理ができる。

　看護師は，食べられない苦痛や苦悩を受け止め，高齢者の日々の努力をねぎらい，できたところを共に喜び合う心理的な援助が求められる。摂食嚥下障害のある高齢者への看護

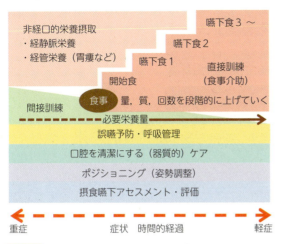

図1-5 摂食嚥下障害の回復(重症化)プロセスと看護援助

援助は，長く時には希望のもてないこともある。嚥下機能低下は，経口摂取困難や誤嚥性肺炎により，胃瘻などの経管栄養への選択を余儀なくされることがある。看護師は，高齢者や家族に寄り添い，代弁者や自己決定のための情報提供をして，"よりよく生きること"を支えていく。

2) 摂食嚥下障害の看護援助の基本

摂食嚥下障害の看護援助は，嚥下5期の正確なアセスメントから，機能障害や症状に合わせた看護援助を実施する。すべての段階において日常的な看護援助としてポジショニング，呼吸管理，口腔ケアがその前提となる。経口摂取困難な場合は，間接訓練（基礎訓練）を実施し，経口摂取の条件が整った段階で直接訓練（摂食訓練）に入り食形態を段階的に上げていく（図1-5）。看護師は，口から食べる幸せを共に喜び，食事の自立支援や誤嚥のリスクを常に念頭に置いて看護援助を行う[7]。

3) チームケアと看護師の役割

摂食嚥下障害のケアは，原則としてチームで実施する。それぞれの職種の専門性を生かしより適切なケアを提供していく。チーム活動は，栄養サポートチーム（NST）や摂食嚥下チーム，口腔ケアチームなどがある。看護師の役割は，チームへの摂食嚥下障害にかかわる情報提供やチームのコーディネーター，家族指導の役割などがある。摂食嚥下障害認定看護師は，高度専門的な看護の実践者としてスタッフナースの相談や指導に携わる。適切なチームケアは，高齢者の経口摂取の維持や改善に寄与する。

3 摂食嚥下障害のアセスメント

摂食嚥下障害患者のケアにおける基本的なプロセスは，一般的・主観的・客観的情報やスクリーニング検査を用いて総合的にアセスメントし，患者にとって適したゴールに向けて治療やケアを進めていく（図1-6）[8]。

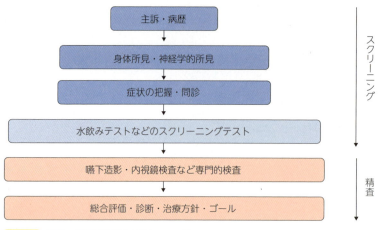

図1-6 摂食・嚥下機能のスクリーニング
聖隷嚥下チーム：嚥下障害ポケットマニュアル，第3版，医歯薬出版，2011，p.12-18. より引用改変

1）情報収集の方法

　摂食嚥下に関するアセスメントは，患者や家族，施設職員などの主訴や患者の病歴などの情報収集から始める。問診では，患者や家族，関連する人から具体的な症状を聞き取り，摂食嚥下障害の状態を大まかに把握する。日常生活では，食物や水分摂取時にむせたり，痰の量が増える，食物を飲み込みにくい，食欲の低下や摂取量の低下，食事時間の延長などは嚥下障害を疑う兆候となる（表1-4）。病歴では，脳血管障害や誤嚥性肺炎などの既往がある場合は，嚥下障害の可能性が高い。

　主観的情報に加え，原疾患の病態や加齢による影響，栄養状態や呼吸状態，薬剤の影響などの情報を統合し，摂食嚥下機能をアセスメントする。

2）身体所見・神経学的所見

　身体診査・神経学的所見では，より具体的な摂食嚥下機能の障害と保たれている機能を評価し看護判断をしていく。観察は，患者に最初に出会ったときから始め，摂食嚥下に関する部位の神経学的所見として麻痺や，表情，構音，声の性状や口腔状態などの情報を得る（表1-5）。

3）摂食嚥下障害のスクリーニング検査

　スクリーニング検査は，ベッドサイドで行える簡便な標準化テストとして，反復唾液嚥下テスト（RSST），改訂水飲みテスト（MWST），フードテスト（FT）がある。これらは，頸部聴診法を併用することで，誤嚥や下咽頭部の貯留を判定でき検査の判定精度を高める。

　また，不顕性誤嚥の存在を評価するための咳テストや簡易嚥下誘発テスト（SSPT）などがある。これらは，患者の状態と環境に応じて必要な方法を選択して行う（➡看護技術の実際ABCD，p.192に詳述）。

◇摂食嚥下機能評価から早期経口摂取への移行

　ベッドサイドスクリーニング評価のタイミングとして，全身状態を総合的にアセスメントしたうえで（表1-6），患者の良好な時間を把握しタイムリーな評価を行うことが重要となる。

表1-4 摂食嚥下障害のスクリーニング用質問紙

	平成　年　月　日
氏名　　　　　　　　　　　　　　　　　　　　　　　　年齢　　歳／男・女	
身長　　　cm　体重　　　kg	

あなたの嚥下（飲み込み，食べ物を口から食べて胃まで運ぶこと）の状態についていくつかの質問をいたします。ここ2，3年のことについてお答え下さい。
いずれも大切な症状ですので，よく読んでA，B，Cのいずれかに丸をつけて下さい。

1. 肺炎と診断されたことがありますか？	A. 繰り返す	B. 一度だけ	C. なし
2. やせてきましたか？	A. 明らかに	B. わずかに	C. なし
3. 物が飲み込みにくいと感じることがありますか？	A. よくある	B. ときどき	C. なし
4. 食事中にむせることがありますか？	A. よくある	B. ときどき	C. なし
5. お茶を飲むときにむせることがありますか？	A. よくある	B. ときどき	C. なし
6. 食事中や食後，それ以外の時にものどがゴロゴロ（痰がからんだ感じ）することがありますか？	A. よくある	B. ときどき	C. なし
7. のどに食べ物が残る感じがすることがありますか？	A. よくある	B. ときどき	C. なし
8. 食べるのが遅くなりましたか？	A. たいへん	B. わずかに	C. なし
9. 硬いものが食べにくくなりましたか？	A. たいへん	B. わずかに	C. なし
10. 口から食べ物がこぼれることがありますか？	A. よくある	B. ときどき	C. なし
11. 口の中に食べ物が残ることがありますか？	A. よくある	B. ときどき	C. なし
12. 食物や酸っぱい液が胃からのどに戻ってくることがありますか？	A. よくある	B. ときどき	C. なし
13. 胸に食べ物が残ったり，つまった感じがすることがありますか？	A. よくある	B. ときどき	C. なし
14. 夜，咳で眠れなかったり目覚めることがありますか？	A. よくある	B. ときどき	C. なし
15. 声がかすれてきましたか？（がらがら声，かすれ声など）	A. たいへん	B. わずかに	C. なし

15項目のうち「A」と回答した項目が1つでもあれば，摂食・嚥下障害ありと判断する
大熊るり・藤島一郎・他：摂食・嚥下障害スクリーニングのための質問紙の開発，日本摂食嚥下リハビリテーション会誌，6（1）：3-8，2002. より引用

　評価前に口腔ケアや姿勢調整，覚醒への援助などを行いながら，患者の良好な機能を発揮し，困難をきたしている部分を補いながら，早期経口摂取実現へ向けて継続したモニタリングを行っていく。

4）摂食嚥下障害の専門的検査

　専門的検査は，嚥下造影（VF）や嚥下内視鏡検査（VE）があり，これらを用いてより具体的な機能の障害や摂食条件を評価する。

（1）嚥下造影（VF）

　嚥下造影とは，造影剤や造影剤入り食品を摂取し，嚥下の動態を評価するための検査である。X線撮影装置を用いて口腔から咽頭，食道上部まで撮影する。リクライニング角度や食形態，一口量について検討しながら，患者の誤嚥発生のメカニズムとその防止方法，安全域についての情報を得る。

（2）嚥下内視鏡（VE）

　嚥下内視鏡は，経鼻的に鼻咽腔喉頭ファイバースコープを挿入し，直視下で声門や喉頭

表1-5 摂食嚥下障害が予測される身体所見

部 位	観察ポイント
認 知	指示に対する理解や食べ物への認知が不十分，集中力や食への意欲が乏しい
摂取姿勢と捕食動作	上肢の麻痺がある，摂食姿勢の保持力や耐久性が低い
顔 貌	一方の顔のしわが浅く広い，しわが消えている，一方の眼瞼が閉じられない，鼻唇溝が浅い，口角が下がる
会 話	鼻にかかった声になる（開鼻声），嗄声，湿性嗄声，ぱ・た・か行などがはっきり言えない
口 唇	口唇を閉じて頬を膨らませる，口唇を突出，口角を左右均等に引くことができない
顎関節	開閉口できない，咬合力が弱い
口腔内	義歯が適合していない，食物残渣がある（歯と頬の間，舌の上，口腔底），口臭
舌	舌苔，乾燥，安静時および挺舌時の偏位
軟口蓋	「あー」と発声させたときに軟口蓋が挙上しない，左右差がある，咽頭後壁が偏位
口腔内知覚	舌前2/3・後方1/3，口唇・頬粘膜・軟口蓋の触覚，温度差があるか
喉 頭	つばを飲み込むように指示し，喉頭挙上するまでの時間の延長や挙上の距離が短い
頸 部	嚥下時・後の頸部聴診で湿性音，液体の振動音がある，むせこみがある
全身状態	バイタルサイン（発熱・脱水・栄養不良のサインはないか），急激な体重減少や増加，呼吸音の異常や痰の増加，湿性咳嗽が続いている

表1-6 ベッドサイドスクリーニング評価時の条件

・医師の指示
・病状の進行がなく意識レベルJCS 1桁以上
・全身状態が安定している
・呼吸状態が安定している
・口腔内環境が整っている
・リスク管理としてモニタリングできる環境が整っている

の閉鎖機能や感覚評価，唾液や分泌物の貯留，食物の咽頭残留の評価，通常の食品の摂取状態などを評価する検査である。口腔から食道への一連の流れとしての嚥下評価はしにくいが，手軽で時間的制約なしにベッドサイドや在宅で評価が可能である。

5）評価とゴール設定

患者の様々な情報からアセスメントを行い，摂食状況のレベルを用いて評価し（表1-7）安全な摂食条件とゴール設定（表1-8）を判断していく。

摂食嚥下障害のある高齢者の看護援助

摂食嚥下機能のアセスメントは，個別性のある看護目標や援助につながる。原疾患の治療とリハビリテーション，日常的なケアを組み合わせて早期に経口摂取ができ，食べる喜

表1-7 摂食状況のレベル

経口摂取なし	Lv. 1	嚥下訓練を行っていない
	Lv. 2	食物を用いない嚥下訓練を行っている
	Lv. 3	ごく少量の食物を用いた嚥下訓練を行っている
経口摂取と代替栄養	Lv. 4	1食分未満の嚥下食を経口摂取しているが代替栄養が主体（楽しみレベル）
	Lv. 5	1-2食の嚥下食を経口摂取しているが代替栄養が主体
	Lv. 6	3食の嚥下食経口摂取が主体で不足分の代替栄養を行っている
経口摂取のみ	Lv. 7	3食の嚥下食を経口摂取している，代替栄養は行っていない
	Lv. 8	特別食べにくいものを除いて3食経口摂取している
	Lv. 9	食物の制限はなく，3食を経口摂取している
正常	Lv.10	摂食・嚥下障害に関する問題なし

藤島一郎・大野友久・他：「摂食・嚥下状況のレベル評価」簡便な摂食・嚥下評価尺度の開発，リハ医学，43：S249, 2006.

表1-8 摂食・嚥下能力のグレード

Ⅰ重症経口不可	Gr. 1	嚥下困難または不能 嚥下訓練適応なし
	Gr. 2	基礎的嚥下訓練のみの適応あり
	Gr. 3	条件が整えば誤嚥は減り摂食訓練が可能
Ⅱ中等症経口と代替栄養	Gr. 4	楽しみとしての摂食は可能
	Gr. 5	一部（1-2食）経口摂取が可能
	Gr. 6	3食経口摂取が可能だが代替栄養が必要
Ⅲ軽症経口のみ	Gr. 7	嚥下食で3食とも経口摂取可能
	Gr. 8	特別嚥下しにくい食品を除き3食経口摂取可能
	Gr. 9	常食の経口摂取可能 臨床的観察と指導を要する
Ⅳ正常	Gr.10	正常の摂食・嚥下能力

藤島一郎：脳卒中の摂食・嚥下障害，第2版，医歯薬出版，1998, p.85. より引用一部改変

びを取り戻せるよう看護計画を立案する。摂食嚥下障害看護はチームケアであり，他の専門職と協同しながら進める。看護援助は，食物を用いない援助と食物を用いるものがある（表1-9）。

1）食物を用いない間接訓練

　経口摂取困難な段階の患者に対し食物を用いずに行う援助である。援助の方法は種々あるが，摂食嚥下のアセスメントから適切な方法を選択する。患者の生活のリズムを整え，意識レベルを上げ，早期離床を促すのも間接的援助となる。口腔ケアやポジショニング，呼吸管理などは，毎日の看護援助として適切に実施しながら，個別的な嚥下訓練を早期に開始することが望ましい。食物を用いないため，誤嚥や窒息のリスクがなく実施できる。食べられないため，単調になり意欲低下につながることもある。始める際は，効果を説明し励ましながら実施し，可能なものは本人や家族で行えるよう指導する。

2）食物を用いる直接訓練

　実際に食物を用いて行う訓練方法で，間接訓練を経てあるいは並行して段階的に行う。その条件は，食物形態と量，内容，摂食方法，摂食時間帯がある。1日1回リクライニング位でゼリーなどから開始し，段階的に上げていく。直接訓練は，誤嚥や窒息の危険性があり摂食訓練開始・中止の基準をチームで確認して実施する。

表1-9 間接訓練と直接訓練の方法

間接（基礎）訓練	直接訓練
・生活のリズムを整える ・早期離床 ・意識レベルを上げる ・セルフケアの拡大 ・口腔ケア ・呼吸訓練 　　腹式呼吸，スクイージング ・嚥下体操 ・舌のマッサージ・ストレッチ ・喉のアイスマッサージ ・唇・頬の訓練 　　ブローイング　笛吹き ・頸部の訓練 ・咳訓練 ・発声練習 　　会話　歌	・食事環境調整 ・適切なポジショニング 　リクライニング位30度から開始 　介助⇒自力摂取 ・食前の口腔清潔ケア ・食事条件の検討 　食事形態 　　ゼリー食⇒段階的嚥下食 　　嚥下調整食の活用（とろみ調整） ・量　1日1回，1口から 　好みの食物，温度調整し感覚刺激 ・摂食状態の観察 ・誤嚥の早期発見と対応 ・食事中止基準の確認 ・食べる喜びを共有 ＊間接訓練と併用

　摂食・嚥下障害の食物は，障害の原因や程度，咀嚼能力などにより形態，硬さや粘度が異なるため，「嚥下調整食」として4段階に分類されている（図1-7）。食物テストや経口摂取開始時には均質で，付着性が低く，凝集性が高くて柔らかく，スライス状にすくうことが容易で適切な食塊状となっているもの（コード0J）を選択する[9]。

　水やお茶などの液体は，嚥下障害高齢者にとって誤嚥のリスクが高くなる。嚥下状態に合わせて，とろみ（増粘剤）をつけて誤嚥を予防する。とろみは，「薄いとろみ」「中間のとろみ」「濃いとろみ」の3段階分類が示されている[9]（→看護技術の実際E，p.195に詳述）。

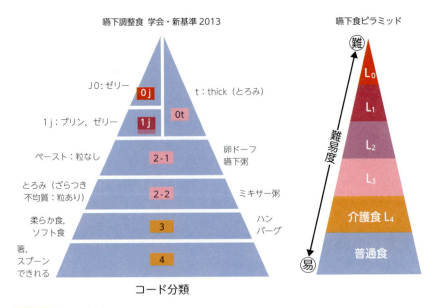

図1-7 嚥下調整食
日本摂食嚥下リハビリテーション学会，2013. より著者改変

5 口腔内を清潔にするための看護技術

　口腔を清潔にする技術は口腔ケアとも称され，口腔内のバイオフィルムを除去して口腔内の環境を維持改善するケアで，う蝕・歯周病予防や呼吸器感染予防などの目的がある（器質的口腔ケア）。

1）口腔ケアの目的および効果

- 口腔細菌の減少を図り，う蝕，歯周病など口腔疾患の予防や呼吸器感染（誤嚥性肺炎など）を予防することができる。
- 口腔内を清潔に保つことにより，爽快感とともに唾液の分泌を促し消化機能を亢進させる。
- 口腔環境を整え，食べられる口を維持し栄養状態の改善や病状が回復する。
- 口腔ケアは生活のリズムを整え，口や手を動かすことでリハビリテーションとなる。

2）高齢者の口腔問題

　摂食・嚥下障害のある高齢者は，セルフケア不足により口腔環境が悪化すると歯周病が急速に進行し，準備期や口腔期の問題が顕著となる。

（1）歯の喪失

　高齢になるにつれ歯の喪失や歯肉に問題のある者が増加する。「80歳になっても20本以上自分の歯を保つ」8020達成者は38.3％（平成23年度の歯科疾患実態調査）である[10]。6年前より増加傾向はあるものの，3分の2以上の高齢者は何らかの口腔問題を有していることを認識して口腔観察を行う。

（2）唾液分泌の減少

　唾液の1日の分泌量は，1,000～1,500mLである。唾液分泌の低下は加齢，咀嚼や味覚刺激の低下，薬の副作用などが原因となる。口腔乾燥症（ドライマウス）は，歯垢の付着や口臭，義歯の不適合，う蝕や歯周病が増加する。唾液量の低下は，唾液のpHの変化から，プラークの増加，口腔粘膜への細菌増加をもたらし，不適切な口腔ケアから誤嚥性肺炎のリスクへと連鎖がつながる（図1-8）[8]。また舌の運動が妨げられ，嚥下や発声も困難になる。口腔ケアは，口が湿って気持ちがよい状態で，サラサラ唾液を引き出すことである[11]。口腔乾燥症の診断基準を図1-9に示す[12]。

（3）味覚・嗅覚の低下

　舌苔や口腔乾燥や歯垢の蓄積があると，味覚の感度が落ち嗜好の変化や食欲不振となるため，清潔な口腔状態を維持するよう働きかける。

（4）歯周病の増加

　歯周病は，サイレントディジーズ（静かな病気）ともよばれ，症状もなく進行する。痛みを伴わないことが多く，気づいたときには周辺の歯も含めて抜けてしまう。歯周病と全身との関連は，冠動脈疾患，呼吸器疾患（誤嚥性肺炎），糖尿病，早産や低体重児出産，骨粗鬆症などがある。全身の健康管理という観点からも歯周病予防と早期治療は重要である。

唾液量の低下
重炭酸塩量の低下
唾液 pH の低下
口腔内細菌の酸性化
プラーク細菌叢
う蝕関連細菌
増加
歯周病関連細菌
減少変化なし
粘膜・舌細菌叢
日和見感染菌など
増加
口腔カンジダ
増加
う蝕のリスク増加
カンジダ症のリスク増加
不適切な口腔ケア
バイオフィルムの遊離・浮遊
誤嚥性肺炎リスク増加

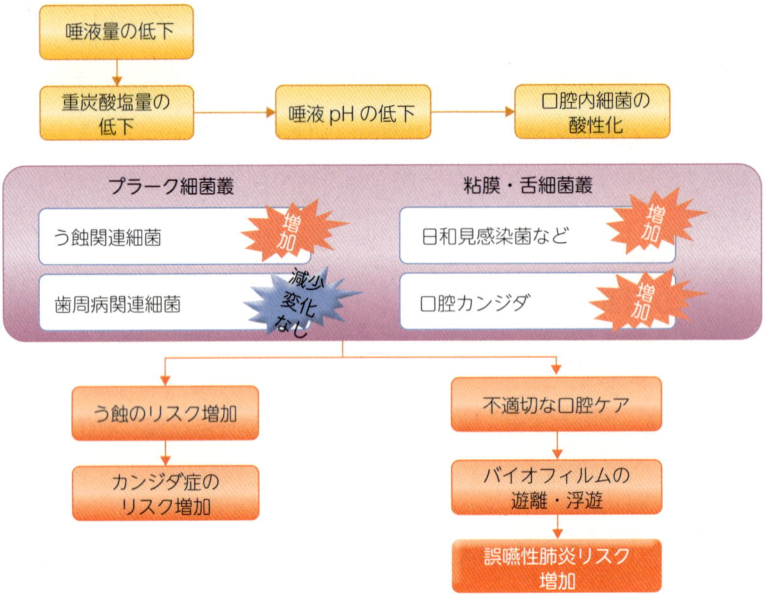

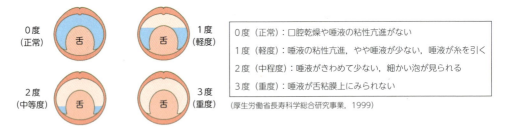

図1-8　唾液量低下による口腔細菌の変化

0度（正常）
1度（軽度）
2度（中等度）
3度（重度）
舌
0度（正常）：口腔乾燥や唾液の粘性亢進がない
1度（軽度）：唾液の粘性亢進，やや唾液が少ない，唾液が糸を引く
2度（中程度）：唾液がきわめて少ない，細かい泡が見られる
3度（重度）：唾液が舌粘膜上にみられない
（厚生労働省長寿科学総合研究事業，1999）

図1-9　口腔乾燥症の臨床診断基準

3）包括的口腔アセスメント

包括的口腔アセスメント（表1-10）は，適切な口腔の看護援助をするうえでの前提となる。要介護者を対象とした包括的口腔アセスメントは，食事，口腔機能簡易評価，口腔衛生／疾患，ケア状況，全身状態で構成している。各項目を3段階で定期的に評価する。看護援助は，点数が2点のものを優先すると効果的である。摂食嚥下障害と口腔清潔状態は関連しており，摂食嚥下のスクリーニングの際に同時に実施していく[11]。

4）口腔ケアの種類

健康な口腔は，ブラッシングや洗口，唾液の自浄作用により清潔に保たれている。しかし摂食嚥下障害がある高齢者は，セルフケア困難もあり日々の生活の影響を受けやすく，食物残渣や歯垢，舌苔，分泌物などが歯，口腔粘膜，咽頭などに付着しやすくなる（図1-10）。口腔環境は食事や全身状態で1日の間刻々変化する。口腔ケアは，「物理的な口腔ケア」「化学的な口腔ケア」「行動変容へのアプローチ環境づくり」（表1-11）がある。

摂食嚥下の評価時や間接・直接訓練の前に実施する場合や，食後に実施するなど目的に

表1-10 包括的口腔アセスメントシート

口腔アセスメントシート（要介護用）　　　　　　　　　　　　　　　NO.

氏名　　　　　　　　　　　　　　　　男・女　　記録　年　月　日　　記録者

主な病名

治療　　　　　　　　　　　　　　　　　　　日常生活自立度　J A B C
　　　　　　　　　　　　　　　　　　　認知症判定基準自立度　Ⅰ Ⅱ Ⅲ Ⅳ M

本人や家族の希望／ニーズ

	項目	内容	0点	1点	2点	月日	月日	月日	月日
1	食事	摂取状況	自力摂取	一部介助	全介助				
2		種類	普通食	軟食・流動	胃瘻他				
3	口腔機能簡易評価	開口	正常	やや困難	会話困難				
4		舌（動き）	正常	やや困難	困難				
5		乾燥（唾液）	正常	少しあり	困難				
6		発声・言葉の明瞭さ	正常	やや困難	困難				
7		咀嚼（かむ）	正常	やや困難	困難				
8		嚥下（飲み込み）	正常	やや困難	困難				
9		むせ	正常	少しあり	困難				
10		呼吸状態	正常	やや困難	困難				
11	口腔衛生／疾患	残存歯	20本以上	10〜20本	9本以下				
12		義歯（部分／総義歯）	適合	やや不適合	不適合				
13		歯肉	良好	やや不良	不良				
14		う蝕本数（　）	なし	C2以下	C3以上				
15		他の症状（　）	なし	少し	多い				
16		食物残渣（義歯含む）	なし	少し	多い				
17		歯垢	なし	少し	多い				
18	ケア状況	セルフケア	毎日（朝昼夕）	（　）／W	なし				
19		歯磨き	自立	一部介助	全介助				
20		うがい	ブクブク可	水を含める	含めない				
21		義歯着脱（義歯有・無）	自立	一部介助	全介助				
22		介助者（　）	毎日（朝昼夕）	（　）／W	なし				
		ケア内容　歯磨き　含嗽　清拭　義歯洗浄　その他（　　）							
23	全身状態等	笑顔が出る	よく出る	時々	なし				
24		肺炎の既往	なし	1回あり	2回以上				
25		栄養状態	良好	やや不良	不良				
26		安全性（事故緊急性）	普通	見守り	常時介護				
					合計点				

口腔状態　＊各項目の観察をし点数を入れ，合計点で口腔機能評価をする。　　　　S式包括的口腔アセスメントより改変

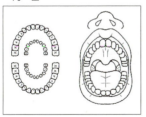
月　日

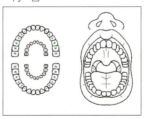
月　日

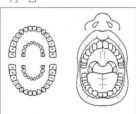
月　日

計画／評価

迫田綾子編：誤嚥を防ぐポジショニングと食事ケア，三輪書店，2013，p.116．より引用

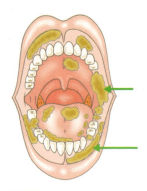

図1-10 食物残渣や分泌物の付着しやすい部位

表1-11 口腔ケアの種類

口腔ケアの種類	主な口腔ケア技術	方法および効果
物理的な口腔ケア	ブラッシング，口腔清拭，洗口（含嗽），唾液腺マッサージなど	歯や義歯に付着したバイオフィルムを歯ブラシなどで物理的に除去する方法
化学的な口腔ケア	含嗽薬使用，薬剤服用（使用），洗口剤・歯磨剤，保湿剤など	洗口液や薬剤を使用して口腔細菌を減弱させる方法
行動変容へのアプローチと環境づくり	ADLに合わせた援助，指導，用具の工夫	ヘルスプロモーションとして，自らの健康を高めるための教育や環境改善など

応じて実施時間や内容を決めておく。

5）口腔ケアの進め方

（1）援助の目標

　援助の目標は，患者の"口が湿って気持ちがよい状態にする"と"食べられる口づくり"である。口が湿ることは，唾液分泌による自浄作用や抗菌作用により免疫力が上昇する。口のほどよい湿りは，咀嚼や会話を促し社会参加に積極的になれQOLが向上する。"口が気持ちがよい"状態は，口腔が清潔に保たれ，味覚の感度が上昇して食事がおいしく，痛みや口臭などの不都合がなく，"おいしく食べることができる"状態である。口腔環境があって初めて，食欲がわき食べられる口となる。

（2）看護計画

　適切なアセスメントに続き，いつ，どこで，どんな方法で行うかを計画的に実践する。看護援助の基本は，安全に，安楽に，効率的に，自立を支援することである。援助方法は，対象者の口腔状態や自立の状況に合わせた方法を選択する。

（3）口腔ケア自立度

　日常生活自立度により原則3つのタイプに分ける。

- Aタイプ：原則自分でできるが，病状や障害により口腔状態が変化している可能性がありアセスメントが必要である。準備や後片づけが必要になることもある。
- Bタイプ：自分である程度はできるが，見守りや一部介助を要する。新たな技術や用具の使い方などの指導が必要となる。

・Cタイプ：全介助が必要であるが，できることを引き出して自立につなげる。口唇閉鎖不全や覚醒状態不良，認知力低下などにより洗口ができないことが多く，口腔清拭や洗浄技術を用いる。また誤嚥のリスクもあり注意深く実施する。

（4）口腔ケアの時間帯

摂食嚥下障害のある場合は，原則として食前と食後のケアを行う。食前は，口腔を清潔にして唾液を分泌させ味覚の感度を高め食欲を増進させる。また口腔細菌を減少させ，誤嚥時の感染のリスクを予防する。食後は，食物残渣を除去し口腔環境を整える。

（5）口腔ケアの実際

口腔ケアは，一連の流れをイメージして準備を確実に行う。対象者に対しては，羞恥心に配慮し，肩や顔のマッサージをしながら緊張をほぐして口腔ケアの心づもりや受け入れをしてもらう。ポジショニングは，ベッド上ではリクライニング角度を上げ頭頸部を前屈させる。車椅子の場合は，洗面所や居室でサイドテーブルやカットアウトテーブルを取り付けて自立的に行う。

長時間の開口は唾液の気管への流れ込みや呼吸管理が困難になるので，表情や呼吸状態に注意しながら口腔ケアを行う。ブラッシング中は，剥がれたバイオフィルムが唾液中へ飛散するため，唾液を誤嚥させないように努める。終了後も同様に汚染物や唾液を口腔外へ出すため5回以上の洗口（含嗽）や口腔清拭，洗浄，吸引などを入念に行う（➡看護技術の実際Ｆ，p.196に詳述）。

6）口腔清潔技術に用いる用具（図1-11）

（1）歯ブラシ

歯ブラシの大きさは前歯2本分程度でヘッドが小さ目，硬さは中程度，毛束はストレートカット，植毛は3〜4列がよい。持ち方はペングリップが一般的である。電動音波ブラシは短時間で効果が期待できるため，セルフケアが低下している場合などは選択肢の一つである。

（2）ブラッシングの補助用具

歯ブラシだけでは歯間などの歯垢除去は困難なため，適宜歯間ブラシ，タフトブラシを用いる。歯磨剤はフッ素化合物含有を使用し，う蝕を予防する。

（3）粘膜用ブラシ

口腔清潔とマッサージやストレッチなどの口腔機能を向上させる。形状はスポンジや毛付きで球状がある。

（4）洗口剤，含嗽薬

洗口は水道水で頻回に実施する。含嗽剤は医薬品で感染予防や疼痛緩和などに用いる。洗口剤は医薬部外品，化粧品に分類されている。口中清涼剤として芳香性香料によるマスキング効果をもつものもある。

（5）保 湿 剤

口腔を湿潤させ痛みや乾きを緩和する働きをもつ。種類には液体タイプ，ジェルタイプがある。液状は味覚刺激にも使用できるが，効果時間が短い。ジェル状は量が多いと口腔内に付着しやすいために薄く伸ばして塗布する。

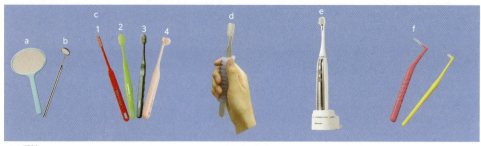

a：手鏡
b：デンタルミラー
c：歯ブラシ各種
d：歯ブラシ持ち
e：音波歯ブラシ
f：補助用具

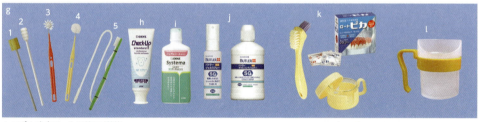

1 スポンジブラシ，2 口腔ケア綿棒，
3 くるリーナブラシミニ，
4 モアブラシ，5 吸引付きブラシ
g：口腔粘膜用ブラシ
h：歯磨剤
i：デンタルリンス
j：保湿剤
k：義歯用ブラシ・洗浄剤・容器
l：誤嚥予防用コップ

写真提供：b．日本フリッツメディコ株式会社，c 1，2，f，h，i．ライオン歯科材株式会社，c 3，g 3，4，5．株式会社オーラルケア，c 4．ポニカ，d，l．ファイン株式会社，e．パナソニック株式会社，g 1，2．川本産業，j．サンスター株式会社，k．株式会社松風

 図1-11 高齢者のための口腔ケア用具

（6）義歯ケア用具

　義歯はブラシによる物理的洗浄と義歯洗浄剤を用いた化学的洗浄がある。義歯はカンジダなどの病原菌が付着しやすく感染源となるため，食後には必ずはずして洗浄する。高齢者の義歯は，義歯と容器に名前を入れると紛失予防になる。

6 誤嚥・窒息リスクを低減するための看護技術

1）誤嚥・窒息のリスクを低減させる技術

　誤嚥予防は，摂食嚥下機能と誤嚥の種類や内容を適切にアセスメントし，早期発見と早期治療やリハビリに努める。誤嚥・窒息のリスク低減は，摂食嚥下機能の改善とともに，ポジショニングや食前の口腔ケア，適切な食事介助などの看護技術を提供していく（表1-12）。摂食嚥下障害高齢者の食事は，命と直結していることを意識し，チーム員すべてが正確な技術を習得していることが必要である。

2）摂食嚥下障害のある高齢者のポジショニング（姿勢調整）
（1）ポジショニングの目的

　ポジショニングの目的は，姿勢を調整することにより，口腔や咽頭腔の位置や形態を変え，抗重力により食物の流れを変えて誤嚥を予防することである[10]。ポジショニングは，車椅子での座位姿勢やベッド上で行われる。正しい姿勢の条件は，①体幹が安定し嚥下諸筋

表1-12 誤嚥・窒息のリスクを低減させる技術

誤嚥・窒息のリスク低減	主な援助技術
早期発見，早期治療	正確なアセスメント，本人や家族への教育・指導，チームケア，療養・環境の改善
食事に伴う誤嚥・窒息の防止	ポジショニング，食前の口腔ケア，食形態（嚥下食），とろみ調整食，一口量調整，食具の選択
唾液誤嚥によるリスクの軽減	口腔ケア，咽頭ケア，嚥下機能改善，禁食
逆流性誤嚥によるリスク軽減	ベッド上の体位の工夫，嚥下機能改善，適切な経腸栄養
咳，喀出能力の改善	咳反射改善，喀出能力の改善，排痰法，呼吸ケア，薬物療法
全身状態の改善	ADLや活動性の改善，栄養サポート，意識状態の改善
退院準備，再発予防	生活環境把握，誤嚥のアセスメントからリスク回避支援，口腔・咽頭ケア，嚥下機能改善，禁食

群が運動しやすい，②誤嚥しにくい，③上肢が使いやすくスプーンやコップを口に運びやすい，④食事中に疲労しない，⑤呼吸がしやすく咳を出しやすいことである。適切なポジショニングは，食欲や食事の自立を促し，誤嚥や窒息のリスクを最小限とする。食事時の不安定姿勢は，①嚥下困難により誤嚥のリスクが高まる，②食事の中断により食事時間の延長となる，③食物の通過障害により食事量の不足や低栄養を招く，④むせや誤嚥により食事に対する恐怖や拒否につながる。

（2）ポジショニングの目安

ベッド上では，リクライニング位30度から45度，60度と段階的に座位に近づける（表1-13）。リクライニング位は図1-12に示すとおり角度により長所と短所がある。30度は，頸部が伸展しやすいため頭頸部を軽度前屈させる。食事介助の際はスプーンの抜き方を斜め上方向にする。食事や口腔ケアの介助は，看護チームで同じ援助ができるよう手順を決めて表示し，過度な頸部伸展や姿勢の崩れを防ぎ，安楽な姿勢で食事ができるよう常に気を配る[13]（→看護技術の実際H，p.200に詳述）。

（3）車椅子使用の場合のポジショニング（シーティング）

①適切な食事姿勢（図1-13a）

原則90度ルールとし，股関節・膝関節・足関節が直角になる。そのため足台ははずし，床に足底をつけ（つかない場合は箱を設置），カットアウトテーブル（大判で肘が載せられ食事や口腔ケア，手仕事に使用できる）を設置する。

②不良姿勢（図1-13b）

足台に乗せると坐骨が滑り，上体が反る。顎が上がり誤嚥姿勢となりやすい。

7 摂食嚥下障害のある人への食事介助方法

（1）食事介助のポイント

患者の自立度や障害の状況に合わせて，食事介助位置の調整や摂取時の介助を工夫する

表 1-13 誤嚥予防のためのリクライニング位の目安

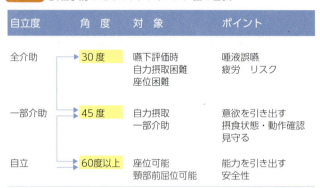

自立度	角度	対象	ポイント
全介助	30度	嚥下評価時 自力摂取困難 座位困難	唾液誤嚥 疲労　リスク
一部介助	45度	自力摂取 一部介助	意欲を引き出す 摂食状態・動作確認 見守る
自立	60度以上	座位可能 頸部前屈位可能	能力を引き出す 安全性

●リクライニング位 30 度

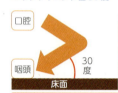

- 口腔内の移送を容易にする
- 咽頭通過が、ゆっくりとなる
- 咽頭後壁を伝うため、気管に入りにくい
- 咽頭残留がある場合、梨状窩にたまったものが気管に入りにくい

有効な場合	デメリット
・姿勢保持能力が低下している ・嚥下反射惹起が遅延している ・咽頭への送り込み機能が低下している ・疲労が強く、耐久性が低下している ・頸部の支持力が低下している	・口腔保持力が低下している ・自力摂取が困難 ・覚醒への刺激が入りにくい ・食物認識が困難 ・頸部が伸展しやすい

●リクライニング位 60 度

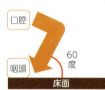

- 口腔保持が容易
- 咽頭通過速度が、やや速い
- 重力により食道に食べ物が入りやすい
- 自力摂取が可能
- 視覚情報が容易

有効な場合	デメリット
・覚醒保持が困難 ・食物認知が低下している ・咽頭期の嚥下圧が低下していて、食道への送り込みが不十分 ・自力座位姿勢が保持困難	・食物が気道に入りやすい ・咽頭への送り込みが困難 ・頭頸部が不安定になりやすい ・姿勢が崩れやすい

図 1-12 リクライニング位の選定

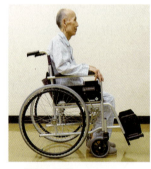
a　適切な姿勢

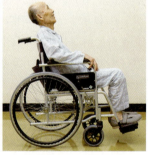
b　不良姿勢

図 1-13 適切な食事姿勢

ことがポイントとなる。片麻痺がある場合、顔とからだは正面向きとし、介助はスプーンが舌正中に入るよう位置を決める（右側介助→右手使用、左側介助→左手使用）。食事介助時は、患者の顔が上向きにならないよう介助者は目の高さに位置し、やや下正面から介助を行う。食事開始時は、水分やゼリーなどで口を潤し食べる準備を整える。基本的な介助時のスプーン操作は、下口唇にスプーンを設置し食物が口に入ることを意識してもらい、口が開いたら舌中央に設置し、上口唇が下がり閉口がみられたらスプーンをやや上向きに抜く（図 1-14）。開口や閉口が困難な場合は、介助者は力が入りすぎないよう用手的に介

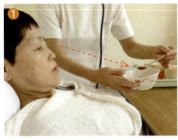
視覚情報を提供し，食物認知を高める（すくうところから見せる）

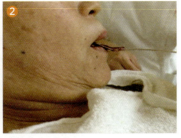
下口唇をすべらせるようにスプーンを正面から挿入する

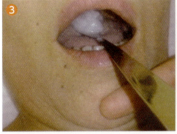
舌背中央にボール部を接地する（咽頭への送り込み機能が不良なときは舌の奥へ）

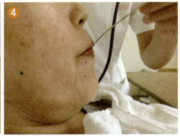
上口唇をすべらせるようにスプーンを抜く（口唇は閉鎖）

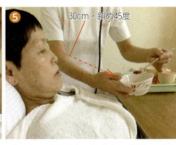
嚥下時にも視覚情報を提供する（視覚を誘導し，前屈位へ）

図1-14 スプーン介助

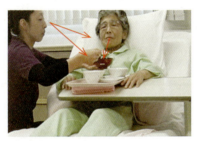

適切な介助位置（45度程度）
・捕食しやすく，こぼれにくい。頸部正中位・前屈位となり，嚥下運動がスムーズ
・視覚情報が入りやすく，食物認知がよいため，食事に集中しやすい
・介助者が，食事と患者が見える

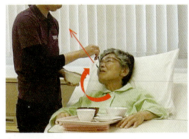

不適切な介助位置
・捕食しにくく，こぼれやすい
・捕食時に頸部回旋・伸展となり，誤嚥リスクとなる
・視覚情報が入りにくいため，食物認知が低下する

図1-15 食事の介助位置

助する。食事の介助位置を図1-15に示す。

（2）摂食嚥下プロセスの障害に合わせた介助方法の選択

摂食嚥下のプロセスに沿ってアセスメントし，食事介助を行う。その際，問題点だけでなく患者のもち備えている良好な機能を発揮できるような援助が大切である。摂食嚥下プロセスの障害に合わせた援助ポイントを表1-14に，摂食訓練開始・中止の基準を表1-15に示す。

（3）液体の誤嚥を防ぐとろみ調整剤の使用

緑茶に使用するとろみ調整剤（増粘剤）は，味が変わらず飲みやすいものを選択し，正確な濃度で作成する。患者の摂食嚥下障害の程度に合わせて作成するのが基本である。濃

表1-14 摂食嚥下プロセスの障害に合わせた看護援助のポイント

摂食嚥下のプロセスの障害		看護援助のポイント
先行期	覚醒不良	・離床を促し生活リズムを整える ・口腔ケアや口腔周囲のマッサージ，嚥下訓練など ・五感を使ったかかわりや嗜好品を準備する
	食物の認知の問題	・食事に集中できるような環境を調整し，端的な言葉や視覚，触覚を利用し注意の喚起を行う ・手を添えた食事動作の介助 ・食事に集中させ話しかけない
準備期	姿勢や捕食動作の問題	・嚥下と患者の身体に適したポジショニングを調整 ・テーブルや摂食用具，容器などの調整
	口唇閉鎖の問題	・口唇閉鎖の意識化，口唇の運動 ・口唇閉鎖の用手的な介助
	口腔内保持の問題	・頬や舌の運動，呼吸や発声訓練，一口量の調整 ・食物形態（水分よりとろみ付き水分や固形のほうが保持しやすい）
	食塊形成の問題	・口腔ケア ・義歯の調整 ・咀嚼訓練 ・まとまりやすい食形態への調整
口腔期	食塊の送り込みの問題	・口腔ケア ・口唇・頬・舌の運動 ・姿勢調整（上半身のリクライニング）や食形態の調整
咽頭期	嚥下反射や喉頭挙上，食物の咽頭残留の問題	・気道のクリアランスの改善 ・嚥下の意識化や嚥下訓練 ・呼吸や咳嗽訓練 ・姿勢調整（頭頸部前屈位やリクライニング位）や食形態，一口量の調整 ・食形態の違う固形と水分やゼリーとの交互嚥下や複数回嚥下
食道期	食道の蠕動運動や胃食道逆流の問題	・食形態の調整 ・食後30分～1時間リクライニング位15度程度挙上 ・内服調整

度が高いと飲み込みにくく咽頭や食道粘膜に付着しやすく，粘度が低いと流入速度が速くなり誤嚥のリスクが高まる[12]．

8 摂食嚥下機能向上のための看護技術

　入院などにより不動となった場合には，1週間では10～15％筋肉量が低下する．低栄養でサルコペニアによる摂食嚥下障害の場合は，栄養状態の改善と合わせて早期に嚥下機能改善のための計画的な看護援助が必要である（表1-16）．摂食嚥下機能は，歯，関連する神経系・筋肉，呼吸などに対するアプローチがあり，エビデンスのある援助計画が必要である．高齢者の場合は，筋力や認知力の低下もあり，楽しく生活のなかに取り入れ自宅でも継続できるプログラムを提供する．

表1-15 摂食訓練開始・中止の基準

開始の絶対条件	中止の基準
・意識レベルがJCSクリア，1桁，Ⅱ-10レベル	・覚醒不良で嚥下反射不良
・病状の進行がない	・病状の進行
・口腔内が清潔に維持	・37.5℃以上の発熱
・呼吸状態が安定している	・むせや痰の増加
・バイタルサインが安定	・呼吸状態の悪化　SpO_2の低下
・体温37.5℃以下	・炎症反応の上昇
・姿勢の安定	＊再開は，再度スクリーニングテストを実施する
・医師の指示	

表1-16 摂食嚥下機能向上のための看護技術

呼吸を整える援助	深呼吸，ブローイング，発声と咳訓練，排痰法など
咀嚼・嚥下筋群のリハビリ	嚥下体操，口唇・舌の刺激・ストレッチ，咳・咀嚼練習
感覚刺激・口腔環境を整える	咀嚼筋周囲振動刺激，味覚刺激，のどのアイスマッサージ，唾液腺マッサージ，口腔清潔ケア
咀嚼・摂食訓練と代償法	食物形態の調整，義歯の調整，姿勢調整など

誤嚥・窒息に対応するための看護技術

　誤嚥や窒息のリスクのある人の看護援助は，まずリスクの原因を明らかにすることから始まる。誤嚥や窒息は，食事環境，口腔内環境，覚醒状態不良，誤嚥姿勢，食事の一口量，食事のペース，家族介護者の援助技術などが原因となる。食事は，狭い咽頭を通過しやすいように，よく噛んで唾液と十分に混和して飲み込むことが予防になる。窒息の原因となりやすい食品例を表1-17に示す。

◇窒息発見時のケア

　日常の食習慣とは異なる行動や症状が見られたときは，一刻も早く命を守る処置を行う。窒息時のサインは，気道の完全閉塞と不完全閉塞により対応は異なる。発見時は，「何か詰

表1-17 窒息しやすい食品例

パサパサしたもの	パン，ふかし芋，クッキーなど
噛み砕けないもの	餅類，イカ，たこ，こんにゃく，きのこ類など
硬いもの	ナッツ類，噛むとバラバラになるもの
薄いもの	海藻やレタス，咽頭に張り付きやすいもの
きざみ食	青菜，根菜類，肉類などの誤嚥

まりましたか？」と声をかけて確認する．援助は，①大声で周りの人を呼ぶ，②救急用器材の準備，③異物の除去を行う．

看護技術の実際

A 反復唾液嚥下テスト（RSST）

- 目　　的：嚥下障害や誤嚥の有無を評価する
- 適　　応：嚥下障害を疑う高齢者
- 必要物品：時計

	方　法	留意点と根拠
1	適切なポジショニングを行う（➡❶）	❶頭頸部が伸展している姿勢では嚥下しにくい
2	口腔ケアにより口腔内を清潔にする（➡❷）	❷口腔内・咽頭が汚染，乾燥した状態では正確な評価ができない
3	反復唾液嚥下テストを実施する 示指で舌骨，中指で甲状軟骨を触知した状態で，「30秒間で，できるだけ多く唾液を飲み込んでください」と指示し，何回嚥下できるかを観察する（図1-16） 図1-16 反復唾液嚥下テスト	●甲状軟骨が指を十分に乗り越えた場合のみ，1回とカウントする ●下顎と胸骨が4横指程度の頭頸部の角度で実施する ●触知場所を触診困難な場合は，頸部聴診でカウントする
4	評価する 30秒以内に3回未満であれば，「問題あり」と評価する（➡❸）	●指示が伝わりにくい患者の場合，正確な評価が困難な場合がある ❸嚥下障害患者は，次の嚥下までの時間が延長する

B 改訂水飲みテスト（MWST）

- 目　　的：嚥下運動と咽頭期の障害を評価する
- 適　　応：嚥下障害を疑う高齢者
- 必要物品：時計，冷水，シリンジまたは小スプーン，とろみ剤，聴診器，SpO_2モニター

	方　法	留意点と根拠
1	適切なポジショニングを行う	●頭頸部を軽度前屈にする（➡❶） ❶むせや誤嚥を予防する
2	口腔ケアにより口腔内を清潔にする	
3	改訂水飲みテスト（MWST）を実施する 適切な姿勢を整え，テストを行う 1）冷水3mLをシリンジまたは小スプーンで口腔底に注ぎ，嚥下を促す（図1-17） 2）その後，反復嚥下（唾液を飲む）を2回促す 3）「あー」と発声を促し，湿性嗄声（ガラガラ声）の有無を評価する	●リクライニング位30度から始め，45度，60度と段階的に評価していく ●嚥下障害が強度の場合は，0.5〜1％のとろみ水を1〜2mLから開始する ●頸部聴診を同時にすると，咽頭の左右差や咽頭残留の評価がしやすい ●冷水を舌上に注ぐと口腔内での保持能力が低下している患者では，早期に咽頭へ流入してしまう危険性がある ●重力を利用できるリクライニング位や少量の冷水，とろみ水を使用する（➡❷） ❷患者の能力に適した姿勢や食形態を評価できる
	図1-17　改訂水飲みテスト（MWST）	
4	評価する 評価基準が4点以上なら，テストを後2回繰り返し，最も悪い場合を評点とする ＜評価基準＞ （1）嚥下なし，むせるand/or呼吸切迫（➡❸） （2）嚥下あり，呼吸切迫（不顕性誤嚥の疑い） （3）嚥下あり，呼吸良好，むせるand/or湿性嗄声（➡❹） （4）嚥下あり，呼吸良好，むせない （5）（4）に加え，反復嚥下が30秒以内に2回可能	●呼吸切迫が強く，SpO$_2$が3％以上の低下がある場合は，咳嗽の促しや吸引により気道のクリアランスを図る ※酸素飽和度低下は誤嚥との関連性はないとの報告もあるため，数値だけでなく呼吸の状態や姿勢，嚥下の状態などを観察することが必要 ❸むせや呼吸切迫が出現する場合は，誤嚥が考えられる ❹湿性嗄声が出現する場合は，咽頭での残留が考えられる

C　フード（食物）テスト（FT）

- 目　　的：口腔における食塊形成と咽頭への送り込みを評価する
- 適　　応：嚥下障害を疑う高齢者
- 必要物品：時計，小スプーン，プリンまたはゼリー，ペンライト，聴診器，パルスオキシメーター

	方　法	留意点と根拠
1	適切なポジショニングを行う	●頭頸部を軽度前屈にする（➡❶） ❶むせや誤嚥を予防する
2	口腔ケアにより口腔内を清潔にする	
3	フード（食物）テスト（FT）を実施する 適切な姿勢を整え，テストを行う 1）茶さじ1杯（約4g）のプリンまたはゼリーを舌背前部に置き，飲んでもらう（図1-18）	●嚥下障害や誤嚥のリスクが考えられる場合は，リクライニング位30度から45度，60度と段階的に評価していく ●試料はスライス法を用いる。3gで評価点が低いと予測される場合は，1〜2gから開始する

方法	留意点と根拠
2）「あー」と発声を促し，湿性嗄声（ガラガラ声）の有無を評価する 3）口腔内をペンライトで観察し，残留の有無と程度，残留部位を観察する 4）その後，反復嚥下を2回行う 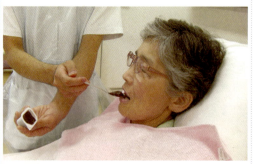 図1-18 フード（食物）テスト（FT）	●頸部聴診法を併用し，咽頭の左右差や咽頭残留の評価をする ●重力を利用したリクライニング位や量を調整する（➡❷） ❷患者の能力に適した姿勢や一口量を評価できる
4　評価する 評価基準4点以上なら，テストをあと2回繰り返し，最も悪いものを評点とする ＜評価基準＞ （1）嚥下なし，むせるand/or呼吸切迫（➡❸） （2）嚥下あり，呼吸切迫（不顕性誤嚥の疑い） （3）嚥下あり，呼吸良好，むせるand/or湿性嗄声（➡❹），口腔内残留中等度（➡❺） （4）嚥下あり，呼吸良好，むせない，口腔内残留ほぼなし （5）（4）に加え，反復嚥下が30秒以内に2回可能	●呼吸切迫が強く，SpO$_2$が3％以上低下の場合は，咳嗽の促しや吸引で誤嚥物を除去する ※酸素飽和度低下は誤嚥との関連性はないとの報告もあるため，数値だけでなく呼吸状態や姿勢，嚥下の状態などを観察することが必要 ❸むせや呼吸切迫が出現する場合は，誤嚥が考えられる ❹湿性嗄声が出現する場合は，咽頭での残留が考えられる ❺口腔内残留がある場合は，食塊形成や送り込みの困難が考えられる

D 頸部聴診法

- 目　　的：咽頭期における嚥下障害の有無を評価する
- 適　　応：嚥下障害を疑う患者
- 必要物品：聴診器

方法	留意点と根拠
1　貯留物を除去する 咳払いや吸引を行い，口腔内や咽頭，喉頭の貯留物を除去する	
2　頸部聴診を実施する 1）嚥下時の喉頭挙上運動を妨げないよう喉頭の側方に聴診器を軽く当てる。聴診部位は，輪状軟骨直下の気管外側部とする（➡❶）（図1-19）	●頸部を過伸展させないように注意する ●あらかじめ，聴診器の当て方や音の聴き取り方に慣れておく ●狭い部位であり，小児用・乳児用の聴診器の使用が望ましい ❶輪状軟骨直下の気管外側部は，頸動脈の拍動音や喉頭挙上に伴う嚥下時の皮膚の振動音が小さいため，嚥下音・呼吸音が比較的明瞭に聴取できる

方　　法	留意点と根拠
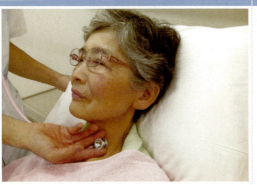 図1-19　頸部聴診 　2）聴診部位で左右の呼吸音を聴診する 　3）一定量の水や食物を嚥下してもらい，嚥下時の嚥下音を聴診する 　4）嚥下後の呼吸音を聴診する	●咽頭・喉頭に貯留物がない状態での呼吸音と左右差を確認する ●聴診器は，水や食物が口に入る前から当てておく（➡❷） ❷口腔内での保持能力が低下している患者は，嚥下前に流れ込む音が聴取される可能性がある
3　頸部聴診を判定する 　1）嚥下音 　　正常音：呼吸音がいったん停止したあと，力強い嚥下音1回，引き続いて澄んだ呼吸音 　　異常音：嚥下音が長い，または弱い複数回の嚥下音，泡立ち音・むせに伴う喀出音 　2）嚥下後の呼吸音 　　湿性音，うがい音，液体の振動音	●異常音は，舌による送り込み障害，咽頭の収縮機能の減弱，喉頭挙上の障害，口腔内での保持力低下に伴う早期の咽頭流入，食物の喉頭への侵入や誤嚥などが考えられる
4　貯留物を除去する 　異常音が聴取された場合は，咳払いや吸引で貯留物を除去する	

E　液体の誤嚥を防ぐとろみ調整剤の使用

● 目　　　的：液体によるむせを予防し高齢者の脱水を予防する。口腔内の食塊形成を助け咽頭への流れ込みの速度を遅らせる
● 適　　　応：液体嚥下でむせがみられる高齢者。覚醒状態が悪く誤嚥のリスクのある高齢者
● 必要物品：緑茶，とろみ調整剤（増粘剤）1個，コップ2個，スプーン2本（計量用・かき混ぜ用）

方　　法	留意点と根拠
1　使用材料の準備 　とろみ調整剤小さじ1杯をコップに入れる。別のコップに150mLの温かい緑茶を準備する（冷茶でもよい）	●濃度，液体の種類，温度，経過時間の影響はとろみ調整剤の種類により異なるため，説明書を熟読する。個々の患者の濃度を確認する。「薄いとろみ」「中間のとろみ」「濃いとろみ」がある。最初は「薄いとろみ」から試飲し嚥下状態や安全性を確認する
2　とろみを作る 　1）コップにお茶を入れ，とろみ調整剤を注ぎ，15～30秒かき混ぜる。とろみ調整剤入りのコップに緑茶を注ぐ方法もある	●とろみの作り方は2種類あるため，粘度を一定にするため作り方は統一しておく。とろみ調整剤が塊（だま）にならないよう，少量ずつ粉を入れながら均一に混ぜる（図1-20）

第Ⅳ章 高齢者の健康障害と看護技術

方　法	留意点と根拠
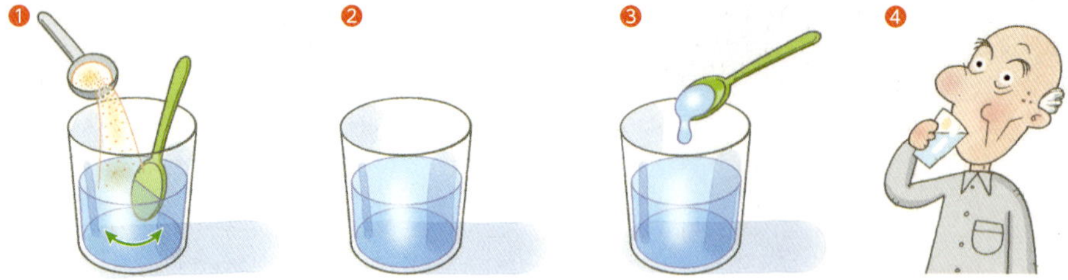 ❶　❷	❸　❹

とろみの強さ	＋	＋＋	＋＋＋
粘度（mPa・S）	50～150	150～300	300～500
とろみのイメージ	薄いとろみ	中間とろみ	濃いとろみ

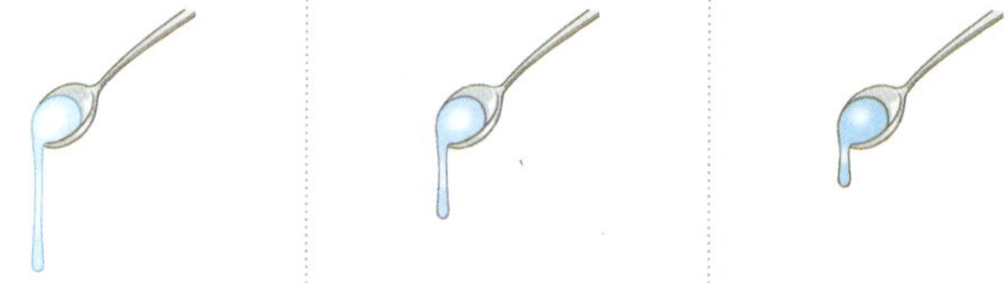

図 1 -20　とろみの作り方と目安

2) 1分間放置し，とろみを安定させる
3) 「中間のとろみ」「濃いとろみ」を作成する。とろみ調整剤を小さじ3～6杯計り，お茶を150mL注ぎ30秒間かき混ぜる

- スプーンですくい，上から垂らして粘度を確認する。だまは取り除く（➡❶）
- ❶ だまがあると，2種類の密度のある形態が存在し，飲み込みのリスクとなる
- 濃いとろみは，口腔残留や咽頭へ付着しやすいため，時間経過とともに硬くなるため，入れすぎない

3　3種のとろみを比較する
　　口腔内の感触や味の変化，飲み込みを体感する

- どんな飲み物に，どのとろみ調整剤をどれくらい入れるかを検討する
- 緑茶，牛乳，ジュースなどの食材，温度，とろみ調整剤の性質により違いがあることを認識する
- 標準はスプーンから流れる薄いとろみであるが，嚥下造影などで適切な評価をするのが理想的である

F 口腔を清潔にする技術

- ● 目　　的：口腔内を清潔にすることで唾液の分泌を促し，口腔疾患の予防や呼吸器感染（誤嚥性肺炎など）を予防することができる。口腔の爽快感や機能を引き出し，食べられる口をつくる
- ● 適　　応：摂食嚥下障害があり，日常的に口腔乾燥がある全介助が必要な高齢者
- ● 必要物品：歯ブラシ，スポンジブラシ，タオル，水，コップ，ガーグルベースン（ブ

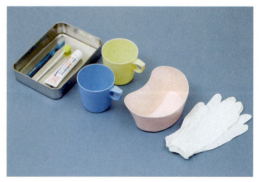

図 1 -21　口腔ケアの必要物品（左より歯ブラシ，スポンジブラシ，保湿剤，水およびコップ，ガーグルベースン，ディスポーザブル手袋）

ラシ洗い容器），保湿剤または洗口剤，ペンライト，ディスポーザブル手袋，ティッシュペーパー（図1-21）

	方　法	留意点と根拠
1	**患者の確認をする** 口腔ケアを開始することを伝え，了解を得る。覚醒状態，表情，反応などを観察する	●覚醒不良の場合は，手や顔のマッサージから開始する。緊張がある場合は，ゆったりとした雰囲気で接する
2	**患者の準備をする** 1）ポジショニング，リクライニング位30度とする（「ポジショニング」p.200参照） 2）手指消毒を行い，ケア用品を患者の見える位置に置く 3）タオルを首の周囲に掛ける 4）手，肩，顔へとタッチングやマッサージをする（➡❹）。続いて大唾液腺をマッサージし開口を促す（図1-22） 図1-22　唾液腺のマッサージ 5）ディスポ手袋・エプロンを着用する	●頭頸部は前屈し軽度横向きで，健側を下側とする ●患者から見える位置に看護師の位置取りをする（➡❶） ❶視覚情報は安心感を与える ●口腔ケアの場合は，食事時姿勢より前屈度を上げる（➡❷） ❷唾液や汚染物の気管への流れ込みを予防する ●声かけし，突然口腔に触れない。開口保持能力を確認し，開口困難でも無理に開けない（➡❸） ❸無理な開口は苦痛で，ケアの拒否につながる ●手袋・エプロンは標準予防策 ❹マッサージはリラックス効果と唾液分泌を促進する
3	**口腔内を観察する** 口腔乾燥状態，歯や粘膜への付着物の量，性状など。義歯があれば下顎からはずし，破損や汚れを確認後，洗浄する	●口腔アセスメントも含める ●義歯をはずすときは下顎からはずし，装着時は上顎から入れる（➡❺） ❺上顎義歯のほうが大きいため，開口時の負担が少ない。義歯装着の自立度をみて，できるところは患者に行ってもらう
4	**口腔清拭** 1）スポンジブラシを水に浸し十分に絞る（ティッシュ使用） 2）口唇から開始し，上右，上左，下右，下左側の頬粘膜，口蓋，舌，舌下と順に，スポンジブラシを回転させ唾液や汚物をからませる（図1-23） 3）1回清拭ごとにスポンジブラシを洗浄する（➡❽）	●視覚情報として，ブラシは見せてから口腔内に入れる（➡❻） ❻突然口腔に異物を入れると恐怖感をもつため，「見る，触る」体験から受け入れてもらう ●反対側の手で口唇を保護し，視野を確保する ●舌奥へは嘔吐反射があるため深く入れない ●開口器は，緊急時以外は呼吸を妨げ苦痛であり使用しない（➡❼） ❼根気よく優しいケアで開口することが多い ❽汚物が口腔内に拡散するのを予防し，口腔内の汚染物を口腔外へ排出して感染のリスクを下げる

方法	留意点と根拠
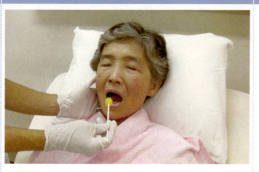 図1-23 口腔清拭	
5　**口腔粘膜，周囲筋のストレッチ** 　1）頬粘膜に沿ってスポンジブラシを奥に入れ，大きく3回上下させる（図1-24） 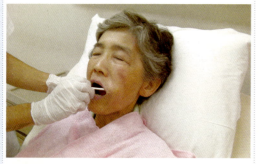 図1-24 口腔周囲筋群のストレッチ 　2）反対側も同様に行う	● 頬粘膜に沿わせて軽度の圧をかけながら行う（➡❾） ❾ 口腔周囲筋へ負荷をかけ，廃用症候群の予防と口腔機能の維持改善を引き出す，小唾液腺の刺激で分泌を促す
6　**ブラッシング** 　1）歯ブラシを小きざみに臼歯部から前に向かって振動させる（➡❿） 　2）歯ブラシは，水で洗いながら行う（➡⓫） 　3）1本ずつていねいにみがく	● 開口可能な場合は，刺激が少ない唇側奥から始める。反対側の手で口唇を保護する ❿ 歯頸部の歯垢はう蝕や歯周病菌の原因となる ⓫ 歯ブラシに付着した歯垢を口腔外に排出させ，誤嚥させない
7　**洗口（含嗽）**（➡⓬） 洗口できる人は5回を目標に行う（図1-25）。困難な人は拭き取りや吸引器を使う 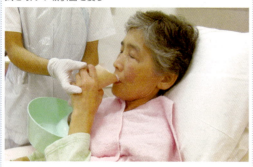 図1-25 洗口（含嗽）	⓬ 残留物は不快感や唾液誤嚥により感染のリスクが高まる ● 200mL水道水ブクブク2回・ガラガラ2回・ブクブク1回の計5回 ● コップにV字カットを入れると，顎が上がらず洗口できる

	方　法	留意点と根拠
8	義歯を洗浄して装着する 　義歯は専用ブラシを用いて薄めの中性洗剤で洗う	●感染予防や洗浄効果を上げるため，義歯洗浄剤を使用する． ●義歯が入ると嚥下が容易にできる
9	パタカラナと発声や咳をしてもらう（→⓭）	●発声で口腔機能や呼吸状態を確認する ⓭口腔乾燥が軽減すると，発声が容易になる人がいる
10	観察，片づけ，手指消毒	●全身状態の観察，歯ブラシ類は洗浄し乾燥させる ●できたことを患者と共に喜ぶ
11	評価，記録，報告	●看護援助技術と効果の振り返り ●チームで質の高いケアを提供する

G 唾液腺マッサージ

- 目　的：唾液の分泌を促し口腔内環境を整える．食前に実施することで，摂食嚥下機能の向上を図る．リラックス効果により口腔ケアを受け入れる準備とする
- 適　応：口腔乾燥がある高齢者，多剤服用で口腔乾燥が予測される高齢者．入院時初回の口腔アセスメント時の相互コミュニケーションとする．唾液の分泌は，正確な部位や頻度や回数などを適切に実施することで効果がみられる．いつでも，どこでも気軽に行える

	方　法	留意点と根拠
1	耳下腺をマッサージする 1) 両手の平をすり合わせて温める．耳たぶの前に手のひらを当て，耳下腺部を温める（→❶） 2) 示指から薬指までの3指を耳介の下に当ててグルグル回す．耳介部前から中指を最後臼歯付近に滑らせ2〜3秒圧迫し，パッと離す（→❷）．この動作を10回繰り返す	❶温刺激で血流を促進させる．顔へ冷たい手を当てることは，嫌悪感情をもたらす．マッサージをする位置を正確にする ❷最後臼歯付近には，耳下腺の開口部が存在する．圧迫刺激することで，サラサラの漿液性唾液を流出させる（耳下腺刺激）
2	顎下腺をマッサージする 下顎骨内側の軟らかい部分に親指を当て，耳下から顎の下まで3〜4か所を順番に押す．各5回ずつ（図1-26）	●圧迫部位がはずれると効果がないため，唾液腺の解剖を確認する．顎下腺は漿液性と粘液性の混合唾液であり，比較的強めに押す．ムチンを含み口腔の保湿性や湿潤性を保っている（顎下腺刺激）

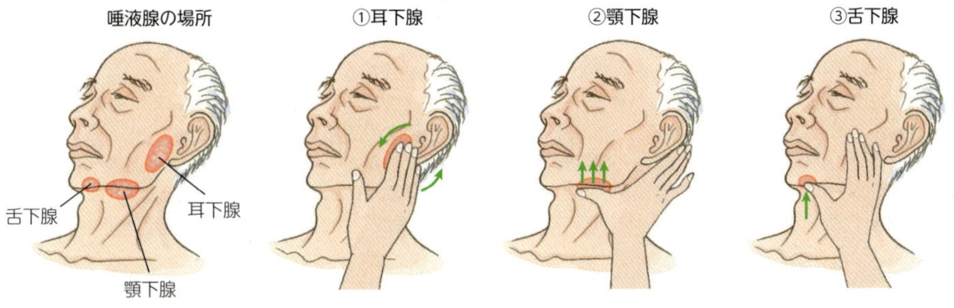

図1-26　唾液腺マッサージ

方　法	留意点と根拠
3　舌下腺をマッサージする 　　両手親指をそろえ下顎の真下から舌を突き上げるように，ゆっくりと押す。この動作を10回繰り返す	●舌下腺は，ネバネバの粘液性唾液であり，比較的強めに押す。ムチンを含む（舌下腺刺激）
4　1日に3回行う 　　1〜3をセットとして，1日に3回行う	●指導後も声かけや一緒にマッサージするなどして継続する

H　ベッド上での食事時のポジショニング

● 目　　　的：誤嚥を予防し，安全な食事を提供する。姿勢の崩れを防ぎ食事の自立を図る
● 適　　　応：誤嚥が疑われる高齢者，介助によりベッド上で食事摂取をしている高齢者。経口摂取のためのスクリーニング時など。口腔ケア時も原則同様である
● 必要物品：枕小2個，大1個，バスタオル2枚，サイドテーブル，食事

方　法	留意点と根拠
1　食前（口腔ケア前）のポジショニング 　1）声かけして，姿勢を整えることを伝え，看護師2人で実施する（➡❶） 　2）腰（坐骨部分）の位置をベッド分岐部より上に移動させ，からだがベッド中央にあることを確認する（➡❷）（図1-27a） 　3）小枕を肩下の脇に沿って左右に置く（➡❸）（図1-27b） 　4）ベッドは足側から上げ（➡❹），上体，足と交互に上げ30度とする（図1-27c） 　5）足底をクッションなどで接地させる（➡❺）（図1-27d） 　6）背抜き，足抜き，尻抜きをする（➡❻） 　　（1）手を肩から背中，腰へと移動させる（図1-27e） 　　（2）殿部に両手を差し込み，圧を抜く 　　（3）大腿から足首へと手を移動させる（図1-27f） 　7）頭頸部を軽度前屈させ，前胸部と顎の間を3〜4横指程度にする（➡❼）（図1-27g） 　8）バスタオルを頭枕の下へ敷いて，高さを調節する 　9）ベッドから離れ，全体の姿勢を確認する 　10）テーブルの位置を肘の高さに合わせる（➡❽） 　11）食事を前に置き，患者と，目の高さを合わせて座る（➡❾） 　12）原則健側から介助する	●ポジショニング中にも必ず，何をするのかを説明しながら実施する ❶患者の自立支援を優先する。2人で実施すると効率的で正確にできる ❷ベッド分岐部より腰が下の場合は，ベッド挙上により，下へずれ落ちる ❸患者の手を支持することで，姿勢の安定や上肢の運動の自由度を高める ❹足から上げることで，ずり落ちを防ぐ ●角度は正確に測る。 ❺足底接地は，嚥下力を強化する ❻体圧を除去し，ズレを補正し褥瘡予防になる ●"手当て"感覚で，スキンシップも込める ❼誤嚥を予防する。頸部前面の嚥下諸筋群がゆるみ，喉頭挙上が楽にできる。食道が下になり重力で食塊が気管に入り込みにくい。顎を引きすぎると，嚥下反射が起こりにくくなる ●呼吸状態，腹部圧迫の有無，足底着地などを観察し，安定姿勢であることを確認する ❽両上肢をテーブル上に置くことで，姿勢が安定し自力摂取しやすくなる ❾高い位置での介助は，患者の顔が上向きとなり誤嚥のリスクが高まる

方法	留意点と根拠

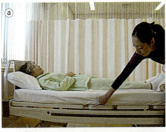 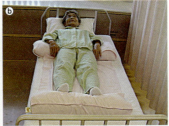 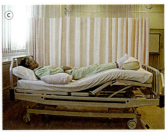
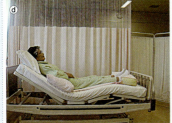 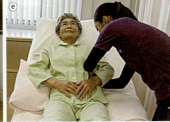 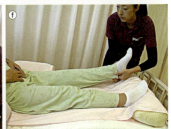
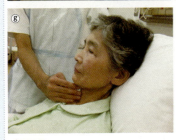

図1-27 食前（口腔ケア前）のポジショニング

方法	留意点と根拠
2　**食事中のポジショニング** 　食事がおいしく食べられるよう，集中力，食事動作，姿勢のくずれなどを観察する（➡⑩）	●不適切な介助は姿勢のくずれにつながる ⑩姿勢のくずれは食事の中断となりやすく，食欲低下や食事量の減少につながる
3　**食後のポジショニング** 　1）足を軽く上げてから（➡⑪），上体を下げる⇒足を下げる⇒繰り返してベッドを軽度挙上させておく（➡⑫） 　2）背抜き，足抜き，尻抜きを行う（➡⑬）	⑪足を上げることは，上体のずり落ちを防ぐ ⑫上体の軽度挙上は，胃逆流防止や安楽な姿勢となる ●ベッド下降時は圧やずれが起こり恐怖感にもつながる ⑬背抜きなどにより安楽さが増す
4　**観察と評価，記録をする** 　全身状態，食事量や疲労，口腔内の観察と評価，記録をする	●食事を段階的に進め，誤嚥予防や食事の自立の目安になる

1 のどのアイスマッサージ

- ●目　　的：冷刺激によるマッサージ効果により嚥下反射を誘発する
- ●適　　応：意識障害や覚醒不良などにより嚥下反射の遅延がある場合に，嚥下訓練と摂食前の準備や食事の中断時など，嚥下を誘発するために用いる．簡便で適応範囲が広い．他の清潔ケアを併用して行うことで効率的なケアとなる
- ●必要物品：冷水，綿棒またはスポンジブラシ1本

	方　法	留意点と根拠
1	必要物品を準備する	●冷凍庫で凍らせると,粘膜を傷つけるので注意する ●食前の口腔清潔後に実施する
2	のどのアイスマッサージを実施する 開口を促し,口唇,前口蓋弓や舌根部,軟口蓋,咽頭後壁をなでるようにマッサージをする	●頸部は軽度前屈し水分誤嚥しないように注意する ●舌根部・咽頭粘膜に触れると催吐反射があり,部位と力加減を調整する ●冷水に浸け直しながら繰り返す
3	嚥下を促す 2～3回マッサージ後,「ゴックンしてください」と嚥下を促す Kポイント 歯肉マッサージ 『ゴックン』が起きにくいとき ①Kポイントを刺激 ②歯肉マッサージ ③綿棒の氷水の量を多く浸して,飲水訓練 図1-28　のどのアイスマッサージ	●冷刺激により嚥下反射を促す ●待っても反射が起こらないときは,Kポイントや氷水の量や温度を変えたり,歯肉マッサージをしてみる（図1-28）
4	口腔粘膜,周囲筋のストレッチ 1）頬粘膜に沿ってスポンジブラシを奥に入れ,大きく3回上下させる 2）反対側も同様に行う	●頬粘膜に沿って軽度の圧をかけながら行う ●口腔周囲筋へ負荷をかけ,廃用症候群の予防と口腔機能の維持改善を引き出す。小唾液腺の刺激で分泌を促す

文　献

1) 才藤栄一・向井美恵監：摂食・嚥下リハビリテーション，第2版，医歯薬出版，2007，p.63．
2) 聖隷嚥下チーム：嚥下障害ポケットマニュアル，第3版，医歯薬出版，2011，p.12-18．
3) 若林秀隆・藤本篤士編著：サルコペニアの摂食・嚥下障害，医歯薬出版，2012，p.2．
4) 日本嚥下障害臨床研究会編：嚥下障害の臨床―リハビリテーションの考え方と実際，第2版，医歯薬出版，2008，p.15-17．
5) 三鬼達人：今日からできる摂食・嚥下・口腔ケア，照林社，2013，p.102-103．
6) 迫田綾子編：図解ナース必携　誤嚥を防ぐポジショニングと食事ケア，三輪書店，2013，p.94-95．
7) 小山珠美監：ビジュアルでわかる早期経口摂取実践ガイド，日総研出版，2012，p.98-103．
8) 前掲書2），p.37．
9) 日本摂食・嚥下リハビリテーション学会医療検討委員会：日本摂食・嚥下リハビリテーション学会嚥下調整食分類2013，日本摂食嚥下リハビリテーション学会会誌，17(3)：255-267，2013．
10) 厚生労働省平成23年歯科疾患実態調査　http://www.mhlw.go.jp/toukei/list/62-23.html
11) 柿木保明・山田静子編：看護で役立つ口腔乾燥と口腔ケア，医歯薬出版，2005，p.49-51．
12) 安細敏弘・柿木保明編著：今日からはじめる！口腔乾燥症の臨床，医歯薬出版，2008，p.37．
13) 前掲書6），p.116．

2 排尿・排便障害

学習目標
- 高齢者に起こりやすい排尿・排便障害の特徴を理解する。
- 高齢者に起こりやすい排尿・排便障害のアセスメント方法を理解する。
- 排尿・排便障害のある高齢者を援助するための看護技術を習得する。

1 高齢者に起こりやすい排尿障害

　近年，排尿障害という用語が下部尿路機能障害と改められ，それに伴う症状として下部尿路症状（lower urinary tract symptoms：LUTS）という用語が一般化してきた。下部尿路症状には，膀胱から尿を出すことが障害される尿排出障害と，膀胱に尿をためることが障害される蓄尿障害，あるいは両方の障害がある（図2-1）。

1）尿排出障害

　尿排出障害には，排尿困難，尿勢低下，残尿感，尿閉，溢流性尿失禁などの症状がみられる。尿道や膀胱の異常により生じ，尿道の異常には，脊椎疾患や脊髄損傷などによる排尿筋・括約筋の協調不全や下部尿路の閉塞がある。また，膀胱の異常には，糖尿病や脊椎の障害などによる神経因性，抗コリン薬などによる薬剤性，加齢に伴う筋力や神経伝達能力の低下などによるものがある。高齢者に起こりやすい尿排出障害の原因として，主に，前立腺肥大症，神経因性膀胱などがある。

（1）前立腺肥大症

　前立腺肥大症は，前立腺が肥大することにより，尿路が狭窄する疾患で，60歳以上の男性の約50％に認められている。特徴的な症状として，腹圧をかけないと排尿が困難となる

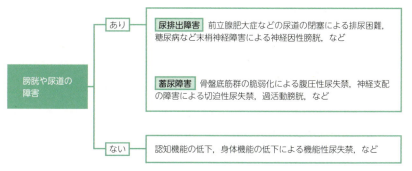

図2-1　高齢者に起こりやすい主な排尿障害

（腹圧排尿），排尿開始までの時間が延長する（遷延性排尿），尿の勢いが弱くなる（尿勢低下），尿が途中で切れる（尿線途絶）などが現れ，残尿や頻尿などを伴う。

（2）神経因性膀胱

神経因性膀胱は，脳血管障害やパーキンソン病などによる中枢神経障害，糖尿病および子宮がん・直腸がん術後の末梢神経障害などにより引き起こされる。排尿を支配する神経が障害されるため，排尿筋が十分に収縮せず，残尿が生じることが多い。

尿排出障害が重度な場合は，尿閉をきたすことがある。その結果，溢流性尿失禁が生じ，尿道から尿がだらだらと溢れ出るという特徴がある。

2）蓄尿障害

蓄尿障害は，症状により，以下のとおりに分けられる。①**尿意消失**：膀胱に尿がたまっても尿意がない，または弱い症状。

②**尿意切迫感**：尿意が生じると最大尿意にならなくても我慢できない症状。

③**頻　尿**：「日中 8 回以上」，「夜就寝してから朝起床するまでの間に 1 回以上排尿すること（夜間頻尿）」と定義されている（国際尿禁制学会，International Continence Society：ICS）。夜間頻尿は，下部尿路症状のうち最も頻度が高く，40歳以上の男女で約4,500万人が有しているといわれ，加齢とともに増える。

④**尿　失　禁**：無意識，または不随意に自分の意思とは関係なく尿が漏れてしまい，社会的・衛生的に問題となった状態。

高齢者に起こりやすい尿失禁のタイプを以下に述べる。

（1）腹圧性尿失禁

腹圧性尿失禁は，骨盤底筋群が脆弱化し，膀胱頸部が過度に移動したり，尿道括約筋の機能が低下したりすることによって生じる。そのため，笑ったときや咳をしたときなど，腹圧がかかった場合に尿が漏れるのが特徴的である（図2-2）。女性と男性の下部尿路の構造上，腹圧性尿失禁は女性に多く，特に出産歴，肥満，便秘，慢性呼吸器疾患などの影響を受ける。男性は基本的に腹圧性尿失禁を生じることはないが，前立腺の手術後などに生じることがある。

さらに女性の場合，子宮や膀胱など骨盤内臓器を支えきれないほど骨盤底筋群が脆弱化

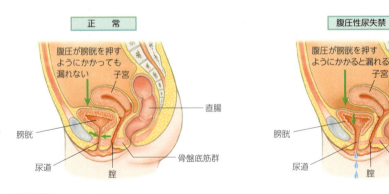

図2-2　腹圧性尿失禁

し，これらの臓器が下垂することがある。これを骨盤内臓器脱といい，尿失禁など蓄尿障害を伴うことがある。

（2）切迫性尿失禁
切迫性尿失禁は，神経障害により，膀胱に尿が少ししかたまっていないにもかかわらず，我慢できないほどの強い尿意を感じ（尿意切迫感），尿が漏れてしまうのが特徴的である。背景の基礎疾患として，脳血管障害，パーキンソン症候群などの難病，膀胱炎などがある。また，切迫性尿失禁の有無にかかわらず，尿意切迫感を主症状としたものを過活動膀胱といい頻尿を伴う。過活動膀胱の有病率は，加齢に伴い増加する。

（3）溢流性尿失禁
溢流性尿失禁は，膀胱から尿を出しきれず，膀胱内に尿がたまり過ぎたり（残尿），膀胱自体が硬くて膀胱内圧が高くなると，ふとした拍子に尿が漏れる尿失禁である。

（4）機能性尿失禁
高齢者の場合，膀胱や尿道に問題はないが，身体機能の低下から動作緩慢となりトイレに行くのに時間がかかる，手指の巧緻性低下からズボンのボタンがはずせないために尿失禁が生じる。また，認知機能の低下から，トイレの場所がわからない，尿意を他者に伝えられないなど，これらを機能性尿失禁という。

3）尿排出障害と蓄尿障害の場合

（1）頻　　尿
頻尿の原因は様々であるが，過活動膀胱，残尿，多尿，尿路感染・炎症，腫瘍，心因性に分類され，前述したとおりの蓄尿障害による頻尿のほか，尿排出障害として残尿による頻尿がある。

（2）過活動膀胱
過活動膀胱（over active bladder：OAB）は，尿意切迫感を必須とした症状症候群で，通常は頻尿と夜間頻尿を伴う。2002年に日本排尿機能学会による「下部尿路症状に関する疫学調査」が行われ，40歳以上日本人のOABの実数は810万人（12.4％以上）と推定され，半数以上にQOLへの影響がみられた。さらに70歳代では25％以上，80歳以上では35％以上の有病率と報告されている[1]。

（3）神経因性膀胱
下部尿路機能（蓄尿および排尿）には，大脳から脊髄，中枢神経から末梢神経など様々な神経が関連し，膀胱や尿道括約筋の複雑な動きをコントロールしている。そのため，神経因性膀胱は，損傷部位により尿排出障害に限らず蓄尿障害が生じることがある。

2 高齢者に起こりやすい排便障害

排便障害には，排便困難による便秘，蓄便困難による下痢や便失禁，便秘と下痢を繰り返す過敏性腸症候群がある。

1）便の状態の分類

便の状態は，硬便，普通便，軟便に大きく分類される。ブリストルスケールでタイプ1〜7に区分される（第Ⅲ章2，p.103参照）。

2）排便困難（便秘）

便秘とは，排便回数や排便量の減少，硬便，排便が順調に行われない苦痛や不快感を伴うなど，日常生活への支障が重なった排便状態である。便秘は，排便回数が通常3〜4日間以上便通がないことであるが，生活習慣による個人差が大きい。そのため，排便が数日間なくても，ブリストルスケールのタイプ3〜5であれば便秘とはいわない。

高齢者の場合，便秘になりやすい病気として，糖尿病，脳血管障害，パーキンソン病，甲状腺機能低下症，脊髄損傷などがある。また，高齢者が服用する薬剤として，抗精神病薬，抗うつ薬，降圧薬，パーキンソン病治療薬，利尿薬などが便秘の原因となりやすい。

便秘は，以下の2つに分類される。

（1）機能性便秘

機能性便秘は，弛緩性，痙攣性，直腸性の3つからなる（図2-3）。高齢者の場合，腸の送りが悪くて便を出せない状態である弛緩性便秘が多くみられる。一方，直腸性便秘は肛門付近まで便が降りてきているが便を出せない状態である。

（2）器質性便秘

器質性便秘は，直腸の腫瘍や炎症など，狭窄による通過障害が原因になる。

3）蓄便障害

（1）下　痢

下痢とは，便の水分が多くなり，ブリストルスケールのタイプ6・7を頻回に排泄する状態であり，急性下痢と慢性下痢に分類される。

急性下痢は，感染性（細菌性腸炎，ウイルス性腸炎，赤痢など），非感染性（食中毒，下剤，寒冷刺激，乳糖不耐症など）の原因があり，脱水と電解質の喪失を伴う。一方，慢性下痢は，過敏性腸症候群，潰瘍性大腸炎，クローン病，大腸がんなどが代表的な原因となる。

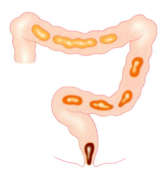 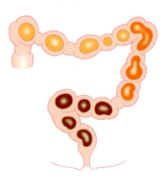 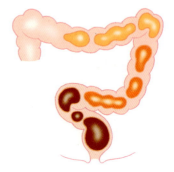

①弛緩性便秘：腸全体が活力を失って便秘になる

②痙攣性便秘：腸の収縮運動が異常に強すぎて便秘になる

③直腸性便秘：便意の消失により，直腸の下方に硬い便がたくさんたまって便秘になる

図2-3　機能性便秘の3つのタイプ

（2）便失禁

便失禁とは，便が我慢できずに漏れる，あるいは知らないうちに漏れてしまう状態である。原因や症状により，以下のとおりに分類される。

①腹圧性便失禁
腹部に腹圧がかかったときに便が漏れる状態である。加齢による肛門括約筋の低下，事故や手術，出産による肛門括約筋の損傷などが原因となる。

②切迫性便失禁
腸蠕動が過亢進となり，下痢などで急激に便意を感じ，我慢できずに漏れてしまう状態である。過敏性腸症候群など，腸が過敏になっている場合などにも起こる。

③溢流性便失禁
便意がなく，いつの間にか便が漏れている状態である。便秘により巨大な硬便が直腸に貯留して，直腸壁が伸展することにより，肛門括約筋が弛緩し，貯留した嵌入便との隙間から便が溢れ出てくる状態である。神経や脊髄損傷による場合もある。

④機能性便失禁
認知機能低下により便意はあるがトイレの場所がわからない，運動機能低下より排泄動作が間に合わないなどによって便が漏れてしまう状態である。脳血管障害による運動機能障害，大脳機能障害や認知症の場合は，排泄行為全体に障害がみられる場合がある。

3 排尿・排便障害のアセスメント

1）排尿機能のアセスメント

尿失禁や排尿困難がある高齢者に対して，排尿機能および生活への影響について，問診，排尿日誌，排泄動作を把握する。必要時は泌尿器科受診につなげる。

（1）問　診
尿意の有無，残尿感や排尿時痛，発症時期や経過などの自覚症状を把握する。

（2）排尿日誌
排尿回数，排尿時間（間隔），排尿量（1回量，1日量），水分摂取量などから，排尿パターンを把握する。

（3）排泄動作
尿意を感じる，トイレや便器を認識できる，トイレまで移動する，下着をおろす，便器に上手に座る，排尿・排便する，後始末をする，衣服をつける，部屋に戻る，という一連の排泄動作が安全に行えるか，それらに適した環境が整っているかを把握する。

（4）排尿機能検査
泌尿器科医師による尿検査，尿流量検査，残尿量検査（超音波検査），膀胱内圧測定，ストレステスト，パッドテストなど。蓄尿障害と尿排出障害の診断を確定する。

2）排便機能のアセスメント

便失禁や便秘などがある高齢者に対して，排便機能および生活への影響について，問診，排便日誌，排泄動作を把握する。必要時は消化器外科など受診につなげる。

（1）問　　診
便意の有無，残便感や腹部膨満の有無，発症時期や経過などの自覚症状を把握する。
（2）排便日誌
排便の頻度，排便時間，排便の性状・量，食事内容・量，水分摂取量，対処方法（下剤・坐薬・浣腸）などから排便周期を把握する。
（3）排泄動作
一連の排泄動作が安全に行えるか，それらに適した環境が整っているかを把握する。
（4）排便機能検査
排便の状態を評価する検査には，腹部X線撮影，放射線非透過性マーカー内服後24時間ごとに腹部単純X線撮影を行う大腸通過時間検査（transit time study），便意の強さや直腸の最大耐容量などの直腸感覚を検査する直腸肛門内圧測定，排便造影，肛門超音波，骨盤MRIなどがある。腸の器質性疾患の有無や弛緩性便秘と直腸性便秘などの診断を確定する。

尿失禁のある高齢者への援助方法

高齢者に起こりやすい尿失禁のタイプ別に援助方法を述べる。
（1）腹圧性尿失禁
高齢者に骨盤底筋体操をわかりやすく指導する。骨盤底筋体操を継続することで，骨盤底筋群の支える力が増強され，尿失禁を軽減することができる。
（2）切迫性尿失禁
高齢者が早めに排尿できるよう，トイレの近い場所にベッドを用意する，着脱しやすい衣類を選ぶなど環境を整える。また，高齢者が膀胱訓練を実施できるようわかりやすく説明する。膀胱訓練は，排尿間隔をあけ，膀胱にためられる尿量を増やし，尿意切迫感を軽減することを目的としている。排尿状態に応じて，尿意を自覚してから排尿するまでの時間を15～30分ずつ延ばし，徐々に排尿を我慢する時間を延ばしていく。なお，膀胱訓練は尿路感染症のある人には禁忌である。

さらに泌尿器科医師と連携し，薬物療法として抗コリン薬や$α_1$遮断薬が用いられる。抗コリン薬の副作用として，尿閉や便秘，口渇などが生じやすいが，高齢者の場合，自覚症状が乏しく見逃される可能性がある。そのため，看護師がこれらの副作用症状についても注意深く観察し，ケアにつなげていく。
（3）溢流性尿失禁
尿排出障害の原因を取り除くために，薬物療法や導尿などの治療が行われる。看護師は，尿量や腹部膨満感などを観察し，尿の性状や発熱の有無など尿路感染症の徴候にも留意する。
（4）機能性尿失禁
高齢者に何が障害となり尿失禁が起きているのかをアセスメントし援助を行う。たとえば，認知機能に障害がありトイレの場所がわからない場合は，トイレがわかりやすいよう標示をつけるなどの工夫をする。身体機能に障害がある場合は，トイレまで安全に移動できるための適切な歩行補助具を選択する，便座の高さを調整するなどの環境調整を行う。ま

た，状況に応じて，以下のような訓練を取り入れることも有効である。

①定時排尿誘導
　2～4時間の規則的な間隔をおいて排泄介助を提供することで失禁を予防する。

②習慣化排尿誘導
　排尿パターンを把握し，それに応じたトイレ誘導をすることで失禁を予防する。

③排尿自覚刺激行動療法
　排尿行動を再訓練し，尿意など自己の排尿状況を自分自身で把握し，必要な援助が求められるよう行動を強化する。尿意がある程度認識でき，排尿の促しに応じることができる人に対して行う。

5 便秘・下痢のある高齢者への看護援助

1）便　　秘

　便秘のある高齢者に対して温熱効果を用いた温罨法，および下剤の服用などで腸蠕動を活発にして便通を促し，排便コントロールを整える。また，直腸診を行い，便が直腸まで下りてきている場合は坐薬や浣腸の使用，摘便などで排便しやすくする。

　下剤は緩下剤と刺激性下剤に分類される。高齢者に多い弛緩性便秘には，結腸全体に作用して腸の送りを促進する経口薬が適している。経口薬は服用した翌日に排便を促すため，排便パターンに合わせて使用する。

　また，直腸性便秘は肛門近くまで便が下りてくるため，できるだけ経口薬を使わず，排便パターンに合わせて肛門部を温水洗浄便座で刺激したり，坐薬や浣腸などが用いられる。

　必要以上の下剤使用は，より強い刺激がないと排便できなくなる危険性を伴うので，避けることが望ましい。

2）下　　痢

　下痢のある高齢者に対して陰部の清潔と脱水予防を図る。便はアルカリ性で消化酵素が含み，さらに下痢の場合消化酵素を多く含む。一方，おむつ内で湿潤した皮膚は浸軟し，皮膚のバリア機能が低下しているため，弱酸性である皮膚は下痢便が付着すると便の刺激を受け皮膚トラブルにつながる。また，清拭時の拭き方によってはさらに皮膚トラブルを悪化させる。

　一方，高齢者は口渇感の低下から脱水になりやすい。そのため，下痢のある高齢者に対して電解質バランスなどに留意し，適宜水分および電解質を補う。

　おむつを使用する際は，その種類と特徴（表2-1）を理解したうえで，失禁する量や頻度などを考慮して選択する。一般的には，経済面や交換の簡便さなどから，テープタイプまたはパンツタイプのおむつにパッドを組み合わせて使うことが多い。

表2-1 紙おむつの種類

おむつ	テープ型おむつ 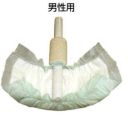	・両脇を開閉式テープで止めるタイプ ・吸収量が多い ・臥位での交換がしやすく，漏れにくい ・臥床時間の長い人に適している	パンツ型おむつ 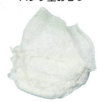	・下着のように着脱しやすい ・立位の保持や臥位でのヒップアップができる人に適している
尿取りパッド	男性用	ギャザータイプ 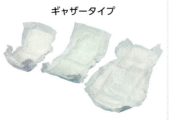	フラットタイプ 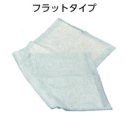	・テープ型・パンツ型のおむつと併用するのが基本 ・種類が豊富（吸収量，大きさ，形状など） ・おむつに比べ安価で簡便に交換ができる

写真提供：白十字株式会社

看護技術の実際

A 腰背・腹部罨法

- 目　　的：温熱効果を利用して腸管の運動を高め，自然排便や排ガスを促進させる
- 適　　応：（1）自然排便が困難な高齢者
  　　　　　（2）便秘や排ガス困難による腹部膨満など苦痛のある高齢者
- 使用物品：タオル4枚，ビニール袋（大）2枚，厚手ゴム手袋2組，洗面器（大）1つ，皮膚保護剤（オリーブ油など），水温計，聴診器，下着・寝巻一式，処置用シーツ1枚

	方　法	留意点と根拠
1	高齢者に説明し同意を得る	●目的や手順，所要時間などを高齢者にわかりやすく説明して，具体的な理解につなげる
2	アセスメントする 1）バイタルサインの確認 2）腹部を聴診・触診する（➡❶）。腹部四分割領域に従い，聴診器の膜側を当て，各区分1分間，時計回りに聴診する	●脈拍，血圧，体温などを確認する ●循環動態が不安定，38℃以上の発熱などの場合は禁忌とする ❶消化管の穿孔・閉塞，出血傾向は禁忌なため ●聴診は蠕動運動（強弱など）を確認する。正常な場合，5〜15秒ごとに不規則な音がする。異常な場合，以下のことが考えられる ・1分経っても聴取できない：腸蠕動の減少 ・5分以上聴取できない：腸蠕動の消失（麻痺性イレウス） ・金属音：腸管の閉塞や狭窄（機械性イレウス） ●触診は便塊の有無，腹部膨満の程度などを確認する

方　法	留意点と根拠
3　罨法の準備をする 　1）高齢者の体位は側臥位で楽な姿勢とする（➡❷） 　2）腰背部の下に処置用シーツとバスタオルを敷き込む。腰背部は十分に露出するよう衣服をめくり，バスタオルで覆う 　3）タオルを準備する 　4）蒸しタオルをつくる 　・洗面器に湯（70℃程度）をたっぷり入れる 　・ゴム手袋を2枚重ねてつけ（➡❹），タオルに均一に湯を浸す 　・タオルの両端から十分に絞る 　・ビニールなどを用いて保温に留意し，高齢者のもとに運ぶ	❷安楽な姿勢でないと体動が多くなり，蒸しタオルがずれる可能性があるため ●腹部の場合，膝を曲げた仰臥位でもよい ●バスタオル1枚を縦に扇子折りにするか，タオルを複数枚用意し厚みを調節する（➡❸） ❸タオルが薄いと湯が十分に吸収されず，温かさを持続できないため ●素早く絞る，空気に触れる時間を短くするなど，蒸しタオルを作成する途中で温度が下がらないようにする ❹重ねたゴム手袋は湯温と絞る摩擦から手を保護するため
4　罨法を実施する 　1）蒸しタオルの表面温度を確認する 　2）蒸しタオルを当て（貼用部は約40℃），ビニール布，さらにバスタオルで覆う 　3）貼用時間は10〜20分程度を目安にする。必要があれば交換して延長する（➡❻） 　4）高齢者の状態を観察する	●温度の確認は看護師の前腕内側などで行う ●腰背部の場合，第4〜5腰椎を中心に当てる ●当てた直後に必ず熱さを確認し，高齢者の反応をみながら温度を微調整する。温度覚は個人差があり，高齢者は表在感覚が低下している場合もあるので，やけどに留意する ●バスタオルの上から，手のひらでしっかりおさえ温タオルが患者の皮膚に密着するようにする。また，保温効果を高めるためのビニールとバスタオルを併用する（➡❺） ❺皮膚と蒸しタオルの間に空気の層ができると熱伝導率が下がるため ❻蒸しタオルが冷えると，保温効果が低下し，冷刺激や苦痛につながる ●貼用部皮膚の発赤，温度，痛みや発汗など ●高齢者の様子や言動，バイタルサインの変化など ●20〜40℃の温度刺激は無感温度範囲であり，数秒でほとんど感じなくなるといわれている ●低温熱傷は圧がかからない状態で皮膚温42℃以下といわれている

B 坐薬挿入

- 目　　　的：腸蠕動を促し，排便を促進する
- 適　　　応：（1）自然排便が困難な高齢者
  　　　　　　（2）便が直腸まで下りてきているが，出せない高齢者
- 必要物品：坐薬，潤滑油（オリーブオイル，ワセリン），ディスポーザブル手袋，トイレットペーパーなど

	方法	留意点と根拠
1	必要物品を準備する	● 坐薬は冷蔵庫に保存したものを使用する（➡❶） ❶ 坐薬は室温や体温により溶解するため
2	坐薬を挿入することを説明し，了解を得るとともに，事前に下腹部をマッサージするなど，排便反射を促す	坐薬挿入の目的，方法などを具体的に説明する（➡❷） ● できるだけ自然排便を促す ❷ 不安を軽減するため
3	坐薬挿入の準備をする 1）ベッド周囲を整え，カーテンや掛け物をして露出を少なくする（➡❸） 2）左側臥位または仰臥位に体位を整え，ズボンや下着を下ろし，おむつの場合ははずす（➡❹）	❸ プライバシーを保護する ● 腹圧がかからないように両膝を軽く曲げるとよい ❹ 左側臥位は直腸に沿って坐薬の溶液が流入しやすい
4	坐薬を挿入する 1）手袋をつける 2）包装から坐薬を出し，トイレットペーパーに包んで持ち（➡❺），先端に潤滑油を塗る 3）左手で肛門を開き，坐薬の先が尖っているほうから静かに約4cm挿入する 4）トイレットペーパーなどで1〜2分，肛門部を押さえ，坐薬が完全に挿入されたことを確認後，押さえをはずす	 ❺ 体温で溶解するため，手で直接持たない ● 坐薬の挿入時，肛門部を軽くタッピングすると反射で開く ● 坐薬の挿入中は声をかけ，口呼吸を促す（➡❻） ● 直腸の走行に沿ってゆっくりと挿入し，肛門粘膜を保護する。便塊を避け，直腸壁に沿わせるようにして肛門括約筋より内側の直腸膨大部まで挿入する ❻ 腹壁や肛門括約筋の硬直を緩和し，腹圧による薬の挿入困難や飛び出しを防ぐため ● おむつの場合はおむつを閉じる。便器やポータブルトイレを使用する場合には準備する ● 高齢者で肛門括約筋の弛緩がある場合は，薬剤の効果が出るまで，トイレットペーパーなどで2〜3分肛門部を押さえる
5	坐薬挿入を終了する 1）手袋をはずす 2）患者の衣服を整え，15分以上待ってから排便するよう説明する。排便終了後は，量・性状などを確認する	

C グリセリン浣腸

- ● 目　　的：（1）直腸やS状結腸の固形化した便を軟らかくする
　　　　　　　（2）腸壁を刺激して腸蠕動を促し，便をなめらかに排出する
- ● 適　　応：（1）自然排便が困難な高齢者
　　　　　　　（2）血圧変動や頭蓋内圧亢進などがなく，全身状態が安定している
- ● 使用物品：ディスポーザブル浣腸液(50％グリセリン液)，潤滑油(オリーブオイル，ワセリン)，ディスポーザブル手袋，トイレットペーパー，陰部用温タオル，鉗子，膿盆，処置用シーツ

方　法	留意点と根拠
1　浣腸する準備をする 　1）必要物品を準備する 　2）患者に浣腸を行うことを説明し，了解を得るとともに，事前に下腹部をマッサージするなど，排便反射を促す 　3）必要物品をベッドサイドに配置し，ベッド周囲にカーテンを引き，環境を整える（➡❸） 　4）左側臥位で肛門部を露出するように体位を整える（シムス位）（➡❹）。ズボンや下着の脱衣を介助し，殿部に処置用シーツを敷く。掛け物をして，殿部以外の露出を少なくする	●浣腸液は60℃程度で10分間くらい湯煎をして40℃前後に温めておく（➡❶） 　❶直腸温（37.5〜38℃）に近づけることにより，腸の痙攣，腸粘膜の損傷，ショックなどを予防する ●浣腸液は直腸温より低いと末梢血管が収縮し，血圧上昇，悪寒などが生じる。一方，直腸温より高いと直腸粘膜に熱傷を起こすリスクがある ●浣腸の目的，方法などを具体的に伝える（➡❷） 　❷不安の軽減を図るため ●できるだけ自然排便を促す ●患者のADL状況に応じてトイレやポータブルトイレを準備する 　❸プライバシーの保護と安全確保 ●中腰や立位での挿入はカテーテルが直腸粘膜を損傷・穿孔するリスクがあり禁忌である ●紙おむつの場合は，開いて殿部を出す 　❹左側臥位になると直腸，S字結腸，下行結腸まで浣腸液が到達しやすい
2　浣腸液を注入する 　1）手袋をする 　2）容器の栓をはずし，カテーテル先端までグリセリン液を満たして空気を抜き（➡❺），鉗子でいったん止める。先端から6〜7cmに潤滑油（オリーブオイル，ワセリン）を塗り（➡❻❼），膿盆に置く 　3）利き手で浣腸液を持ち，反対の母指と示指で患者の肛門が見えるように開く 　4）カテーテルを肛門から腸管の走行に沿って静かに約6cm挿入し，鉗子をはずし，浣腸液をゆっくりと注入する（➡❽）	●塩酸リドカイン（キシロカイン®）はショックを起こす可能性があり，局所麻酔は必要がないため用いない 　❺空気の注入により大腸が膨張するため，不快感をもつ 　❻挿入部が短いと肛門管（3〜4cm）内に注入し，肛門括約筋を刺激するため，便意が早く生じてしまう。長いと腸管の損傷につながる 　❼潤滑油により直腸粘膜の損傷を防ぐ ●注入中は声をかけ，口呼吸を促し，腹壁や肛門括約筋の硬直を緩和し，腹圧によるカテーテル挿入の困難や注入液の逆流を防ぐ ●不快感，腹痛，悪心，冷感などに注意する ●挿入時抵抗を感じたら，直腸粘膜を損傷するリスクがあるため，それ以上挿入しない 　❽急激な注入は直腸内圧を高め，便意が早まる
5　排便してもらう 　1）約3〜5分経過し，便意が強まってから排便するよう説明し（➡❾），カテーテルを静かに抜き，トイレットペーパーで肛門を押さえたままトイレに行ってもらう。一人でトイレまで歩行できない場合は移動援助やベッド上で便器を使用する 　2）排便時は静かに力むよう促す 　3）排便終了後，排泄物の量・性状などを確認する。介助が必要な場合は，トイレットペーパーで便を拭き取り，温かいタオルで肛門・殿部を清拭し，清潔にする	●カテーテルを抜くときに浣腸液が流出しないよう，高齢者自身でも押さえるよう説明する 　❾浣腸液が下行結腸の腸壁を刺激し，腸蠕動を起こすまでに約3分を要する。そのため，浣腸後すぐに排便すると浣腸液のみが排出され，効果がない ●看護師も同時に下腹部を圧迫すると，腹圧がかかりやすい
6　浣腸を終了する 　1）手袋をはずす 　2）更衣し，体位を整え，十分に換気するなど環境を整える	

D 摘 便

- **目　　的**：直腸下方に貯留した硬便を取り除き，排便しやすくする
- **適　　応**：（1）坐薬や浣腸を併用し，自然排便を誘発しても排便がない高齢者
　　　　　　　（2）直腸下方に硬便がたまり，自力では排便が困難な高齢者
　　　　　　　（3）血圧変動や頭蓋内圧亢進などがなく，全身状態が安定している
- **使用物品**：潤滑油（オリーブオイル，ワセリン），ディスポーザブル手袋，紙おむつまたは便器，トイレットペーパー，陰部用温タオル，処置用シーツ

	方　法	留意点と根拠
1	摘便を行うことを説明し，了解を得るとともに，事前に下腹部をマッサージするなど，排便反射を促す	● 摘便の目的，方法などを具体的に話し，処置中に不快感などがあれば伝えるよう説明する（➡❶） ❶ 不安を軽減し，高齢者の理解・協力を得るため ● できるだけ自然排便を促す
2	実施前中後の全身状態を観察する	● 血圧変動，頭蓋内圧亢進がある場合は摘便により悪化するリスクがあるので禁忌である ● 痔核のある場合，挿入時に損傷させるリスクがあり注意する
3	摘便の準備をする 1）必要物品をベッドサイドに配置し，ベッド周囲にカーテンを引き，整える 2）看護師は自分の利き手側のベッドサイドに立ち，高齢者を左側臥位に体位を整える 　（1）ズボンや下着の脱衣を介助し，掛け物をして，殿部以外の露出を少なくする 　（2）殿部の下に処置用シーツを敷き，紙おむつまたは便器を準備する	● 紙おむつの場合は，開いて殿部を出す ● 露出は最小限とし，保温やプライバシーに留意する
4	摘便する 1）手袋をする 2）利き手側の示指に潤滑油を十分につける（➡❷） 3）示指で肛門周囲をマッサージし，肛門部を軽くタッピングしてから，慎重に3〜5cm程度挿入する（➡❸） 4）肛門直腸指診を行い，便の位置・性状を確認する 5）直腸壁に沿って指を回し，直腸壁から便を遊離して，指をリードとして便の排出を誘導する。その際，患者に静かに力むよう促し，看護師も下腹部をマッサージないし圧迫する 6）上方から降りてくる便も同様に排出を促し，便の量・性状，肛門部などを確認する	● 消化管内は常在菌が多く存在するため，滅菌する必要はない ● 挿入する手には手袋を2枚重ねてつける。2枚重ねると処置中の破損や汚染拡大時の対処が可能となる（➡❷） ❷ 看護師の手の汚染および爪などによる腸粘膜の損傷を防止するため ● 挿入時には声をかけ，口呼吸を促し，肛門括約筋が弛緩するタイミングに合わせてゆっくり傷つけないように入れる ❸ 腹壁や肛門括約筋の硬直を緩和し，腹圧による示指の挿入困難を防ぐため ● 肛門内に腫瘤を触れたり，出血する場合などは中止し，医師に報告する ● 機械的刺激による粘膜損傷の有無を観察する ● 便塊を一度に掻き出すと，疼痛や裂傷を生じる危険がある。腹圧を利用して潤滑油で滑りやすくした便を指で誘導する ● 高齢者の状態（腹痛，肛門部痛の有無など）を観察する ● 指で直腸内面を刺激し，自然な排便反射を誘う。直腸下部の硬便が排出されると普通便が排出されやすくなる

方　法	留意点と根拠
5　摘便を終える 　1）直腸内に便がなくなったことを確認する 　2）トイレットペーパーで便を拭き取り，陰部用温タオルで肛門・殿部を清拭し，清潔にする 　3）手袋をはずす	
6　更衣して体位を整え，全身状態を観察する（➡❹）。換気を十分にして，環境を整える	❹大量に排便した場合，循環動態が急激に変動するリスクがあるため

E おむつ交換

- 目　　的：（1）尿失禁や便失禁による汚染を防ぎ，皮膚の清潔を保つとともに二次感染を予防する
　　　　　（2）排泄物を除去し，気分を爽快にする
　　　　　（3）皮膚・粘膜・肛門部の異常を見つけ，廃用症候群を予防する
- 適　　応：（1）尿意・便意がない，または曖昧で失禁状態が続く高齢者
　　　　　（2）睡眠や安静が優先される高齢者
- 使用物品：紙おむつ，尿とりパッド，ディスポーザブル手袋，陰部用温タオル，ビニール袋，トイレットペーパー

方　法	留意点と根拠
1　必要物品を準備する	●排泄状況（尿量，便の性状など），体格，活動状況などに応じて，紙おむつと尿とりパッドを選択する（表2-1参照）
2　おむつ交換を行うことを説明し，了解を得る	●意思の疎通が困難でも必ず声をかけ，高齢者にこれから行うことを意識してもらう
3　おむつ交換の準備をする 　1）必要物品をベッドサイドに配置し，ベッド周囲にカーテンを引き，環境を整える（➡❶） 　2）仰臥位に体位を整え，ズボンの脱衣を介助する	●最小限の露出として，プライバシーの保護や体温調節に留意する ●ベッド柵をはずし，ベッドの高さを調節するなど，ボディメカニクスを活用し，近づいて介助することで介助者の腰部の負担を軽減する ❶プライバシーの保護 ●全介助する場合は，殿部を持ち上げる程度の側臥位にし，ズボンを下ろす ●体位変換，ヒップアップができる場合には声かけをするなど，高齢者の残存能力を活用する
4　おむつを交換する 　1）手袋をする 　2）おむつを広げて，排泄の有無や排泄物の性状を観察する 　3）側臥位に体位を整える 　4）汚染した部分を内側に丸めて，陰部，殿部，肛門部を陰部用温タオルでていねいに清拭する	●排泄物が多い場合があるので，ゆっくり確認しながら行う ●皮膚をこすったり，引っ張ることがないように拭き取る（➡❷） ❷湿潤や汚染により皮膚が脆弱になっているため ●便汚染がある場合は陰部洗浄を行い，必要に応じて皮膚保護剤を用いる ●汚染状況に応じて，尿とりパッド，紙おむつを取り除く

方法	留意点と根拠
5）清潔な新しい紙おむつに尿とりパッドを組み合わせ，半分丸めてからだの下に敷き入れる。反対側に側臥位にしながら，使用していた紙おむつと尿とりパッドを取り除き，ビニール袋に入れる	●新しい紙おむつは中央がからだの中心線（腰椎上），紙おむつの上が腸骨稜を覆うように合わせる ●使用していた紙おむつや尿とりパッドを取り除く際には，高齢者の皮膚をひっぱらないようにする。また，衣服やシーツを汚染しないようにする
6）手袋をはずし，仰臥位に体位を整える 7）新しい尿とりパッドをおむつ内側のギャザー内に納めて，鼠径部に沿わせて，尿道と尿とりパッドが隙間なく当たるように装着する（男性の場合は，尿とりパッドでペニスを包み込むようにする）（➡ ❸）	●拘縮のある股関節の開脚はゆっくり行う。また，紙おむつが股関節の可動性を妨げていないか確認する ●紙おむつは下のテープから上向きにとめ，上のテープは下向きにとめて，ウエスト部分に指1本入る程度に調整する ❸ギャザーによる横漏れ防止効果で尿をせき止める
8）ズボンを腰部まで上げる	
5 おむつ交換を終える 1）カーテンを開け，十分に換気し，掛け物を戻すなど環境を整える 2）使用したものを片づける	

文献

1）本間之夫：排尿に関する疫学的研究，日本排尿機能学会誌，14（2）：266，2003．
2）排泄を考える会：「排泄学」ことはじめ，医学書院，2003，p.41．
3）後藤百万・渡邉順子編：徹底ガイド 排尿ケアQ＆A，総合医学社，2006，p.19，57．
4）日本排尿機能学会：過活動膀胱診療ガイドライン，ブラックウェルパブリッシング；改訂ダイジェスト版，2008．
5）巴ひかる：看護師のための過活動膀胱（OAB）Q＆A，ファイザー製薬，2006，p.3．
6）日本排尿機能学会ホームページ，排尿日誌．http://square.umin.ac.jp/nbs/logo/download/Bladder%20diary%.pdf
7）前田耕太郎編：徹底ガイド 排便ケアQ＆A，総合医学社，2006．
8）河井啓三・大沼敏夫：よくわかる排便・便秘のケア，中央法規出版，1996．
9）吉田正貴・西村かおる監：さぁ！始めてみましょう 今日からできる便秘対策，ユーシービージャパン，2005．
10）後藤百万・田中純子：排泄ケアセミナー 排泄ケアの基礎知識とアセスメント，メディカ出版，2007．
11）正木治恵：老年看護実習ガイド＜パーフェクト臨床実習ガイド＞，照林社，2007，p.43-60．
12）名古屋大学排泄情報センター・名古屋大学大学院医学研究科病態外科学講座泌尿器科学制作：快適な排泄をサポートする排泄ケアマニュアル，名古屋大学排泄情報センター，2003，p.24．
13）福井準之助編：プライマリケアのための高齢者尿失禁のマネジメント，医薬ジャーナル社，2003，p.61．
14）榮木実枝・真田弘美編：便秘ケアを極める―患者の安全・安楽を重視したアセスメントとケア，*EB Nursing*，9（3），2009．
15）真田弘美・正木治恵編：老年看護技術 最後までその人らしく生きることを支援する〈看護学テキストNiCE〉，南江堂，2011，p.226-245．
16）亀井智子編：根拠と事故防止からみた老年看護技術，医学書院，2012，p.111-161．

3 転倒・骨折

学習目標
- 高齢者の転倒の特徴および転倒の影響を理解する。
- 高齢者の転倒のアセスメントの視点を理解する。
- 高齢者の転倒リスクに応じた予防策を理解する。
- 転倒に伴う骨折の予防策を理解する。
- 転倒時の対応と再転倒予防策の立案について理解する。

1 高齢者の転倒の特徴と看護援助の目標

1）高齢者の転倒の特徴と背景

（1）高齢者が転倒しやすい要因

高齢者は，加齢による運動機能（筋力，バランス，歩行機能），感覚機能，認知機能の低下に加え，運動機能や感覚機能に影響を与える疾患や薬剤，および周囲の環境の影響により，転倒しやすくなる。

（2）転倒が身体に及ぼす影響

転倒による大きな外傷には，骨折と頭部外傷がある。転倒による骨折の好発部位は，大腿骨頸部，橈骨下端，上腕骨，脊椎である（図3-1）。特に骨粗鬆症が進んでいる高齢者

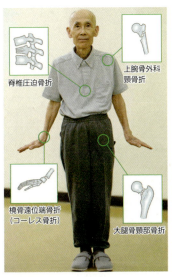

図3-1 転倒により骨折しやすい部位

では骨折しやすい。主な頭部外傷は，硬膜下血腫であり，転倒直後より意識障害が起こるような急性硬膜下血腫と，転倒の2～3か月後に頭痛や意識障害が現れる慢性硬膜下血腫がある。また，外傷に対する治療の回復過程において合併症や廃用症候群が生じやすい。そのため，転倒前の歩行能力や日常生活動作能力まで回復することが困難となり，寝たきり状態に陥りやすい。

（3）転倒が心理面に及ぼす影響：転倒恐怖感と転倒後症候群

転倒を経験した高齢者は，外傷の有無にかかわらず，転倒に対する恐怖感をもつことがある。この転倒恐怖感は，「日常生活動作を行う能力がありながらもそれらを避けてしまうような転倒に関する不安」と定義されている[1]。実際に，転倒が怖くて外出を控える者が3割以上あったという報告がある[2]。さらに，強い転倒恐怖感をもち，そのために歩行など日常的な活動に支障をきたす状態（転倒後症候群）に至ることがあり，転倒要因の一つとされている[3]。

2）看護援助の目標

高齢者は転倒しやすく，転倒した場合はその後の生活の質（QOL）に大きな影響を与えることから，転倒リスクの把握と，リスクに応じた転倒予防や転倒による外傷予防が重要である。転倒による外傷予防の中心は骨折予防である。また，転倒発生時は，全身状態の把握と対応が必要である。さらに，再転倒予防に向けた看護が求められる。

2 転倒のアセスメント

1）転倒リスクのアセスメント

高齢者の転倒要因は，内的要因（高齢者側の要因）と外的要因（環境要因）に分けられる（表3-1）。これらの要因をすべてチェックする。

内的要因について，転倒経験，筋力・歩行機能・バランス機能の低下は主要な転倒リスクである[4]。転倒との関連が報告されている疾患・症状に，脳卒中，認知症（特にレビー小体型認知症），起立性低血圧，パーキンソン症候群，糖尿病，感覚器の障害（白内障，老人性難聴，めまい），運動器疾患がある[5-12]。また，薬剤や排泄と転倒（夜間頻尿，尿失禁）の関係も報告されている[13-17]。

内的要因から転倒のハイリスクを予測するスクリーニングツールが開発されている（表3

表3-1 転倒の要因

内的要因（高齢者側の要因）	外的要因（環境要因）
・加齢 ・過去の転倒経験 ・感覚器の障害 ・循環器系の障害 ・脳血管系の障害 ・筋骨格系の障害 ・認知の障害 ・薬剤	・照明 ・床の状況 ・歩行補助具，車椅子使用 ・履物 ・段差 ・入浴

表3-2 転倒アセスメントツール

1. この患者はここ1～2年くらいの間に転倒したことがありましたか？
   　　　1. いいえ　　4. はい（いつごろですか　　　　　　　　　　　　　　）
2. この患者の知的活動は以下のどれですか？
   　　　0. 特に問題ない　　1. 問題あり（a. 混乱している，b. 部分的に忘れる，c. 過大評価する，d. その他　　　　）
3. この患者は日常生活に影響を及ぼすような視力障害があると思いますか？
   　　　0. いいえ　　0.5. はい（判断の手がかりは　　　　　　　　　　　　）
4. 排泄の介助が必要ですか？
   　　　0. いいえ　　1. はい（どんな介助ですか　　　　　　　　　　　　　）
5. この患者の移動レベルは以下のどれですか？
   　　　0. 自立またはベッド上安静　　0.5. 歩行器や杖などの補助具を使用　　1. 車椅子
6. 最近3～4日くらい前から患者に次のような変化がありましたか？
   （薬が変わる，発熱，部屋替えなど環境が変わる，家族に変化があった，施設での行事，その他）
   　　　　　　　　　　　　　　　　　　　　　　　*入院，転病棟，転室は「はい」になります
   　　　0. いいえ　　1. はい（どんなことですか　　　　　　　　　　　　　）
7. あなたは（直感的に）この患者に転倒の危険があると思いますか？
   　　　0. いいえ　　1. はい（特に判断した手がかりは　　　　　　　　　　）

　　　　　　　　　　　　　　　　　総得点　　　　　　　　

泉キヨ子編：エビデンスに基づく転倒・転落予防，中山書店，2005，p.82. より一部改変

表3-3 Fall Risk Index (FRI)

		点数
過去1年間に転んだことがありますか	はい	5
歩き速度が遅くなったと思いますか	はい	2
杖を使っていますか	はい	2
背中が丸くなってきましたか	はい	2
毎日お薬を5種類以上飲んでいますか	はい	2

カットオフ値：該当する項目の合計点6点
6点を超える場合，転倒の危険が高くなる（オッズ比3.9）

－2，表3-3[18]）。これらのツールを活用して，転倒のハイリスクを予測し，チーム内で情報を共有する。ツールの活用時期について，初回は入院・入所時，2回目以降は状態変化時（手術など治療の開始・変更時，日常生活動作の改善または悪化時など）または定期（月1回など）に継続する。さらに，体調や治療など転倒要因は変化することを理解し，日々アセスメントを行い，リスクの変化を見逃さないことが重要である。

　外的要因について，高齢者の身長，身体能力，認知機能などの影響を考慮し，高齢者個々の行動範囲の環境を把握する。特に転倒発生の頻度が高いベッドサイドの環境のアセスメントに努める。また，転倒は昼夜ともに発生するため，昼夜の環境を把握する。

2）骨折リスクのアセスメント

　骨粗鬆症は，骨強度（骨量および骨質）の低下により骨脆弱性が亢進し，骨折のリスク

が増大する疾患である。そこで，骨折のハイリスク高齢者を把握するために，骨密度測定，骨粗鬆症の治療状況，脆弱性骨折・円背・骨粗鬆症の既往の有無，糖尿病・腎臓病・ステロイド療法の有無を把握する。

3 転倒・骨折を予防するための看護技術

　　転倒リスクを軽減するための看護技術，転倒に伴う骨折を予防するための看護技術，転倒発生時の看護技術に大別される（➡看護技術の実際 A B C に詳述，次項）。転倒予防のポイントは，転倒ハイリスク高齢者とリスクの変化を把握すること，安全な環境を提供すること，安全な移動および座位姿勢を保証すること，転倒のリスクを高める薬剤の管理，筋力とバランス機能の強化である。骨折予防は転倒による外傷予防の中心であり，骨粗鬆症の予防・進行予防，および重症骨粗鬆症の骨折回避が重要となる。転倒発生時は，的確かつ迅速に全身状態をアセスメントし，治療を要する場合は合併症や廃用症候群の予防に留意する。さらに，再転倒予防策の立案と転倒経験の心理面への影響に対する看護が求められる。

看護技術の実際

A 転倒リスクを軽減するための看護技術

- ●目　　的：転倒予測に基づいた個別的・効果的な転倒予防対策を立案し，本人・家族，および多職種間で共有して転倒を予防する
- ●適　　応：転倒のハイリスク高齢者
- ●必要物品：適宜，ポジションバー，移動補助具(杖，歩行器，車椅子)，ナースコール，離床センサー

	方　法	留意点と根拠
1	**転倒ハイリスク高齢者とケアプランを共有する** 1）転倒予測アセスメントツールなどを活用して転倒のハイリスク高齢者を明らかにする（➡❶） 2）高齢者の転倒リスクの共有 ・転倒のハイリスク高齢者を識別する。例：ナースステーションにある患者一覧にマークをつける，ネームバンドの色分けをする，ベッドサイドや病室のドアにステッカーやシールを貼る ・転倒ハイリスク高齢者のケアプランをチーム内（看護師，理学療法士，作業療法士，介護職員，医師，薬剤師，事務職員など）で統一する 3）転倒のハイリスク高齢者本人と家族に，転倒リスクの内容およびケアプランを説明し，同意を得る（➡❷）	❶信頼性・妥当性の検証された転倒予測アセスメントツールは転倒のハイリスクを予測し，チーム内で統一した介入の指標となる ❷高齢者とその家族へのケアプランの説明は，転倒のリスクを自覚し，転倒予防に対するセルフケア行動の向上につながる。また，高齢者の自己決定を尊重したケアを提供するうえで重要である

方　法	留意点と根拠
2　転倒リスクの変化を発見して対処する ・転倒発生に影響する身体面・社会面・心理面の変化を把握する ・変化に応じてケアプランを修正し，見守りの強化，症状改善に向けた援助を行う	●脳卒中回復期や，パーキンソン病など日内変動のある場合，転倒予測が困難であり，注意が必要である
3　安全な環境を提供する 　1）物理的環境の整備（➡❸） ・ベッドの高さ：端座位で両足がしっかり床面に着く（図3-2） ・適切な照明，手すりの設置（図3-3，4） ・椅子・便座のサイズ・高さ，クッションの確認 ・コード類の整理 ・頻回に使用する物品は高いまたは低い位置に置かない。収納スペース上困難な場合は，援助することを了解してもらう ・歩行補助具を安全な場所に設置する。介助が必要な場合は，ベッドサイドに放置しない	●特に転倒の発生頻度が高いベッドサイドの安全に配慮する ●手すりは固定されている場合が多いが，取り付け可能なポジショナーバーの使用など，できる限り個々の高齢者が使いやすい工夫を行う ❸主要な転倒要因である環境整備は転倒予防の基本である

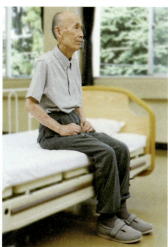

図3-2　適切なベッドの高さ

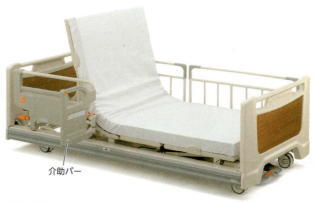

図3-3　介助バー
写真提供：パラマウントベッド株式会社

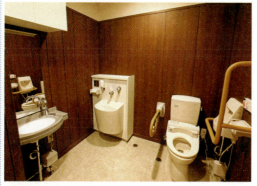

図3-4　トイレの手すり
写真提供：社会福祉法人よつば会　特別養護老人ホーム生田広場

方　法	留意点と根拠
2）動きたいときいつでも気兼ねなく安全に移動できる環境を整える （1）ナースコールを効果的に活用する （2）離床センサーの効果的な活用 認知症や意識障害などにより危険の認識が不十分・不適切な場合，離床センサーを活用する（図3-5） 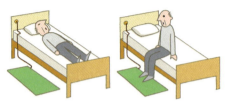 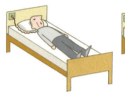 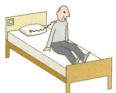 　　　a　マット型　　　　　　　b　クリップ型 図3-5　離床センサー 3）高齢者が落ち着いて暮らせるための配慮 行動を予測して，早めの声かけや援助を行う	● ナースコールについて，適切に操作できること，ナースコールの位置が適切であることを確認する ● 離床センサーの使用について，高齢者および家族に説明し，納得して活用する。また，高齢者の動作の特徴に応じて適切なタイプを選択する
4　安全な移動および座位姿勢を保証する 1）安全な歩行について情報提供する ・正しい歩き方を説明する（図3-6） ・歩行時，両手に物を持たないよう注意を促す ・ライン類・履物・衣類の安全を確認する 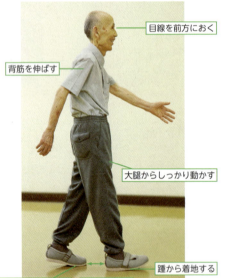 図3-6　正しい歩行のポイント 2）適切な歩行補助具（杖，歩行器，車椅子）を提供する ・定期的な点検，および日々の確認を継続する ・適切な補助具を選択する ・安全な補助具の操作・使用について説明し，使用状況を見守る	● 特に転倒発生が多い排泄動作を把握し，夜間の排泄に注意を払う ● 適宜，作業療法士や理学療法士と連携する ● 転倒に対する思い（転倒恐怖感など），日常生活動作に対する自信（自己効力感など）など，高齢者の認識を尊重したケアとなるよう配慮する

方　法	留意点と根拠
3）移動に関連した動作と座位姿勢の見守り，および適切な援助を行う（➡❹）	❹転倒は重心位置が支持基底面を超えた場合に発生するため，重心位置が支持基底面を超えないように姿勢を整えることが転倒予防に重要である
5　転倒のリスクを高める薬剤の管理 　・内服の確認（➡❺） 　・血中濃度の変化を予測した副作用の観察と対処 　・睡眠ケアを工夫し，睡眠薬の連用を避ける	●薬剤の量，種類の変更時は注意する ❺特に多剤併用，睡眠薬服用時は転倒のリスクが高い
6　筋力，バランス機能の強化 　1）筋力・バランス訓練を行う（➡❻） 　高齢者の体力に応じたエクササイズ（大腿四頭筋訓練，爪先立ち，足関節の背屈運動など）を生活のなかで無理なく継続する（図3-7）	●適宜，作業療法士や理学療法士と連携し，適切な運動プログラムを立案し，実施・評価を継続する ●高齢者と家族に運動の意義を説明し，主体的に取り組めるよう工夫する ●筋力・バランスの向上時，転倒のリスクが高まる場合があるため，十分に注意する ❻筋力・バランス訓練による転倒予防効果が明らかにされている

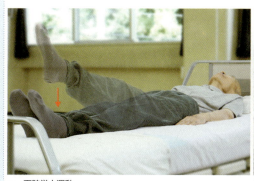

a　下肢挙上運動
下肢を約30度挙上し，約10秒保持してから下ろす

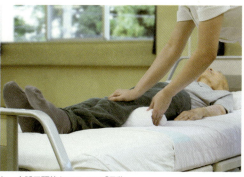

b　大腿四頭筋セッティング運動
膝をベッドに押しつけるようにして筋収縮を5〜10秒保持してから弛緩する

図3-7　臥位における大腿四頭筋の運動

方　法	留意点と根拠
2）栄養状態を整える（➡❼） 　良質のたんぱく質の摂取を中心に，栄養バランスと適正なカロリー摂取を図る	●高齢者の嗜好，食習慣を考慮して安全に楽しく食事を摂れるよう工夫する ❼高齢者の筋力は運動と栄養の併用で改善が期待できる

B 転倒に伴う骨折を予防するための看護技術

- ●目　　的：転倒に伴う骨折を予防し，QOLを維持する
- ●適　　応：脆弱性骨折の既往や円背のある高齢者，骨粗鬆症と診断され未治療の高齢者，高齢女性，糖尿病・慢性腎臓病をもつ高齢者，ステロイド療法を受けた高齢者
- ●必要物品：適宜，ヒッププロテクター

方　法	留意点と根拠
1　骨折リスクとケアプランを共有する 　1）高齢者の骨折リスクとそのケアプランを明らかにし，チーム内（看護師，理学療法士，作業療法士，介護職員，医師，薬剤師，事務職員など）全員で情報を共有する（骨折リスクの分類は，アセスメントの項参照）	

方　法	留意点と根拠
2）骨折のハイリスク高齢者本人と家族にケアプランを説明し，同意を得る（→❶）	❶高齢者とその家族へのケアプランの説明は，骨折のリスクを自覚し，骨折予防に対するセルフケア行動の向上につながる。また，高齢者の自己決定を尊重したケアを提供するうえで重要である
2　骨折のハイリスク高齢者の看護 1）環境を整備し，安全を確保する（→❷） ・転倒予防に対する環境整備に準じる ・ベッドから転落時の衝撃を緩和する（例：ベッド高を低くする，ベッド周囲に衝撃吸収マットを敷く，床に布団を敷くなど） 2）日常生活動作における骨折を回避する ・骨折のリスクを自覚して，転倒に注意するように説明する ・見守りと声かけを継続する 3）転倒のリスクが高い場合は，ヒッププロテクター（図3-8）の使用を勧める（→❸） 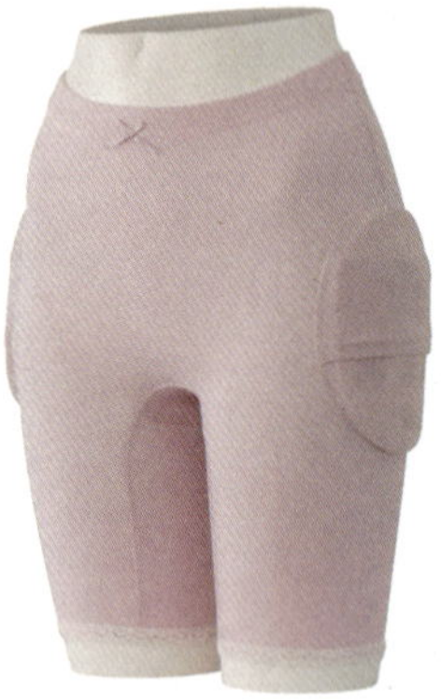 写真提供：株式会社カネカ 図3-8　ヒッププロテクター	❷環境の安全を確保すること，および転倒に注意することで，行動制限を行うことなく骨折を予防する ●ヒッププロテクターの効果を得るためには常時着用が求められる。排泄時の着脱の不便さ，装着時の違和感などを確認し，苦痛なく着用できるように配慮する ❸ヒッププロテクターの使用による大腿骨頸部骨折発生率の低下が報告されている[1]
3　骨粗鬆症の予防および悪化防止について，高齢者と家族に情報提供する（→❹） ・療養行動：診断に応じた薬物療法の継続 ・食事：カルシウム（乳製品，大豆製品，小魚など）を毎日800mg以上摂取し（→❺），カルシウムの排泄を促進する食品（リンを含む加工食品・スナック菓子・炭酸飲料，食塩）を控える ・運動：屋外でのウォーキングが推奨されている（→❻）	●食事：摂取習慣や嗜好を考慮する ●運動：関節痛や循環器疾患などの疾患をもつ高齢者が多く，医師と相談しながら，無理なく継続できる方法を工夫する ❹骨量は食事と運動の影響を受けるため，食事療法と運動療法，および薬物療法により，骨折リスクの軽減が期待される ❺高齢者はカルシウム吸収量が低下するため，カルシウム摂取量の目安は800mg以上が望ましいとされている。特に乳製品はカルシウムに加えて良質のたんぱく質を含む食品であり推奨される ❻カルシウムの吸収を助けるビタミンDは食品および屋外活動で摂取される

[1] 原田敦：高齢者の転倒とヒッププロテクター，Monthly book Medical Rehabilitation, 65：131, 2006.

C 転倒時の対応のための看護技術

- 目　　的：転倒に伴う身体面および心理面への影響を最小限とし，再転倒を予防する
- 適　　応：転倒した高齢者

方　法	留意点と根拠
1 転倒発生時の看護 1）身体状態を把握し，治療・処置の必要性を判断する（➡❶） ・床面に接触した部位を確認し，損傷（出血，腫脹，疼痛，意識障害，可動性の障害など）の有無・程度を把握する ・バイタルサインを測定し，全身状態を把握する 2）身体の損傷がある場合，速やかに処置や医師への報告を行う ・応急処置の基本は全身および局所の安静，固定，圧迫，冷罨法である ・頭部を打撲した可能性がある場合は，3か月程度経過を観察する（➡❷） 3）精神状態の安定を図る（➡❸） 4）転倒時の意図（トイレに行こうとしたなど）を把握し，適宜援助する（➡❹）	●生命にかかわる主な損傷は，急性硬膜下血腫，脊髄損傷，大腿骨頸部骨折（出血・疼痛によるショック状態）である ❶生命にかかわる損傷を生じる可能性があるため，身体状態のアセスメントと適切な処置が最優先される ❷慢性硬膜下血腫の場合は，転倒直後に症状はなく，1週間〜3か月後に頭重感，めまい，麻痺，意識障害などが現れる場合がある ❸転倒直後は身体的損傷の有無にかかわらず動揺していることがある ❹転倒時の意図として排泄に関連したものが多い。排泄に関連した転倒の多くは，トイレに行こうとしてベッドサイドで発生している
2 再転倒予防の看護 1）発生した転倒の検証 転倒発生後できるだけ早い時期に，転倒に遭遇した者または転倒の報告を受けた者が，転倒発生時の状況・周囲の環境・本人の思いなどについて詳細に記録する。さらに，転倒に至ったプロセスを含めて総合的に転倒原因を検討する（➡❺） 2）転倒予防ケアプランの修正・実施・評価	●転倒の検証およびケアプランの修正は，理学療法士，作業療法士，薬剤師，栄養士，医師など，多職種と連携して行う（➡❻） ●転倒経験は転倒の主要なリスク要因である ❺発生した転倒を検証することにより，転倒した高齢者その人のリスクに応じた個別的・具体的な転倒予防ケアプランの立案が可能となる ❻多職種協働により，転倒が減少したという報告がある[❶❷]
3 転倒経験の心理面への影響に対する看護 1）転倒後症候群を予防する ・転倒前と比べて日常生活動作・活動が縮小していないか観察する（➡❼） ・消極的になっている場合は，高齢者の気持ちを受け止めながら，できる動作への自信がもてるよう援助する 2）家族と転倒予防ケアプランを共有する（➡❽） 家族の気持ちを受け止めながら，現在の高齢者の自立度，自立度に応じた援助の必要性，過度の援助の弊害，再転倒予防策を伝える	❼転倒による身体的損傷の有無にかかわらず，転倒恐怖感や迷惑をかけたくないという思いから日常生活動作や活動を制限している場合がある ❽家族が再転倒を心配して，高齢者に行動を制限するよう助言する場合や，できることを援助する場合がある

❶Colón-Emeric C, Schenck A, Gorospe J, et al：Translating evidence-based falls prevention into clinical practice in nursing facilities：Results and lessons form a quality improvement collaborative, *J Am Geriatr Soc*, 54（9）：1414-1418, 2006.
❷Rask K, Parmelee PA, Taylor JA, et al：Implementation and evaluation of a nursing home fall management program, *J Am Geriatr Soc*, 55（3）：342-349, 2007.

文　献

1）鈴木みずえ・金森雅夫・山田紀代美：在宅高齢者の転倒恐怖感（fear of falling）とその関連要因に関する研究，老年精神

医学雑誌，10（6）：685-694，1999．
2）金憲経・吉田英世・鈴木隆雄：高齢者の転倒関連恐怖感と身体機能―転倒外来受診者について，日本老年医学会雑誌，38（6）：805-811，2001．
3）Tinetti ME, Richman D, Powell L：Fall efficacy as a measure of fear of falling, J Gerontol, 45（6）：239-243，1990．
4）American Geriatrics Society, British Geriatrics Society, American Academy of Orthopaedic Surgeons Panel on Falls Prevention. Guideline for the prevention of falls in older persons, J Am Geriatr Soc, 49（5）：664-672, 2001.
5）Weerdesteyn V, de Niet M, van Duijnhoven HJ, Geurts AC：Falls in individuals with stroke, J Rehabil Res Dev, 45：1195-213, 2008.
6）Jorgensen L, Engstad T, Jacobsen BK：Higher incidence of falls in long-term stroke survivors than in population controls：depressive symptoms predict falls after stroke, Stroke, 33：542-547, 2002.
7）van Doorn C, Gruber-Baldini AL, Zimmerman S, et al：Epidemiology of Dementia in Nursing Homes Research Group: Dementia as a risk factor for falls and fall injuries among nursing home residents, J Am Geriatr Soc, 51（9）：1213-1218, 2003.
8）Oleske DM, Wilson RS, Bernard BA, et al：Epidemiology of injury in people with Alzheimer's disease, J Am Geriatr Soc, 43（7）：741-746, 1995.
9）Marcantonio ER, Flacker JM, Michaels M, et al：Delirium is independently associated with poor functional recovery after hip fracture, J Am Geriatr Soc, 48（6）：618-624, 2000.
10）Ooi WL, Hossain M, Lipsitz LA：The association between orthostatic hypotention and recurrent falls in nursing home residents, Am J Med, 108（2）：106-111, 2000.
11）Maurer MS, Burcham J, Cheng H：Diabetes mellitus is associated with an increased risk of falls in elderly residents of a long-term care facility, J Gerontol A BiolSci Med Sci, 60（9）：1157-1162, 2005.
12）Volpato S, Leveille SG, Blaum C, et al：Risk factors for falls in older disabled women with diabetes：The Women's Health and Aging Study, J Gerontol A BiolSci Med Sci, 60（12）：1539-1545, 2005.
13）Hartikainen S, Lönnroos E, Louhivuori K：Medication as a risk factor for falls：Critical systematic review, J Gerontol A Biol Sci Med Sci, 62（10）：1172-1181, 2007.
14）Nakagawa H, Niu K, Hozawa A, et al：Impact of nocturia on bone fracture and mortality in older individuals：A Japanese Longitudinal Cohort Study, J Urol, 18（4）：1413-1418, 2010.
15）川村治子：ヒヤリ・ハット11,000事例によるエラーマップ完成本，医学書院，66-83，2003．
16.）中西容子・井上孝子・正木ひろ子・他：一般病棟と回復期リハビリテーション病棟での転倒および排泄に関連した転倒の特徴．看護実践学会誌，20（1）：71-75，2008．
17）平松知子・泉キヨ子・正源寺美穂：施設高齢者の転倒予防―排泄に関連した転倒者の排泄状況および転倒の実態，日本老年看護学会誌，11（1）：47-52，2006．
18）Jiro Okochi J, Toba K, Takahashi T, et al：Simple screening test for risk of falls in the elderly, Geriatr Gerontol Int, 6（4）：223-227, 2006.

4 褥瘡

学習目標
- 高齢者に褥瘡発生リスクが高まる要因と予防ケアの必要性を理解する。
- 褥瘡発生予測の意義を理解し，リスクアセスメントができる。
- 褥瘡を予防するための看護技術を習得する。
- 褥瘡予防ケアの評価ができる。

1 高齢者の褥瘡の特徴と看護援助の目標

1）褥瘡発生メカニズム

　褥瘡は，身体に圧迫がかかると，骨と皮膚表層の間の軟部組織の血流の低下ないしは停止が起こり，組織の不可逆的な阻血性障害，つまり血流の途絶が起こることに起因する。血流が途絶すると，酸素や栄養分が供給されなくなって組織は壊死に陥り，「褥瘡」といわれる創傷が生じる。

　褥瘡発生のメカニズムを理解するには，ブレーデン（Braden）らが示した褥瘡発生メカニズム（図4-1）がわかりやすい[1]。ブレーデンらは，米国での褥瘡患者の実態調査からこの概念図を作り上げた。持続する圧迫は，動けないことや活動が減少すること，あるいは知覚や認知障害などがあり動かないことなどが原因になる。また，摩擦やずれ，皮膚の湿潤など，皮膚（組織）の耐久性を低下させるようなことがあれば，褥瘡に至る。さらに，栄養の低下や加齢，情緒ストレス，喫煙，動脈圧の低下，皮膚温の変化なども影響することを明らかにしている。日本人に特有な褥瘡発生の危険要因としては，大浦が，病的骨突出や関節拘縮，浮腫をあげており[2]，わが国の実情に合致した褥瘡発生メカニズムとして重要な指摘がされている。

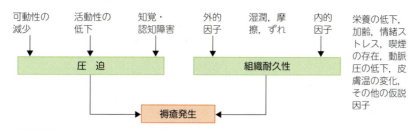

図4-1 ブレーデンらが示した褥瘡発生概念図
宮地良樹・真田弘美編著：よくわかって役に立つ　新・褥瘡のすべて，永井書店，2006，p.26．より引用改変

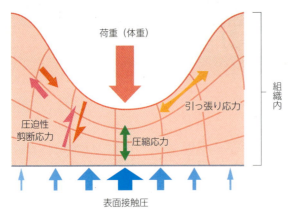
図4-2 組織内に発生する応力

2）応力，ずれ力と褥瘡の関係

　この他，最近では，圧迫により生じる生体内部での解剖学的な力学特性が，応力として示されるようになった。「皮膚表面を均一な力で圧迫した外力は，生体内部では複雑な力，すなわち応力（内力）となる」[3]というものである。応力には，圧縮応力，引っ張り応力，剪断応力の3種類があり，褥瘡の形状や状態に影響を与える（図4-2）。

　さらに，皮膚表面に対する平行な力（ずれ力）も，褥瘡発生や褥瘡の悪化に影響することがわかってきた。頭側挙上した際，身体は重力の影響を受け，足方向に下がる。このとき，上半身，特に背部から殿部面はベッドに密接するため，皮膚表面と内部組織との間でずれが生じ，褥瘡に至る。

　褥瘡発生に力が影響することに変わりはないが，持続する圧迫から，現在では「圧迫（応力）とずれ力と時間，回数」というように，褥瘡と圧迫に関する考え方が変化している。

3）加齢に伴う皮膚の変化と褥瘡との関係

　高齢者の褥瘡発生では，ブレーデンや大浦が示したメカニズムの各項目と関連していることは言うまでもないが，こうした項目を一層刺激する要因があることに注目する必要がある。加齢現象に伴いいくつかの変化が起こり，そのことが褥瘡発生と関係すると同時に，高齢者の褥瘡の特徴となる。

　高齢者の褥瘡では，1）加齢現象に伴う皮膚の変化，2）栄養状態の低下，3）老化現象による身体の変形や痛みから生じる活動性や可動性の低下が，褥瘡発生メカニズムの要因に影響することが考えられ，圧迫やずれ力による影響を容易に受けやすくなる。

　加齢現象に伴う皮膚の変化として，「加齢による皮脂分泌の低下や発汗の低下のため，皮膚はドライスキンに傾くとともに，表皮も菲薄化するので，高齢者の皮膚のバリア機能は必然的に低下し，外界からの刺激に対して脆弱となる」が指摘されている[4]。

　また，高齢者には，脱水や低血圧により，虚血や組織の循環動態の低下が起こりやすく，組織の弾力性の低下を招きやすい状況がある。体位変換時や清拭・入浴時に生じる皮膚の摩擦やずれは，ドライスキン化して弾力性を失った皮膚を刺激し，悪影響を及ぼす。失禁などでおむつ使用を余儀なくされる場合，皮膚が尿や汗などに曝されていると浸軟（皮膚

組織の結合力の低下）を招き，摩擦やずれなどの外力の刺激に弱い状態をつくる。

全身の栄養状態も褥瘡発生に影響する。栄養状態と褥瘡発生との関係では明らかになっていないことも多いが，栄養状態が不良でやせが著明になれば，からだの各部位に病的な骨突出が生じて，部分圧迫を受けやすくなる。

筋肉は，身体各部を機能させる重要な組織だが，身体を保護する役割ももつ。そのため，やせて筋肉の萎縮が生じ，筋肉の厚みが薄くなり量が減少してくると，身体各部を保護する機能が低下し，からだはダイレクトに圧（外力）を受けることになる。

この他，変形性膝関節症など，高齢者によくみられる筋骨格系の変化は，活動性や可動性への障害となり，何らかの原因によりベッド上臥床が増えるような状況が生じると，褥瘡発生の可能性を高めることになる。

4）看護援助の目標

以上のように，高齢者には容易に褥瘡発生に至る要因を多くもつことが理解できる。よって，褥瘡発生に至るのか否かのリスク（危険性）を早期につかみ，褥瘡発生に至らないよう，積極的な援助を行うことを目標としなくてはならない。褥瘡発生要因に早期に気づき，アセスメントし，適切な援助方法を検討しその援助が適切に効果しているか否か，定期的な評価を繰り返すことが重要である。一端褥瘡が発生してしまうと，治癒の見込みは，その状態によるが数か月の単位となる。こうした現状からも，褥瘡発生を生じさせない予防と管理が，高齢者の褥瘡への看護援助の目標といえる。

2 アセスメント

褥瘡を発生させないためには，褥瘡発生に至る危険性があるのか否かについてアセスメントできることが重要になる。アセスメントと一口にいっても，いくつかの視点がある。褥瘡発生の危険性を見極める1）リスクアセスメント，2）褥瘡の状態を観察・判断するためのアセスメント，治癒しているか否かの経過を見極める，3）褥瘡の治癒経過を評価するアセスメントである。

1）リスクアセスメント

リスクアセスメントとは，褥瘡発生に関するリスク（危険性）項目を観察し，褥瘡発生に至るか否かを予測することである。

（1）リスクアセスメントスケール

リスクアセスメントスケールは，ノートン（Norton）スケール，ゴスネル（Gosnell）スケール，クノール（Knoll）スケール，ブレーデン（Braden）スケール，ウォーターロー（Waterlow）スケール，PSPS（Pressure Sore Prediction Score）スケール，アンダーセン（Andersen）スケール，K式（金沢大学式）スケール，OH（大浦・堀田）スケールなど，種々開発されている。

それぞれのスケールには特徴があり，なかには，小児に最もフィットするものや，急性期の状態にフィットするものなど，対象や状況が限定されるものもある。そのため，どのよ

うな場合に，どのリスクアセスメントスケールを用いれば褥瘡予防に有効か明確になっていない。

しかし重要なことは，リスクアセスメントスケールはそこから得られた情報をもとに適切な予防介入が行われるならば，褥瘡発生を低減させる効果をもつ精巧なツールであることが，システマティックレビューから明らかにされていることである[5]。この検討は，日本人に対して行われた研究結果ではないが，リスクアセスメントにより褥瘡発生予測を行うことは，必要かつ重要であることに間違いはないといえよう。

ブレーデン（Braden）スケールは世界的にも使用頻度が高く，かつスケールの適中率に優れているほか，スケールを用いることで褥瘡発生率を50～60％低減できることが明らかになっている[6]。

適中率には，陽性適中率と陰性適中率がある。陽性適中率とは，検査が陽性の人のうち，実際に疾患のある人の割合を示し，陰性適中率とは，検査が陰性の人のうち，実際に疾患のない人の割合を示すものである[7]。わが国では，日本人の褥瘡発生予測に適するK式スケールやOHスケールも用いられている。

（2）リスクアセスメントスケール使用上の留意点

リスクアセスメントスケールを使用するにあたっては，以下の諸点に留意し，理解して使用することが大切である。

①スケールとして正しく判断できるものか否か（信頼性，妥当性の有無）：ここでいう信頼性とは，測定が実施されるたびに，同じもしくは非常に近い結果が得られることを示し，妥当性とは，測定しようとした変数（要因）を正しく測定できる度合いを示す[8]。
②いつ，どのような頻度（間隔）で使用するのか。
③だれが採点（測定）するのか。
④褥瘡発生を予測する危険点は何点か。

また，それぞれのスケールには長所と短所があることも理解したうえで使用することが大切である。

2）褥瘡の状態を観察・判断するためのアセスメント

褥瘡予防ケアが正しく行われているか否かを判断するためには，褥瘡局所の状態の観察と評価を行う。スケールを使用したリスク（危険要因）観察は非常に重要だが，同時に，常に皮膚の観察を行うことを忘れてはならない。日常生活ケアを通じ，皮膚の状態（ドライスキンの有無や湿潤状態），圧迫による発赤の有無を観察することが，スケールを使用する以前に必要である。やせがあり，臥床時間が長い状況であれば，おのずと，骨突出部の皮膚状態の意識的な観察などが看護計画のなかに組み込まれなくてはならない。

発赤の観察では，反応性充血か不可逆性の組織破壊による発赤（褥瘡）かを識別しなくてはならない。反応性充血は短時間の血管閉塞を示す生体反応で，発赤部を指で押して（示指で3秒間押す）戻したときに，発赤部が白く消退してから再び赤くなる現象をさす。この一時的な反応を見過ごすと，褥瘡発生を予防することができない。また，殿部や陰部での発赤は，おむつかぶれや真菌感染などによる場合がある点にも留意する。いずれにせよ，皮膚にダメージを与えることになるので，注意が必要になる。

3）褥瘡の治癒経過を評価するアセスメント

褥瘡が治癒に至っているのかそうでないのかについて，褥瘡の病態を点数化し，アセスメントできる評価スケールがあり，以下のものがその代表にあげられる。

①**DESIGN-Rツール**：日本褥瘡学会が奨励するDESIGN-Rスケールに基づいて褥瘡治癒経過の評価を行う。これについては後述する。

②**PSST（Pressure Sore Status Tool）**[9]：PSSTは13項目からなり，5段階スケールで病態を詳細に数値化して，最大65点が付けられる。経過ごとに採点することで，褥瘡が治癒傾向にあるか否かを判断でき，治癒過程を評価しつつ治療介入できる優れたスケールである。しかし，項目数が多いうえに，アセスメントに熟達を要するため，一般的ではないと指摘されている。

③**PUSH（Pressure Ulcer Scale for Healing）**[10]：NPUAP（National Pressure Ulcer Advisory Panel）が開発したPUSHは，褥瘡の大きさ，滲出液の量，病態のわずか3項目で構成された，治癒傾向が予測しやすい簡便なスケールである。しかしながら，初期状態の評価が難しい点や，ポケットの項目が含まれていない点に問題がある。

④**PUHP（Pressure Ulcer Healing Process）**[11]：PUHPは，PSSTとPUSHに共通した項目を，わが国の実情に合致するよう再検討したもので，9項目に絞り込まれている。

このように褥瘡の評価スケールが数あるなか，褥瘡の重症度を診断し，経時的に評価することで，治療効率をよくするための共通ツールの開発が目指され，2001年に，日本褥瘡学会からDESIGNが発表された。その後，重みづけに対する検討が行われ，2008年にDESIGN-Rとして改訂された。

（1）DESIGN-Rの評価の基準

DESIGN-Rツールは，創面を評価する6つの病態の英語の頭文字で表現されている。すなわち，depth（深さ），exudate（滲出液），size（大きさ），inflammation/infection（炎症/感染），granulation tissue（肉芽組織），necrotic tissue（壊死組織）の6項目であり，それぞれの基準に基づいて評価する（図4-3）。pocket（ポケット）がある場合には，末尾に「-P」を加えることとされている。重症度分類としては，軽度の場合はアルファベットを小文字（design）で，重度の場合には大文字（DESIGN）で示す。

各項目の評価は以下による。深さ，大きさ，ポケットの項目は，計測して点数化することが容易であるが，滲出液，炎症/感染，肉芽組織，壊死組織などの項目は創面の病態から点数化するため，個人の力量が問われる。経験し，習熟する必要があるが，総じて簡単なツールなので，評価に慣れることが重要である。

①**depth（深さ）**：創底の深さを表し，創底の最も深いところを評価する。創面が壊死組織で覆われている場合は，「測定できない」とする。

②**exudate（滲出液）**：滲出液の量を，ドレッシングの交換回数で評価する。ドレッシング材はガーゼとする。

③**size（大きさ）**：創の最長径（a cm）と，それに直交する最長径（b cm）の積として計算する（図4-4）。

④**inflammation/infection（炎症/感染）**：感染状態の有無で評価する。

⑤**granulation tissue（肉芽組織）**：良質な肉芽組織が，創の何%程度を占めるかによって評

DESIGN-R® 褥瘡経過評価用

カルテ番号（　　　）
患者氏名（　　　　　　　）
月日　/　/　/　/　/　/

		Depth 深さ　創内の一番深い部分で評価し，改善に伴い創底が浅くなった場合，これを相応の深さとして評価する				
d	0	皮膚損傷・発赤なし	D	3	皮下組織までの損傷	
	1	持続する発赤		4	皮下組織を越える損傷	
	2	真皮までの損傷		5	関節腔，体腔に至る損傷	
				U	深さ判定が不能の場合	

		Exudate 滲出液				
e	0	なし	E	6	多量：1日2回以上のドレッシング交換を要する	
	1	少量：毎日のドレッシング交換を要しない				
	3	中等量：1日1回のドレッシング交換を要する				

		Size 大きさ　皮膚損傷範囲を測定：[長径(cm)×長径と直交する最大径(cm)]*3				
s	0	皮膚損傷なし	S	15	100以上	
	3	4未満				
	6	4以上　16未満				
	8	16以上　36未満				
	9	36以上　64未満				
	12	64以上100未満				

		Inflammation/Infection 炎症/感染				
i	0	局所の炎症徴候なし	I	3	局所の明らかな感染徴候あり（炎症徴候，膿，悪臭など）	
	1	局所の炎症徴候あり（創周囲の発赤，腫脹，熱感，疼痛）		9	全身的影響あり（発熱など）	

		Granulation 肉芽組織				
g	0	治癒あるいは創が浅いため肉芽形成の評価ができない	G	4	良性肉芽が，創面の10%以上50%未満を占める	
	1	良性肉芽が創面の90%以上を占める		5	良性肉芽が，創面の10%未満を占める	
	3	良性肉芽が創面の50%以上90%未満を占める		6	良性肉芽が全く形成されていない	

		Necrotic tissue 壊死組織　混在している場合は全体的に多い病態をもって評価する				
n	0	壊死組織なし	N	3	柔らかい壊死組織あり	
				6	硬く厚い密着した壊死組織あり	

		Pocket ポケット　毎回同じ体位で，ポケット全周（潰瘍面も含め）[長径(cm)×短径*1(cm)]から潰瘍の大きさを差し引いたもの				
p	0	ポケットなし	P	6	4未満	
				9	4以上16未満	
				12	16以上36未満	
				24	36以上	

部位［仙骨部，坐骨部，大転子部，踵骨部，その他（　　　　　）］　合計*2
*1："短径"とは"長径と直交する最大径"である
*2：深さ（Depth：d.D）の得点は合計には加えない
*3：持続する発赤の場合も皮膚損傷に準じて評価する

©日本褥瘡学会/2013

図4-3　DESIGN-R®

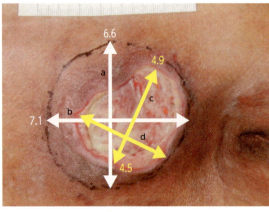

創サイズ測定　皮膚損傷範囲を測定
　長径(a cm)×長径と直交する最大径(b cm)
ポケット測定　ポケット全周（潰瘍面も含め）
　長径(a cm)×短径(b cm)から潰瘍の大きさを差し引いたもの(c cm×d cm)
ポケットの大きさは，
　6.6×7.1（ポケットを含む大きさ）−4.5×4.9（潰瘍の大きさ）=24.81(P12)となる

図4-4　ポケットの測定方法

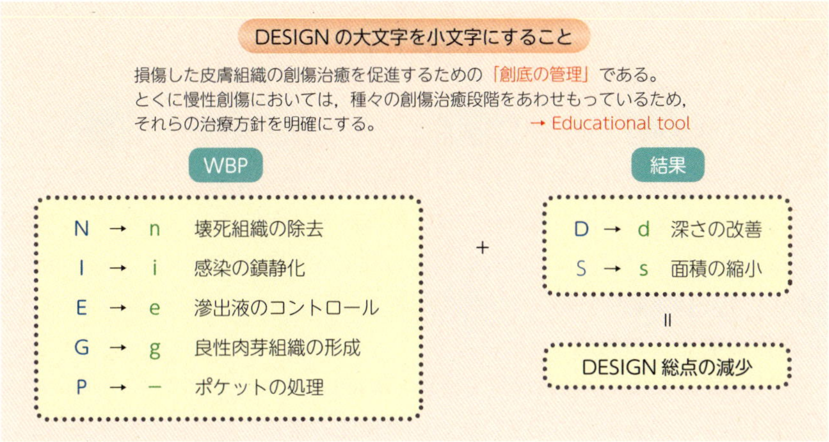

DESIGNの大文字を小文字にすること

損傷した皮膚組織の創傷治癒を促進するための「創底の管理」である。
とくに慢性創傷においては，種々の創傷治癒段階をあわせもっているため，
それらの治療方針を明確にする。　　　　　　　→ Educational tool

WBP
- N → n　壊死組織の除去
- I → i　感染の鎮静化
- E → e　滲出液のコントロール
- G → g　良性肉芽組織の形成
- P → －　ポケットの処理

＋

結果
- D → d　深さの改善
- S → s　面積の縮小

＝

DESIGN 総点の減少

Wound bed preparationとは
慢性創傷の治療においては，創面の科学的な観察が重要で，DESIGNは異なる職種の治療者が共通に褥瘡創面の現状を理解しうるツールとして開発された。DESIGNの大文字を小文字にすることが慢性創傷の治療目的となる。
N，I，E，G，Pをn，i，e，gに改善していくと，結果としてDとSがd，sになり創傷治癒が進行する。

図4-5　DESIGNツールとWBP
森口隆彦：褥瘡の診断と創部のアセスメント，臨床栄養，112（6）：633，2008．より引用

価する。
⑥**necrotic tissue（壊死組織）**：壊死組織の有無とその性状で評価する。
⑦**pocket（ポケット）**：存在するときは，その面積で評価する。計算方法は，創面（潰瘍面）とポケットを含む全体の面積から，創面積を差し引いたものである（図4-4）。

（2）DESIGN-Rと治療方針との関係

　褥瘡の治療方針は，重症度分類の大文字を小文字に改善することであり，これを創底管理（wound bed preparation；WBP）と称している[12]。N（壊死組織），I（炎症/感染），E（滲出液），G（肉芽組織），P（ポケット）の項目を軽度にすることで，D（深さ）とS（大きさ）の縮小がみられ，褥瘡が治癒に向かうようにケアする（図4-5）。

　DESIGN-Rの測定上の特徴は，深さ（D）の項目は点数に合算しない（図4-3参照）。表記としては，深さの判定をした後，「D」と「ESIGN」の間に「-（ハイフン）」を入れる。たとえば，「d2-e1s6i0g1n0：8点」や「D4-E6S15i1G4N3：29点」となる。

3　褥瘡を予防するための看護技術

1）スキンケア

　褥瘡予防では，脆弱な皮膚に対する外力の影響を予防することも重要で，スキンケアが注目される。

（1）加齢による皮膚の老化の機序

　褥瘡の発生要因の一つに加齢があるが，加齢に伴う皮膚機能の変化として，まず皮膚細胞の働きが鈍くなり，表皮の回転周期の遅延が起こる。その結果，新陳代謝の悪化，水分保持能力の低下，皮脂分泌機能の衰えなどが生じて皮膚の硬さが増し，弾力性の低下が起こる。加えて，分裂能の低下，有棘細胞層の減少による表皮の菲薄化，表皮突起の消失に

よる扁平化，角層の増殖などが生じ，皮下脂肪の減少，毛細血管の脆弱化などから生体防御機能の低下が起こる。さらには，皮脂膜や角層の働きが衰えることにより水分保持能力が低下し，乾燥する。

　また，尿失禁などによりおむつを使用すると，皮膚は常に尿などに曝露され，皮膚の浸軟や皮膚pHのアルカリ化を招き（正常では弱酸性），感染を起こしやすい状態となる。そのほか，低栄養や疾患に起因する浮腫では，組織耐久性が低下し，外部からの機械的負荷に対する抵抗力の低下（摩擦やずれなどの外力刺激への弱さ）が生じ，表皮剥離など，褥瘡が発生しやすい状態をつくる。

（2）皮膚の老化への対応

　褥瘡予防のためには，弱酸性の皮膚構造を維持しつつ，ドライスキン予防のための保湿・保護ケアを行い，感染や外力刺激に強い皮膚機能の維持に努めなくてはならない（➡看護技術の実際A，p.243に詳述）。

2）栄　　養

（1）加齢に伴う食の変化

　褥瘡予防と栄養との関係で留意しなくてはならないこととして，まず，加齢に伴う食に対する変化があげられる。

①食欲不振

　加齢とともに味覚の変化が起こる。有郭乳頭中の味蕾数の減少により味覚鈍麻が生じて濃い味付けを好むようになるが，この好みの変化が食欲低下に影響するという説がある。また，歯牙の欠損が生じると，咀嚼筋の萎縮により咀嚼力が低下して食欲不振を引き起こす。さらに，唾液腺の萎縮により唾液量が減少し，口腔内の乾燥，嚥下困難，むせなどから誤嚥が生じたりすると，それを恐れて食欲不振になる。このような状態が重なると，食欲不振が常態化する。

　高齢者に食欲不振が起こると，喫食量の減少から栄養障害（低栄養）が生じ，最終的には褥瘡発生の原因となってしまう。

　高齢者の食欲不振から引き起こされる負の循環を図4-6に示した。

②低栄養状態の影響

　創傷治癒には，細胞成長因子とともに多くの栄養素が必要であり，以下に示すようなものが重要な役割を果たす。

- **Alb（アルブミン）**：Albが低くなると膠質浸透圧性の浮腫を生じ，末梢での酸素利用が低下し，褥瘡治癒に影響を及ぼす。
- **Hb（ヘモグロビン）**：低ヘモグロビン血症では，組織への酸素運搬量が低下し，皮膚や軟部組織の脆弱化を招く。
- **TC（総コレステロール）**：低栄養状態になるとTCが低くなるので，喫食量と併せて栄養状態を評価する指標となる。
- **亜鉛**：亜鉛は，肉芽組織で線維芽細胞がコラーゲンをつくるとき必要な微量元素である。

（2）低栄養状態への対応

　褥瘡予防と栄養との関係で留意しなくてはならないこととして，まず，加齢に伴う食に

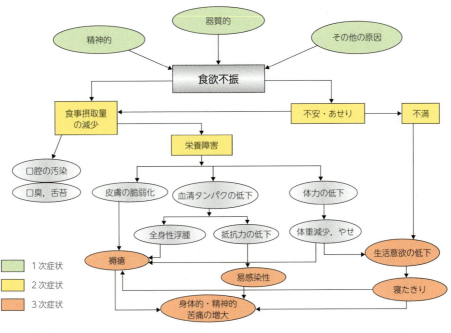

図4-6 高齢者における食欲不振の負の循環

対する変化があげられる。

　褥瘡に関しては，低栄養状態から引き起こされる組織耐久性の低下が重要である。病的骨突出やるいそうは，エネルギー，たんぱく質がともに不足していることを意味し，低栄養状態を代表するものである。

　低栄養状態に至らないためには，日常の食事摂取量や体重の変動，身体計測，血液検査値のモニタリングなどを怠ってはならない。さらに，口腔ケア，食事時の体位調整，嚥下障害への対応なども考慮する。

　一口でもおいしく食べることができるよう，食事時の体位に気を配り，自分のペースで食べることができるよう自助具を工夫するなども，褥瘡予防ケアとして必要になる。

　経口摂取が困難な場合には，経管栄養法や胃瘻による経腸栄養法が選択される場合もある。また，不足栄養素の補助としてサプリメント摂取が考慮されることがある。それらの場合，過剰摂取とならないよう留意する。

3）臥位での圧再分配，摩擦・ずれの回避

　褥瘡は圧迫により発生することから，いかに圧迫を低減できるかが重要になる。宇宙飛行士の毛利氏は「宇宙では褥瘡はない」と指摘したが，地上では重力から自由になることはできない。そこで，褥瘡発生を予防するためには，体圧分散用具と体位変換により，身体に受ける圧迫をコントロールすることが必要になる。

（1）体圧分散用具

　体圧とは，ベッドなどの用具から体表面に加わる圧力のことであり，体圧分散用具はこの圧力を調整する機能をもっている。

①体圧分散用具の原理

体圧分散用具は，その素材と構造によって，種々の機能をつくり出す。

体圧分散用具の素材は主に，エア，ウォーター，フォーム，ゲルまたはゴムなどに分類され，最近ではハイブリッドのものも多い。

その原理は，圧迫されている部分の圧をいかに低下・減弱させることができるか，どのようにして寝具をからだにフィットさせられるか，つまりいかに広い面積で体重を受けることを可能にするかである（圧再分配）。ヒトの身体には凹凸，すなわち生理的彎曲があり，身体と体圧分散用具との接触領域に加わる圧を，3つの機能によって分配し，1点に加わる圧を低くすることと指摘される[13]。その機能は，1）沈める（immersion），2）包む（envelopment），3）経時的な接触部分の変化である（図4-7）。2007年，NPUAP（National Pressure Ulcer Advisory Panel）は，反応型と能動型に体圧分散用具の特性を大別した。反応型とは，「沈める，包む」の機能を利用する体圧分散用具であり，能動型は「沈める，包む，経時的な接触部分の変化」の機能を利用するものである[13]。表4-1には，体圧分散用具の分類を示す。

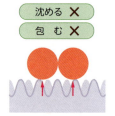
A：沈める，包む機能がなく，点で支えられた状態

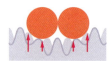
B：沈める機能があるが，包む機能がなく，凹凸部において支持されない部分がある状態

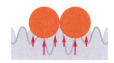
C：沈める，包む機能があり，接触面積が最大となった場合

図4-7　沈める，包むに関するイメージ図
日本褥瘡学会編：褥瘡ガイドブック，照林社，2012，p.151．より引用

表4-1　体圧分散用具の分類

用語	定義
反応型マットレス	加圧した場合にのみ反応して圧再分配特性を変化させる性能を有する電動または非電動のマットレス
能動型マットレス	加圧の有無にかかわらず圧再分配特性を変化させる性能を有する電動のマットレス
特殊ベッド	ベッドフレームとマットレスが一体になって機能するベッド
非電動マットレス	操作のために直流・交流を問わず電源を要しないマットレス
電動マットレス	操作のために直流・交流を問わず電源を要するマットレス
上敷マットレス	標準マットレス（圧再分配機能なし）の上に重ねて使用するマットレス
交換マットレス	ベッドフレームの上に直接置くようにデザインされたマットレス

日本褥瘡学会編：褥瘡ガイドブック，照林社，2012，p.153．より引用

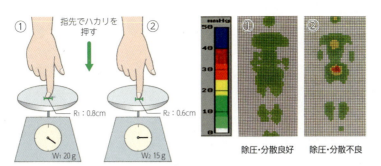

接触圧は水銀柱圧（mmHg）で示すために，変換係数をかける
接触圧＝W÷(R×R÷4)×0.234
接触圧 ① 幅0.8cm 接触圧29mmHg ② 幅0.6cm 接触圧39mmHg

図4-8 体圧分散のメカニズム

②体圧分散のメカニズム

体圧分散のメカニズムを実際にみてみると図4-8のようになる。

指先の接触する面積と押す力を変えてバネばかりを押すという実験を行う。すると，押す力が大きくても，指先の面積が広いほう（図4-8①）が，生じる接触圧が低いという結果が出る。これを，全身の体圧を測定できる器械（全身体圧計）で測定すると，図4-8①のほうが，全身が緑色に示され，体圧が低いことがわかる（全身体圧計では，高い圧は赤や青で示される）。このことから，圧再分配ケアを行うためには，軟らかい素材に身体をフィットさせるように臥床させる必要があることがわかる。

③体圧分散用具の種類と特徴

表4-2に，体圧分散用具の素材別の特性と弊害をまとめた。

同じ素材で製造された体圧分散用具でも，その構造（厚さや形状）が異なると，圧再分配状態に違いが起こることもわかっている。たとえば，フォーム素材のものでも，厚みが厚い場合（10cm以上）と薄い場合（10cm以下）では，圧再分配効果に違いが生じるのである

表4-2 体圧分散用具の種類と弊害

分類	特性	弊害
エア	・マットの内圧の調整により患者個々の状態に応じた体圧調整ができる ・セル構造が単層と多層のものがあり，各セルの圧の切り替えが自動に起こる仕組みをもつ ・動力を要する	・鋭利なものによる刺激で，セルがパンク（破損）し，エアが漏れることがある ・付属ポンプモーターのトラブルが起こり得る
ウォーター	・水の量により，患者個々の状態に応じた体圧調整ができる・動力を要さない	・水が時間とともに蒸発する・マットレスが破損などを起こすと水が漏れ出す
ウレタンフォーム	・反発力の異なるウレタンフォームを組み合わせることで，圧再分配機能を多彩に設定できる ・動力を要さない	・水（汗）・光に弱く，機能が損なわれる ・年月が経つと"へたり"が起こり，圧再分配能が低下する
ゲルまたはゴム	・表面を拭くなどでき，清潔に管理できる ・動力を要さない	・ゲルを包む被覆材が破損し，内容物が漏れ出す場合もある ・ゲルを包む被覆材の劣化により，圧再分配能が低下する

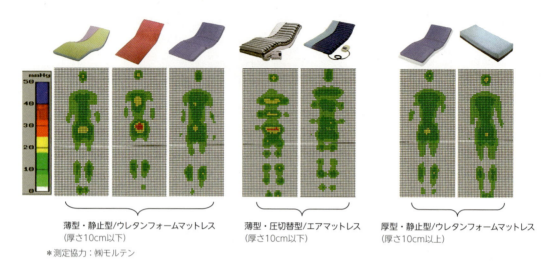

図4-9 体圧分散用具の構造・機能

図4-9）。

④体圧分散用具のエビデンス

圧再分配ケアでは，体圧分散用具の特徴を理解して上手に使用することが重要である。体圧分散用具の使用が褥瘡発生率を低下させることも明らかになっており，褥瘡予防ケアとして欠かすことができない。

体圧分散用具を使用することの有効性は，各種ガイドラインに明記されている。

たとえばAHCPR（U. S. Department of Health and Human Service, Public Health Service, Agency for Health Care Policy and Research, 1992）では，「褥瘡発生の危険があると判定された患者のベッドには，フォームマット，静止型エアマット，圧交代型（波動型）エアマット，ゲルマット，ウォーターマットなどの除圧効果の高い用具を敷いて，除圧を図る（ランクB）」としている。ランクBとは，「提言をかなり裏づける科学的データがそろっている」ことを示す。

また，日本褥瘡学会が提唱する褥瘡予防・管理ガイドライン[14]においても，「褥瘡発生率を低下させるために体圧分散マットレスを使用することは有効か」という臨床上の疑問があった場合，「褥瘡発生率を低下させるために体圧分散マットレスを使用することが強く勧められる」とあり，推奨度はAとなっている。推奨度Aとは，脳卒中ガイドライン[15]で用いられている推奨度で，「推奨度A：行うよう強く勧められる」とされ，システマティックレビューやメタアナリシスなど，エビデンスレベルの高い研究結果に支持されていることを示す。

⑤エアマットレスの内圧確認

エア系の体圧分散用具を使用する際には，エアの確認や調整を必ず行わなくてはならない（図4-10, 11）。適切なエアマットレスの内圧確認を行えることが，褥瘡予防ケアとして最大の効果を引き出す。

各種の体圧分散用具は褥瘡予防に効果があるが，ただ単に使用すればよいというものではない。患者の状態や状況と，体圧分散用具の構造・機能とのマッチングを考慮しないと，

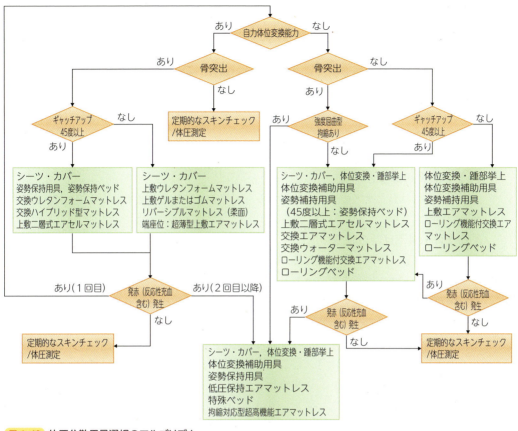

図4-10 体圧分散用具選択のアルゴリズム
日本褥瘡学会編：在宅褥瘡予防・治療ガイドブック，第2版，2012, p.58. より引用

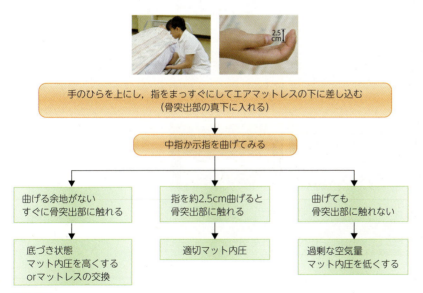

図4-11 底づきの確認方法と対処方法
日本褥瘡学会編：在宅褥瘡予防・治療ガイドブック，第2版，2012, p.60. より引用改変

場合によっては褥瘡発生を誘引したり，悪化させることもある。

4）摩擦とずれのケア：体位変換

圧再分配ケアの重要な要素として体位変換がある。優れた体圧分散用具を使用していても，同一部位への圧迫が持続すれば，褥瘡発生の予防に限界が生じる。そのため，体圧分散用具の利用を効果的にするためにも，体位変換を併せて行い，相乗効果を引き出すことが必要である。

体位変換の際に留意しなくてはならないのは，摩擦やずれを起こさないことである。

（1）臥位での摩擦とずれ

摩擦やずれは日常ケアのなかで発生するものであり，たとえば臥床時の背上げ・背下げなどで理解できる。

①背上げ・背下げ時の状態

背上げの際は，ベッドの挙上角度が20度を超えたあたりから，背部に張りつくような違和感が生じる。さらに挙上を続けると，背部から殿部にかけてベッドから押されるような違和感が増強し，からだを動かして背部全面に生じた違和感を取り除きたくなる。この感覚は，実際に体験すると「我慢できない苦痛」であるとわかり，「何とかしなくてはならない」と思うだろう。

このような背上げ・背下げ時に起こる摩擦とずれから生じる変化を目視するために，全身体圧計で実験すると，図4-12の状態が示される。

臥位から徐々に背を上げていくと，図中の①〜④にみられるように，全身がベッドに接

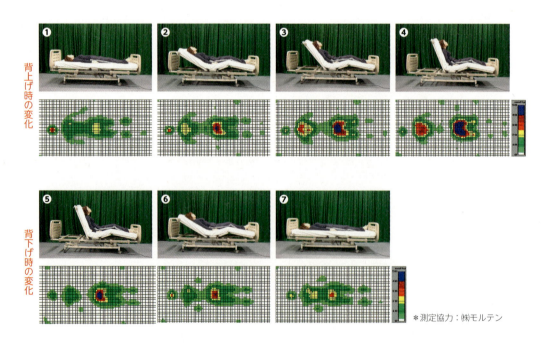

図4-12 ベッドの背上げ・背下げ時の体圧変化

田中マキ子：臥位での褥瘡を予防する［Ⅰ］ポジショニング（宮地良樹・真田弘美編著：よくわかって役に立つ 新・褥瘡のすべて），永井書店 2006, p.60. より引用

してからだ全体の形をしている圧分布が，次第に部分にちぎれていき，各パーツ（頭，背部，殿部）に分かれていくことが理解できる。さらに，背部や殿部の圧が黄色から赤，そして青と変化し，高い体圧を示すことが理解できよう。この①〜④の変化は，外観的には臥位から座位への変化であり，体位変換としては一応の目的を達しているようにみえる。しかし，患者が感じる身体感覚では，外観からでは観察できない摩擦やずれによる影響が生じているのである。

このことは背下げ時にも起こる。背下げ時には，圧の上昇は背上げ時ほど大きくはないが，徐々に下げていくと，多くの患者は20〜15度くらいの位置で，体位が水平位になったという身体感覚をもつ。しかし実際には，まだベッドは挙上状態にあるので，ベッドを水平位にすると，患者は，頭が下がった感覚，からだが頭方向に落ちていくような感じをもち，背中に生じた違和感とともに恐怖を感じる（⑤〜⑦）。これが，背下げ時に生じる摩擦とずれである。

②**背抜き（抱き起こし）**

背部や殿部に生じた高い圧や，引っ張られるような，あるいは押されるような違和感をそのまま放置することはできないので，「背抜き」という介入を行う。

「背抜き」を「抱き起こし」と表現している人もあるが，いずれも，背上げ・背下げとともに生じる背中に張り付くような力（違和感），すなわちずれ力を開放させる意味で使用するものである。

背抜きの効果は高く，背上げや背下げで発生した体圧を30％以上軽減できる（図4-13）。

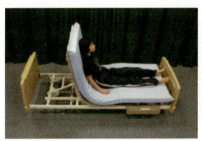
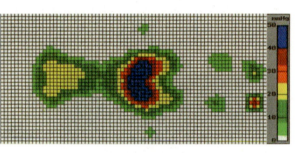

最　大　圧　60.6mmHg
背抜き後　19.3mmHg
　　　　　31.8％低下
最　大　圧　41.3mmHg

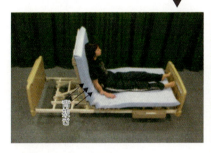
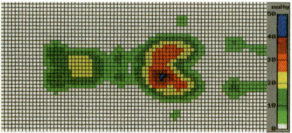

BMI＝17.8　エルゴチェック測定
標準マットレス使用

図4-13 背抜きの効果

田中マキ子：臥位での褥瘡を予防する［Ⅰ］ポジショニング（宮地良樹・真田弘美編著：よくわかって役に立つ　新・褥瘡のすべて），永井書店　2006，p.60．より引用

背抜きには様々な方法がある（➡看護技術の実際 B，p.246に詳述）。

（2）座位（車椅子）での圧再分配，摩擦・ずれの回避
①座面の接触面積を広げる工夫

摩擦やずれは，ベッドでの臥床時のみに起こるのではなく，座位（車椅子使用）時にも起こる。立位から座位になる場合，背筋を伸ばした姿勢で平らな台に座ると，骨盤は坐骨で支持され，重心線がわずかに支持点の坐骨後方を通るため，骨盤が後傾し，いわゆる坐骨座りとなり，筋力のない高齢者の場合，前方へ滑る状態となる（図4-14）。こうした状態に麻痺などが加わると，横倒れなども起こすことになるため，できるかぎり座面の接触面積が広がるよう，90度座位姿勢を目指し座れるように介入する。

図4-15は，接触面積を広げる工夫の例である。たとえば，座位姿勢として，可能なかぎり股関節，膝関節，足関節が90度に近づくように体位を整える（90度ルール）。また，骨盤を左右から支える（仙腸関節へ働きかける）ことで，骨盤のゆがみを調整する方法などがある。

座位時では基本，座面（アンカー）クッションを使用すること，背が曲がりやすい場合には，坐骨座りが増強するため，バックのクッションも使用することが望ましい。座面クッション使用の有無は，圧再分配にかなりの影響を与えるため，どのような素材のクッションであれ，使用することが重要である。

②車椅子使用時のケアのガイドライン

車椅子使用時のケアについて，AHCPRのガイドラインは以下のように説明している。

a．褥瘡発生の危険のある患者は，一般に，椅子でも車椅子でも，長時間，座りきりにしておいてはならない。少なくとも1時間に1回は受圧部を移動したり，基本治療方針に反しないならベッドに戻すとよい。体動可能な患者には，15分ごとに自分で重心をずらすように指示する（ランクC）。

b．日中の大半を椅子に座って暮らす患者には，椅子に，ファムパッド，ゲルパッド，エア

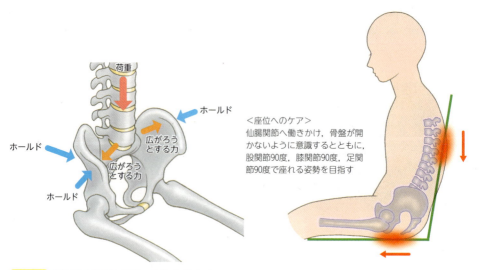

図4-14 座位時の状態と症状，介入のポイント

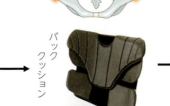
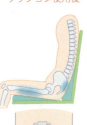
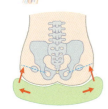
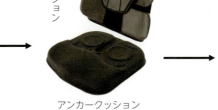
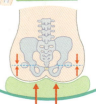

図4-15 アンカー・バッククッションの使用前後の効果比較

パッドなどの除圧効果の高い用具を，単独あるいは組み合わせて敷き，除圧を図る。円座は使用してはならない（ランクC）。
c．日中の大半を椅子に座って暮らす患者には，正しい姿勢，体圧分散，安定性，除圧を考慮し，適切な体位をとらせる（ランクC）。
d．日中の大半を椅子に座って暮らす患者に対する体位調整用具などの利用についても，その内容や使用時間の計画を文書で作成するとよい（ランクC）。
　ランクCとは，「提言は専門家の意見および本書作成委員会の注意に基づくものである」ことを示す（AHCPRガイドライン）。

看護技術の実際

A スキンケア

- 目　　的：皮膚の異常の早期発見を行うとともに，組織耐久性の低下を予防する
- 適　　応：褥瘡発生リスクの高い患者，褥瘡をもっている患者，浮腫，多汗，尿・便失禁を認める患者などで，スキンケアを必要とする患者
- 必要物品：中性ないしは弱酸性石けん，皮膚保護材

1）皮膚の観察から基本的な皮膚洗浄

	方　法	留意点と根拠
1	**全身を観察する** 清拭時や寝衣交換時などを利用し，全身を観察する	●発赤部を指で3秒間押して戻す（ガラス板などを使用する）などし，発赤部が白く消退してから，再び赤くなるか否かを確認する（➡❶） ❶反応性充血か不可逆性の組織破壊かを確認する。発赤が続く場合は褥瘡と判断できる
2	**創の前処置を行う** 1）油性軟膏などが使用されている場合は，オリーブオイルなどを使用して油汚れを除去する 2）絆創膏などが付着している場合は，剥離剤を用いて優しく取り除く 3）表皮剥離，びらんなどの皮膚損傷がある場合には，生理食塩水で十分に洗浄する（水道水で洗浄してもよい）（➡❹）	●油汚れをこすり取るようにしない（➡❷） ❷皮膚へ，摩擦などの外力を加えないため ●ベンジンなどを使用して剥離してはならない（➡❸） ❸皮脂膜を著しく損なうため ●創傷がある場合は，創面に刺激のないものを使用する ❹創内はデリケートで，細胞増殖因子などが創面を覆っている。石けんによる化学的な刺激は，細胞毒として細胞増殖因子の活性化を低下させる可能性がある
3	**創の周囲皮膚を洗浄する** 1）皮膚の汚れを水や微温湯で流す 2）石けんをよく泡立て，皮膚に余分な摩擦を加えないよう，泡を皮膚の上で転がすようにしながら，愛護的に洗浄する（➡❺） 3）使用する石けんは，弱酸性石けん（皮膚のpHと同程度のpHの低刺激性石けん）を使用する（➡❼） 4）石けん分を十分に流し，余分な水分をやさしく押さえ拭きする（➡❽）	●垢とりやナイロンタオル，ブラシやたわしなど，皮膚の角質層をこすり取るような洗浄はしない（➡❻） ❺汚れは，泡の界面活性効果によって引き出されるので，力をかける必要はない ❻皮膚に力をかけることは，摩擦などの外力を与えることと同様で，組織耐久性が低下した皮膚にはダメージが大きい ●石けんのpHを意識して選択する ❼角質タンパク変性の低下，皮膚透過性の低下，皮膚刺激性の低減効果があり，余分に皮脂を取りすぎない。皮脂には，皮膚面をコーティングし，保護する作用がある ●こするなどの行為を行わない ❽皮膚に摩擦や外力を加えないため
4	**洗浄後の処置を行う** 保護クリームなどを塗布する（➡❾）	●保護クリームなどでかぶれなどを起こすこともあるので，過敏な人には塗布テストを行う ●創部内には塗布しない ❾洗浄後の皮膚の乾燥を防ぎ，皮膚の弾力性と柔軟性を保って，皮膚の健康維持に役立てるため

2）浮腫がある場合

	方　法	留意点と根拠
1	**皮膚洗浄** 1）スキンケアは基本的な皮膚洗浄と同様に行う 2）清拭時や入浴時は，皮膚をやさしく洗う	●こすらないようにする（➡❶） ❶摩擦を避け，組織耐久性を低下させないため
2	**体位変換** 1）体位変換時に皮膚がこすれないようにする 2）寝衣や寝具のしわがからだに当たらないよう，体位変換はからだを浮かして行う（➡❷）	●下着や靴下，袖口などで締めつけないようにする ❷しわが圧迫となり褥瘡発生につながるため

	方　法	留意点と根拠
3	**圧再分配** 1）低圧保持が可能な体圧分散用具を利用し，部分圧迫の回避に努める	全身に浮腫がある場合，圧切替型エアマットレスの使用は避ける（➡❸） ❸圧切替型は，エアセルへの空気の交換があり，浮腫部へ部分圧迫を起こしやすい。したがって，身体の接触面積を広げるためには，低圧でフラットな形状のものがよい
	2）下肢に浮腫がある場合は，下肢全体を軟らかいクッションで挙上し（➡❹），踵部がマットレスに当たらないようにする	●踵部が浮くように下肢をクッションで支える ❹下肢全体を接触させ，圧再分配効果を高める

3）多汗の場合

	方　法	留意点と根拠
1	**アセスメントする** 室温，寝衣，寝具などが発汗の原因になっていないかアセスメントする（➡❶）	❶室温，湿度など，環境調整の良否が発汗に影響を与えるため
2	**皮膚洗浄** 入浴時や清拭時に，全身の皮膚を清潔にすると同時に観察する（➡❷）	❷汚れがあると毛根がふさがれ，スキントラブルの原因になる
3	**寝衣・寝具** 1）発汗時は，こまめに汗を拭き取り，寝衣・寝具が湿っていたら，そのつど交換する（➡❸） 2）通気性・吸湿性の高い寝衣・寝具を使用する	●拭き取り時，皮膚をこすらないよう留意する ❸汗で皮膚が常にぬれている状態では，浸軟（ふやけた状態）を起こす可能性がある。皮膚の浸軟は細胞の結合力を低下させ，皮膚のバリア機能を低下させてしまうので，これを予防する必要がある ●ラバーシーツの使用は避ける（➡❹） ❹蒸れによる浸軟の増長を避ける ●バスタオルを使用する場合は，しわによる圧迫に留意する（➡❺） ❺しわは部分圧迫の原因になる ●場合によっては，吸水性と熱放散性が優れた特殊シーツを利用する

4）尿失禁の場合

	方　法	留意点と根拠
1	**失禁のタイプをアセスメントする**	●すぐにおむつ使用を考慮しない（➡❶） ❶失禁のタイプにより，対応方法（おむつ使用，パッド使用など）は異なる
2	**洗浄する** 弱酸性や洗浄剤入りの清拭剤を用い，微温湯による陰部洗浄を適宜行い，清潔を保つ（➡❷）	●陰部洗浄は，基本的な皮膚洗浄に準じる ❷おむつなどを利用し，排泄後，時間がたつと，尿がアルカリ性に傾き，細菌が増殖しやすくなる。また，排泄物が長く皮膚に付着していると皮膚への刺激が増す原因になる。しかし頻回の洗浄も，皮膚への刺激を増すので，洗浄の回数には注意が必要である

方法	留意点と根拠
3 おむつ，パッドの使用と交換 1）高分子吸収ポリマー入りおむつなどを使用し，確実に尿をキャッチする。場合によっては尿とりパッドを使用する 2）おむつやパッドを適宜，交換する	●ポリマー部に尿がしっかりキャッチされるよう，当て方に留意する（➡❸） ❸ポリマーが尿成分をキャッチし，尿の滞留を防ぎ，皮膚への刺激を低減してくれる ●からだに沿うようにパッドを当てる（➡❹） ❹尿が殿部や背部に流れないようにできる ●交換頻度に留意する（➡❺） ❺交換を行わないと，尿を吸収したおむつやパッドは膨張して厚みが増し，固くなって部分圧迫の原因になる ●おむつの枚数や当て方に留意する（➡❻） ❻おむつは，厚くするほど，仙骨部にかかる圧を高くしてしまうため，できるだけ少ない枚数とする

5）便失禁の場合

方法	留意点と根拠
1 アセスメントをする 下痢の原因をアセスメントする	●必要に応じて，止痢薬や食物繊維などの使用を検討する
2 洗浄する 1）弱酸性の洗浄剤を用い，微温湯による洗浄を十分に行う 2）陰部洗浄は1日1回行い，清潔を保つ	●排泄物を取り除く（➡❶） ❶下痢便は活性の消化酵素を含み，アルカリ性で皮膚に対する刺激が強いため，早期に排泄物を取り除く必要がある ●洗浄はできるかぎり，頻回には行わない ●洗浄が行えない場合は，清拭による皮膚への刺激を軽減するため，皮膚清拭剤（液状，泡状タイプ）を使用する
3 クリームの塗布 洗浄後，撥水性のクリームを肛門周囲に塗布する（➡❷）	❷便のアルカリ性による刺激や，消化酵素による化学的刺激から皮膚を保護するため
4 おむつの使用と交換 1）おむつは排便ごとに交換する（➡❸） 2）下痢便専用おむつの使用を検討する（➡❹）	❸紙おむつは下痢便を吸収しないため。吸収すると膨張し，厚みが増し，部分圧迫などの影響が出るのは尿失禁と同様である ❹下痢便を吸収する機能があるため，便成分が直接皮膚に接することを防いでくれる

B 体位変換（ベッド上，椅子上）

- 目　　的：褥瘡危険因子（自力で体位変換できない，病的骨突出がある，関節拘縮があるなど）をもつ患者に，圧迫，ずれ力の排除を目指した体位変換を行う
- 適　　応：(1) 自力で体位変換できない患者
  (2) 骨突出のある患者
  (3) 関節拘縮のある患者
- 必要物品：各種体圧分散用具，ポジショニングピロー

1）ベッド上
■自力で体位変換ができない患者：仰臥位→起座位

	方　法	留意点と根拠
1	**体位変換の計画を立てる**（➡❶） ＊各体位変換に共通の事項	●合併疾患から禁忌体位の有無を検討する（➡❷） ❶同一部位への圧迫の持続を回避するために，体位変換を計画する。患者の睡眠への影響，使用マットレスなどの関係を考慮し，体位変換間隔は検討する ❷禁忌体位にすると症状の増悪を起こす可能性がある
2	**体位変換を行う** 　1）患者のアライメント，寝衣を整え，ベッドのリクライニングポイントと患者の殿部の位置を合わせる 　2）膝挙げ20度を行う 　3）頭側挙上は基本的に30度までとする（➡❻）（例外あり） 　4）挙上後，背中の張り付きをはがす（背抜きを行う）（➡❼） 　（1）方法1：患者の肩を持ち，前方に支えながら倒し，ベッドから患者の背部を引き離す 　（2）方法2：患者の肩を支え，左右から患者の上体を斜め前方に倒すようにし，ベッドから患者の背部を引き離す 　（3）方法3：滑る手袋を用い，患者の上体・殿部，下肢下の張り付きをはがす（➡❽） 　5）両下肢の置き直しを行う 　6）頭側部を下げる場合も，背中の張り付きをはがす（背抜きを行う） 　（1）方法1：仰臥位後，左あるいは右の側臥位をとらせ，背部の張り付きをはがす 　（2）方法2：ベッド側を押し，患者の背部をはがすようにする 　（3）方法3：滑る手袋を用い，患者の背部をはがすようにする 　7）膝挙げを元に戻し，患者の自然な体位を維持する 　8）両下肢の置き直しとともに踵部の圧再分配を行う（➡❾❿）	●寝衣のしわなどを伸ばす（➡❸） ❸寝衣による摩擦，ずれを回避するため ●患者の殿部の位置に留意する（➡❹） ❹身体の体軸の捻れがないようにするため。体軸の捻れなどが観察しやすいよう，寝衣を整える ●ベッドのリクライニングポイントと患者の殿部位置を確認し，大腿後面がベッドに十分接触しているか確認する（➡❺） ❺からだがずり下がらないように，機械（操作）的摩擦，ずれを予防する ●殿部圧の上昇を抑えたい場合は30度を超えない範囲を目安とする ❻大腿後面で体重が支えられ，殿部圧が最小となる角度が30度であるため ●患者のからだをしっかりと支え，背抜きを行う ❼ベッド挙上により発生した，背部から殿部にかけての摩擦やずれ力を開放させるため ●両下肢にもずれ力がかかっている（下腿後面から踵部）ので，置き直しをする ●寝衣の乱れやしわをきれいに伸ばす ●滑る素材の寝衣やシーツを使用する（➡❽） ❽滑る素材の寝衣やシーツ，手袋などは，患者側に摩擦やずれ力を発生させるのを予防できる ●踵部は突出しているので，圧再分配が図られるよう，場合によってはクッションなどを下腿後面の全体（膝下〜足関節）に挿入し，踵部を浮かすようにする（➡❾） ❾踵部の部分圧迫を防ぐ ●円座は使用しない（➡❿） ❿円座は，円座の接触面に圧迫を起こし，突出部の踵部に虚血を起こす

IV-4　褥瘡

■自力で体位変換ができない患者：仰臥位→側臥位

方法	留意点と根拠
1　30度の側臥位にする 　1）患者の寝衣を整え，ポジショニングピローを使用し，30度側臥位とする（➡❶❷）	●ピロー挿入面に寝衣のしわをつくらない ❶殿筋で身体を支え，接触面積を広げることで，仙骨部，大転子部，腸骨部への圧迫を防ぐことができる ●患者の背部から殿部がピローにしっかり乗るように挿入する ●やせが著明な場合は，可能なかぎり30度側臥位は選択しない（➡❷） ❷やせが著明な場合は，支える殿筋がそげ落ちているので，接触面積を広げることができない ●やせが顕著な場合は，体圧分散用具の利用も検討する
2）両下肢を大きく広げ，上側になる下肢の下にクッションを挿入する（➡❸）	●両下肢が交差しないようにする ❸両下肢を広げると基底面積が広がり，体位の安定が図られる。また，下肢下にクッションを挿入すると，殿部圧の軽減も図れ，安楽も得られる
3）挿入したクッションが身体に密着していることを確認する（➡❹） 　4）体軸の流れが自然であることを確認する（➡❺）	❹身体とクッションの間に隙間が生じると，支えられない部位に疲労が生じるため ❺身体各部のバランスがとれることで，安楽な体位を維持することができるため
2　完全側臥位にする 　1）患者の寝衣を整え，厚みがあり，大きなクッションを使用して完全側臥位とする	●厚みの厚いクッションを体面と下肢面に使用する（➡❻） ❻からだには幅があるので，身体幅に沿うような厚みのクッションでなくては上体や下肢の重みを支えることができず，圧再分配が図れない
2）両下肢を大きく広げ，上側になる下肢の下にクッションを挿入する（➡❼）	●両下肢を広げる（➡❼） ❼両下肢を広げると基底面積が広がり，体位の安定が図られる
3）挿入したクッションが身体に密着していることを確認する（➡❽） 　4）体軸の流れが自然であることを確認する（➡❾）	❽身体とクッションの間に隙間が生じると，支えられない部位に疲労が生じるため ❾身体各部のバランスがとれることで，安楽な体位を維持することができるため

■骨突出がある患者

方法	留意点と根拠
1　骨突出の程度を測定する（➡❶）（表4-3） 患者を腹臥位ないしは側臥位にし，仙骨部と両殿部の高さを視診する。骨突出計がある場合はそれを使用し，測定する	●やせが著明な場合は，必ず病的骨突出を確認する ❶突出部に高い圧迫がかかるため，観察・評価が重要になる ●仙骨部に限らず，全身を観察する

表4-3　骨突出計の評価基準

病的骨突出		横断面計測値	視診
なし		殿筋より低い（陥没）	両殿部のほうが仙骨部より高い
あり	軽度	同じ高さ	両殿部と仙骨部がほとんど同じ
	中等度	仙骨部から8cm離れたところで2cm未満の差	両殿部より仙骨部が突出している
	高度	仙骨部から8cm離れたところで2cm以上の差	両殿部より仙骨部が大きく突出している

＊軽度以上の場合，病的骨突出「あり」と判断する

	方 法	留意点と根拠
2	下肢を挙上後，上体を挙上する 1）ベッドの臥床位置の確認は上述と同様に行う（➡❷） 2）頭側挙上の角度は30度までとする（➡❸）：呼吸困難の緩和などで45度以上にする場合は，椅子座位とするか，底づき防止と姿勢保持機能を備えた体圧分散用具やベッドを選択する	●手順を間違えない ❷機械（操作）的ずれを起こさないため ●頭側挙上による底づき確認を必ず行う ❸頭側挙上30度は，殿部への部分圧迫を挙上位において最小にできる体位である
3	シーツや手袋，寝衣類を着用する	●摩擦係数の低いものを使用する（➡❹） ❹摩擦やずれが極力発生しないようにするため
4	体位変換を行う 体位変換は可能であれば2人で行う（➡❺）	●患者の骨突出部を浮かせながら行う ❺2人で行うことにより，骨突出部の保護ができる

■関節拘縮がある患者

	方 法	留意点と根拠
1	アセスメントする 身体の変形などを観察し，アセスメントする	●褥瘡の好発部位以外の部位（膝部，肘部，前胸部など）を入念に観察する（➡❶） ❶関節拘縮などがあると，骨突出部と同様，その箇所に部分圧迫が強くかかる
2	適切な体位と手技を統一する 変換体位と方法，計画を検討し，表示する（➡❷）	●麻痺や拘縮の程度を考慮し，適切な体位と，ポジショニングピローの使用を計画する ❷手技を統一することで，アセスメント不足（経験差など）から生じる弊害を最小にする
3	体圧分散用具の使用 体位とともに体圧分散用具との関係もアセスメントする	●拘縮の程度や状況を検討する。リハビリテーションが必要な場合や，拘縮を増強させたくない場合は，支持性が出せるやや高反発の体圧分散用具を選択する（➡❸） ❸軟らかく埋まり込むタイプの体圧分散用具では，圧再分配効果には優れるが，支持性にやや欠け，不安定であるため，自力体位変換（リハビリテーションなど）の障害になることがある。また，ベッドに埋まり込むために内反拘縮を進めることも考慮される

2）椅子上
■座位に問題がない場合

	方 法	留意点と根拠
1	車椅子を調整する 車椅子を患者に適合するように調整する（➡❶）	●車椅子自体を調整するのは難しいので，各機能について調整を図る（手台や足台の高さや位置） ❶安楽・安全に座位がとれるようにする
2	90度ルール 関節拘縮などの問題がない場合は，股関節，膝関節，足関節を90度に維持（90度ルール）するようにする（➡❷）	●背の形状に適合し，肩甲骨下縁に背もたれが当たるようにする ❷大腿後面で上体の体重が圧再分配される ●座面クッションを決め，アームサポートの高さを決める ●安楽と圧再分配の両面から，座面クッションを必ず使用する ●下腿が当たらず，大腿後面が広く支持されるようにする。膝を左右に動かして，少し動く程度がよい ●必要に応じてバッククッションを使用する（➡❸） ❸座面クッションとバッククッションで，座位姿勢が支えられると，坐骨座り，横倒れを予防できる ●足底を水平にし，十分に支持させる

方　法	留意点と根拠
3　受圧部を移動する 　1）座位中，1時間に1回程度は受圧部を移動する 　2）体動可能な患者では，15分置きに座り直しを行う（➡❺）	● 殿部を浮かせる（引っ張り，ずれを起こさせないようにする）ようにして行う ● 座面クッションの使用は推奨されるが，円座は使用しない（➡❹） ❹円座は接触面で圧迫が生じ，仙骨部，尾骨部への虚血に影響するため ❺長時間の同一体位は，受圧部の部分圧を上昇させる

■座位に問題がある場合

方　法	留意点と根拠
1　座位姿勢を観察する 　問題が車椅子にあるのか，患者側にあるのかをアセスメントする	● 車椅子に問題がある場合：座面シートが幅広く伸び，たわんでいる（ハンモック様） ● 患者側に原因がある場合：座位不安定，骨盤・脊柱の関節拘縮（側彎など） ● 骨盤の傾斜，脊柱後彎の有無に留意する（➡❶） ❶仙骨部や尾骨，脊柱凸部に褥瘡ができやすい
2　座位姿勢の安定と褥瘡予防を図る	● 座面には，圧散分配機能をもつ厚み10cm程度のクッションを使用する（➡❷） ❷受圧部（座面）の接触面積を広げ，圧再分配を図る ● 姿勢保持のために，座面クッション，バッククッションなどを挿入する（➡❸） ❸仙腸関節への調整が図られることで，骨盤の開きが抑えられ，脊柱が曲がる姿勢を回避できる。脊柱が曲がらず立つと，横倒れ防止，坐骨座り防止にも効果がある ● 座位姿勢をとれないような場合には，ティルト機構（座面と背の角度が一定のままで，全体として角度が変化するもの）をもつ車椅子を使用する（➡❹） ❹広い接触面が確保でき，圧再分配が行える

文　献

1) 宮地良樹・真田弘美編著：よくわかって役立つ　新・褥瘡のすべて，永井書店，2006，p.26-27.
2) 大浦武彦・堀田由浩編著：日本人の褥瘡危険要因「OHスケール」による褥瘡予防，日総研出版，2005，p.39-43，204-207.
3) 前掲書1），p.13.
4) 前掲書1），p.6.
5) Deeks JJ, Dealey C：Pressure sore prevention; using and evaluating risk assessment tools, *British Journal of Nursing*, 5（5）：313-320,1996.
6) Bergstrom N, Braden B, Boynton P, et al：Using a research-based assessment scale in clinical practice, *Nurs Clin North Am*, 30（3）：539-551, 1995.
7) ダグラス・バデノック，カール・ヘネガン著，斉尾武郎監訳：EBMの道具箱，第2版，中山書店，2007，p.42.
8) 前掲書7），p.96.
9) Bates-Jansen B, et al：Validity and Reliability of the pressure sore status tool, Decubitus, 5（6）：20-28, 1992.
10) Thomas DR, et al：Pressure ulcer scale for healing, derivation and validation of the PUSH tool, *Adv Skin Wound Care*, 10（5）：96-101, 1997.
11) 大浦武彦，他：創傷治癒からみた新褥瘡経過表（大浦），日本褥瘡学会誌，2（3）：275-294，2000.
12) 森口隆彦：褥瘡の診断と創部のアセスメント，臨床栄養，12（6）：629-638，2008.
13) 日本褥瘡学会編：褥瘡ガイドブック，照林社，2012，p.151-152.
14) 日本褥瘡学会学術教育委員会ガイドライン改訂委員会：褥瘡予防・管理ガイドライン（第3版），日本褥瘡学会誌，14（2）：165-226，2012.
15) 脳卒中合同ガイドライン委員会編：脳卒中治療ガイドライン2009，協和企画，2009.

5 せん妄

学習目標
- せん妄の定義，分類，発症要因を理解する。
- せん妄のアセスメント方法を理解する。
- せん妄の予防および回復するための看護技術を習得する。

1 高齢者のせん妄の特徴と看護援助の目標

1）せん妄とは

　せん妄は，何らかの身体疾患あるいは全身状態の変化に伴う脳機能の失調により引き起こされた意識障害である。注意障害，見当識障害，知覚障害（幻覚・錯覚），妄想，興奮，睡眠障害，気分変動などの症状が突然に出現し，一日のうちで変動する特徴がある。高齢の入院患者，侵襲の大きい手術後，がん終末期の患者などに多くみられ，認知症や脳器質性疾患の既往のある人や，高齢になるほどせん妄の発症リスクは高まる。

　せん妄症状により，過活動型せん妄，低活動型せん妄，混合型せん妄に分類され（表5-1），低活動型せん妄では見過ごしやうつ病と誤認されやすい。認知症の人では，その症状とせん妄症状の判別が難しいが，表5-2のように，原因，発症，症状の経過はまったく異なる。せん妄の発症要因は，表5-3のように身体要因と促進要因に大別され，高齢者ではこれらの要因が複合的に影響し発症する。

2）せん妄患者の体験世界

　せん妄を発症した患者は，その体験を全く憶えていない人がいる一方，鮮明に記憶している人もいる。せん妄患者の体験をインタビューした研究では，ゆがんだ現実認知に基づいた"恐怖"や"逃亡"という本人なりのストーリーがあることが報告されている[1]。せん妄患者の言動の背景には，不安，恐怖，怒りといった感情があること，さらにせん妄から回復した後も不快な情動記憶が残ることを看護師は理解してかかわる必要がある。

3）看護援助の目標

　せん妄の発症リスクの高い高齢者に対しせん妄予防ケアを実践しながら，系統的なアセスメントにより早期発見に努める。せん妄を発症した高齢者に対しては，発症の原因である身体疾患の治療と，促進要因を軽減する援助を行いながら，せん妄患者の体験世界に寄り添い，安心できる環境を整え，転倒や外傷などの二次的事故を予防する。

表5-1 せん妄の分類

過活動型せん妄	不眠，落ち着きがない，多弁，興奮，幻覚，妄想，恐怖，怒り
低活動型せん妄	傾眠，無表情，発語減少，動作緩慢，声かけや指示への反応が乏しい
混合型せん妄	一日のなかで過活動型せん妄と低活動型せん妄が交互に現れる

表5-2 せん妄と認知症の違い

	せん妄	認知症
原因	身体疾患や全身状態の変化に伴う脳機能の失調	脳器質的病変による知的機能の低下
意識レベル	意識混濁	正常
初発症状	注意障害	記憶障害
発症	急激（発症日時をほぼ特定できる）	緩徐（月/年単位で徐々に発症）
症状の経過	一過性（数日～数週間の持続） 可逆性 日内変動がある	中核症状は永続（年単位で進行） 不可逆性 変動しない

表5-3 せん妄の発症要因

身体要因	中枢神経疾患	頭部外傷，痙攣発作，脳血管障害，変性疾患
	内分泌・代謝性障害	低酸素血症，貧血，脱水，電解質不均衡，酸塩基不均衡，低血糖・高血糖，肝不全，腎不全，ビタミンB_1欠乏症，甲状腺・副甲状腺疾患
	循環器・呼吸器系疾患	心筋梗塞，うっ血性心不全，不整脈，ショック，肺塞栓，呼吸不全
	その他の疾患・状態	アルコール離脱，感染症，悪性腫瘍，重度外傷，手術侵襲，低体温・高体温
	薬物	ベンゾジアゼピン系薬（抗不安薬，睡眠導入薬），抗パーキンソン病薬（抗コリン作用薬，ドパミン作動薬），三環系抗うつ薬，抗ヒスタミン薬，抗生物質，非ステロイド性抗炎症薬，抗がん薬，H_2ブロッカー（シメチジン）
促進要因	環境の変化	緊急入院，初めての不慣れな環境，見慣れない人の存在，家族などいつもそばにいる人の不在
	感覚過剰／遮断	視覚・聴覚障害，眼鏡・補聴器などの補助具の未装着，騒音，過剰な照明，日時が確認できない状態
	不動・拘束	安静，身体拘束（抑制帯の使用など），点滴・胃管・ドレーンなどの管類の挿入，酸素マスク・心電図モニターなどの装着
	疼痛	コントロールされていない疼痛
	排泄に関する問題	便秘，頻尿，失禁，普段と異なる排泄方法（膀胱留置カテーテル，おむつ，ポータブルトイレなど）
	睡眠障害	不眠，コントロールされていない睡眠薬の投与
	心理的ストレス	不安，気がかりな出来事，喪失体験

長谷川真澄：せん妄状態にある患者に対するケアと予防，臨床老年看護，13（3）：11-17，2006．より引用一部改変

せん妄のアセスメント

1）せん妄発症リスクのスクリーニング

　せん妄は夜間など突然に発症することが多いので，あらかじめ入院時や術前に発症リスクを予測しておくと，予防ケアを実践して備えたり，早期発見，早期対応によりせん妄が重症化するのを防ぐことができる。

　せん妄発症のハイリスク因子は，①全身状態の悪い重症患者，②侵襲の大きい手術，③がんなどの終末期，④認知症，⑤脳器質疾患の既往，⑥せん妄の既往，⑦多剤投与などである。

2）せん妄の早期発見

　せん妄の早期発見には，落ち着きがなくなる，気分変動があるなどのせん妄の初期症状に気づく観察が重要となる。このような少しの変化を見逃さないために，図5-1のせん妄スクリーニングツール（DST）[2]，日本語版ニーチャム混乱・錯乱スケール[3]などのスクリーニングツールを活用し，看護チームで情報を共有する。

3）せん妄発症時のアセスメント

　せん妄が発症した場合は，その原因を同定して介入する。先に述べたせん妄の発症要因（表5-3）をもっていないかすべてチェックする。また，せん妄症状の成り行きや看護援助の介入効果を把握するために，日本語版ニーチャム混乱・錯乱スケール[3]などの重症度を測るツールを用いて評価を継続する。

 ## せん妄を予防するための看護技術

　せん妄を予防するには，先に述べたせん妄の発症要因（表5-3）をできるだけ取り除いておくことが重要になる。そのために，全身状態を整えるケア，環境調整ケア，感覚刺激を適正に整えるケア，苦痛・不快を軽減するケアを実践する。また，せん妄のハイリスク患者の家族に対して家族ケアを実践し，せん妄の予備知識を提供するとともに予防ケアへの協力を依頼する（➡看護技術の実際ＡＢＣＤ，p.255に詳述）。

 ## せん妄がある高齢者への看護技術

　せん妄を発症した高齢者には，先に述べたせん妄発症時のアセスメントにより，その原因を同定し，原因を取り除く治療やケアを実施する。せん妄発症の直接原因となる疾患や全身状態の変化に対しては，医師と連携し，それらの治療がスムーズに行われるよう援助する。同時に，せん妄症状への対応として，落ち着きがない・興奮時のケア，知覚障害・妄想へのケアを実践して症状の悪化を防ぎ，二次的事故を予防する。また，せん妄を予防するための看護援助も実践し，高齢者が安全・安楽に過ごせる環境を整える（➡看護技術

の実際EFG, p.257に詳述)。

　せん妄がある高齢者に接する際の基本は，先に述べたせん妄患者の体験世界を理解し，患者の感情に焦点を当て共感する，タッチングなど，高齢者の不安を軽減し快の感情をもたらすケアを実践することが重要である。

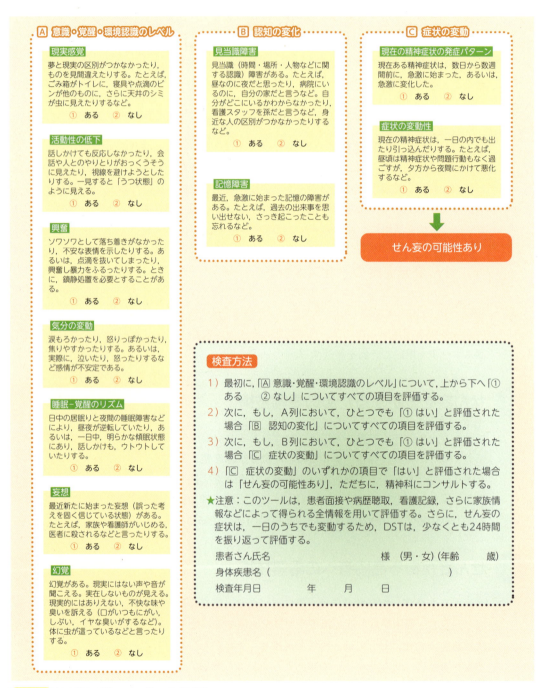

図5-1　せん妄スクリーニングツール(DST)

町田いずみ・青木孝之・上月清司：せん妄スクリーニング・ツール（DST）の作成，総合病院精神医学，15（2）：150-155，2003．より引用

看護技術の実際

A 全身状態を整えるケア

- 目　　的：せん妄の身体要因を軽減し，基本的ニーズを充足してせん妄を予防，改善する
- 適　　応：せん妄のハイリスク／発症患者

	方　法	留意点と根拠
1	脱水や電解質異常を予防し，水分出納のバランスを保つ	●高齢者は脱水や電解質異常を起こしやすいので注意する
2	低酸素状態にならないように，正常な酸素化，循環動態を保つ	●心疾患，呼吸器疾患をもつ高齢者では，低酸素血症を起こしやすいので注意する
3	感染症を予防する	●免疫力の低下している高齢者では，肺炎，尿路感染症などを起こしやすいので注意する
4	せん妄の発症要因となる薬剤の有無を把握し，必要時，医師や薬剤師と連携する	●高齢者は慢性疾患などで多剤投与，長期投与されている人が多いので，入院時に持参薬を確認し，せん妄を発症しやすい薬剤は，中止，あるいは，他の薬剤への変更などを検討する
5	できるだけ絶食を避け，低栄養を予防する	●検査や治療のために絶食が続くと，体内時計がリセットされず見当識障害や睡眠障害を起こしやすいので注意する ●低栄養は全身状態を悪化させ，回復を遅らせるので注意する
6	患者個人の排泄パターンを保つ	●安静や安全の理由から入院を機に排泄方法の変更を余儀なくされる高齢者は多い。高齢者にとって排泄の自立は人としての尊厳にかかわる切実な問題である。排泄に関して高齢者が不快や苦痛を感じていないか確認し，できるだけふだんの排泄方法を維持する ●頻尿や尿失禁がある場合は，症状緩和を図る
7	便通をコントロールする	●認知症などでは，便秘による腹部不快感などからせん妄を起こす場合もあるので注意する
8	睡眠障害を予防し，活動と休息のバランスを保つ	●睡眠障害は，せん妄症状の一つであり，発症要因にもなるので，適切な睡眠・休息がとれるよう援助する（第Ⅲ章-5，p.149参照）

B 環境調整ケア

- 目　　的：環境変化によるせん妄発症を予防，改善する
- 適　　応：認知機能の低下があるせん妄のハイリスク／発症患者

	方　法	留意点と根拠
1	病室やベッドの位置の変更を最小限にする（➡❶）	❶認知症の人は，場所や人などの環境変化により不安や混乱を招きやすい
2	できるだけ同じスタッフがかかわるようにし，患者にかかわる人数を制限する（➡❶❷）	❷なじみの関係は，認知症の人に安心感をもたらす

	方　法	留意点と根拠
3	孫やペットの写真，愛用しているぬいぐるみなどを持ち込む（➡❸）	❸なじみの物が患者の現実認知や安心感をもたらすとともに，それらを介した会話が患者への心地よい刺激となる
4	カレンダー，時計を患者の見える位置に置く	●見当識を維持できるように日時，場所，人の情報をわかりやすく伝える
5	日時，場所，人についての手がかりを交えて会話する	●患者が正確に答えられるか試すような質問はしない

C 感覚刺激を適正に整えるケア

- 目　　的：感覚障害を補完し，適正な感覚刺激を保つ
- 適　　応：視聴覚障害のあるせん妄のハイリスク／発症患者

	方　法	留意点と根拠
1	眼鏡・補聴器などの感覚補助器具をきちんと装着し，作動状態を確認する	●緊急入院や手術後にこれらの補助具を装着し忘れることが多いので注意する
2	騒音，機械音を最小限にする	●特に夜間の看護師の足音，処置などで生じる機械音に注意する
3	コミュニケーションをとるときは，テレビなどは消し，周囲の騒音を排除する（➡❶）	●視線を合わせ，明瞭な声でゆっくりと話し，必要に応じて要点を繰り返す，書いたものを渡すなどする ❶聴覚障害や注意力の低下がある人では，周囲の騒音により話を聞きとるのが難しくなる
4	夜間の照明は，まぶしすぎず，かつ，暗すぎないように調整する（➡❷）	●夜間，目覚めたときに周囲がわかるよう間接照明はつけておく（➡❷） ❷夜間の明るい照明は睡眠を妨げる，また，高齢者は暗順応が低下している
5	個室や面会のない患者では，テレビやラジオ，音楽，ボランティアとの会話，散歩など，患者にとって心地よい刺激を提供する（➡❸）	❸感覚遮断を防ぐ

D 苦痛・不快を軽減するケア

- 目　　的：苦痛や不快症状を緩和し，せん妄発症を予防，改善する
- 適　　応：せん妄のハイリスク／発症患者

	方　法	留意点と根拠
1	点滴，膀胱留置カテーテル，モニターなどのライン類は必要最小限にし，できるだけ早く取り除く	●これらのライン類は，医療者の安心のために装着されていることも多いので，患者に必要かどうか検討する
2	安静，身体拘束を必要最小限にし，早期離床を図る	●不動や身体拘束はせん妄の発症要因だけでなく，廃用やADL低下の要因にもなるので注意する
3	疼痛をコントロールする	●高齢者では過度に疼痛を我慢したり，認知症で疼痛を言葉で訴えられない場合もあるので，表情や動作の変化なども観察し，積極的に疼痛緩和を図る
4	呼吸苦，咳嗽，瘙痒感などの不快症状を軽減する	

E 落ち着きがない・興奮時のケア

- 目　　的：イライラや興奮を落ち着かせ，興奮状態の悪化による外傷や事故を防ぐ
- 適　　応：落ち着きがない，イライラ，興奮などの症状が現れている高齢者

	方　法	留意点と根拠
1	否定的な指示や指導を行わず，穏やかに見守る（➡❶）	❶「動かないで」「触っちゃダメ」などの行動の否定や，強い口調で説得することは，興奮状態を助長する
2	疼痛，不快感，拘束感，不満など，興奮やイライラの原因を確認し，取り除く（➡❷）	● 高齢者と視線を合わせ，苦痛や不快があるのか穏やかに尋ね，原因が特定できれば，それらを取り除くケアを行う ❷ 興奮や危険行動には，その人なりの理由があることが多い
3	ハサミなどの危険物を置かない，ベッド周囲を整頓する（➡❸）	❸ 興奮によりベッドからの転落，外傷などの事故を防ぐ
4	ベッドの高さを低くする（➡❸）	
5	ベッド柵は3点までセットし，マットやクッションを用いて打撲しないようにする（➡❹）	❹ 4点柵にするとベッド柵を乗り越えようとして転落するおそれがある
6	必要時，離床センサーなどを設置する	● 設置する際は，患者と家族に説明し了解を得る
7	点滴ボトルやライン類が視界に入らないようにする（➡❺）	❺ カテーテル類の誤抜去を防ぐ
8	患者が動いてもライン類が引っ張られないよう長めにしておく（➡❺）	
9	1〜8のケアを実施しても効果がない，高齢者の身体状態の悪化が懸念される場合に，鎮静薬の投与や身体拘束の必要性について検討する	● 鎮静薬の副作用や身体拘束により，逆にせん妄を悪化させることも念頭におき，慎重に判断する ● 身体拘束の要件（切迫性，非代償性，一時性）をすべて満たすか確認し，施設のガイドラインに基づいて必要最小限の実施とする

F 知覚障害・妄想へのケア

- 目　　的：高齢者が体験している世界を理解したかかわりにより，症状の悪化を防ぐ
- 適　　応：幻覚，錯覚，妄想が現れている高齢者

	方　法	留意点と根拠
1	幻覚，錯覚，妄想に関する高齢者の訴えを肯定しないが，無理に修正もしない（➡❶）	❶ 第三者にとって事実でないことも知覚障害・妄想症状のある高齢者自身には実感として体験していることなので，無理に否定すると対人関係に不信感が生じる
2	幻覚，錯覚，妄想により驚いたり，恐怖感があるなど高齢者が抱いた気持ちに共感する	●「それは怖かったですね」などと共感しながら，そっと手に触れるなどして安心感をもたらす
3	高齢者の訴えの内容から，誤解を生じていると思われる現実について，さりげなく説明する	● 無理に説得しない
4	錯覚を引き起こす原因が特定できれば，除去する（➡❷）	❷ 壁にかけた洋服が人に見える，部屋に置いてある置物が違うものに見えるなどの場合，錯覚を引き起こしている物体を高齢者の視界から除去することで，症状が消失する場合がある

	方　法	留意点と根拠
5	夜間は周囲がわかる程度の照明をつけておく（→❸）	❸夜間覚醒した際に周囲の状況がわからないために，幻覚・妄想症状が助長される場合がある
6	気分転換を図る	●幻覚・妄想症状から意識を離し，他のことに集中できるように，散歩，レクリエーションなどを促す

G 家族ケア

- ●目　　的：家族がせん妄患者を目の当たりにして受ける衝撃を軽減し，患者へのかかわり方を理解する
- ●適　　応：せん妄のハイリスク／発症患者の家族

	方　法	留意点と根拠
1	せん妄に関する基礎知識（症状，原因など）をわかりやすく説明する	●予備知識があるとせん妄発症時の家族の衝撃が軽減でき，ケアへの協力が得られやすい ●以前にあったせん妄のエピソードなどの情報を家族から得やすくなる
2	一般的なせん妄の予防ケアを説明する	●自宅で使用している眼鏡，補聴器，カレンダー，時計，写真，馴染みの物を持って来てもらう，面会に来てもらうなど，家族が予防に協力できることを伝える
3	せん妄を発症した際の一般的な治療ケアについて説明する	●せん妄は一時的なもので，適切な治療とケアにより回復することを理解してもらう
4	せん妄患者へのかかわり方を説明する	●不安，恐怖，怒りを感じているせん妄患者に安心できるよう，静かに優しく接すること，否定や説得することはせず，短文でわかりやすい言葉で話しかけるとよいことを伝える
4	不明な点や心配なことがあれば，いつでも看護師に話してよいことを伝える（→❶）	❶せん妄患者の家族は同室患者や医療者に迷惑をかけているという思いから，医療者への質問や率直な気持ちを表明しにくい
5	1～4についてパンフレットなどを用いて家族に説明する	●口頭での説明だけでなく，パンフレットなどを活用すると後で説明内容を確認でき，他の家族員にも理解・協力してもらいやすい

文　献

1）藤崎郁：不穏患者の体験世界と介入の方向性，看護技術，44（11）：39-45，1998．
2）町田いずみ・青木孝之・上月清司：せん妄スクリーニング・ツール（DST）の作成，総合病院精神医学，15（2）：150-155，2003．
3）綿貫成明・他：せん妄のアセスメントツール①日本語版ニーチャム混乱・錯乱スケール．一瀬邦弘・太田喜久子・堀川直史監，せん妄─すぐに見つけて！すぐに対応！，照林社，p.26-39，2002．
4）長谷川真澄：せん妄状態にある患者に対するケアと予防，臨床老年看護，13（3）：11-17，2006．
5）茂呂悦子：せん妄であわてない，医学書院，2011．
6）亀井智子編著：高齢者のせん妄ケアQ&A　急性期から施設・在宅ケアまで，中央法規出版，2013．
7）酒井郁子・渡邉博幸編：せん妄のスタンダードケアQ&A 100，南江堂，2014．

6 薬物療法に伴うリスク

学習目標
- 加齢に伴う薬物動態の変化を理解する。
- 高齢者は薬物療法に伴う有害反応が起こりやすいことを理解する。
- 高齢者への適切な与薬方法を理解する。
- 高齢者へ安全な与薬のための看護技術を習得する。

1 加齢に伴う薬物動態の変化

体内における薬物動態には，吸収，分布，代謝，排泄の4つのステップがある。加齢に伴う生理的変化が現れてくると，体内における薬物動態に様々な影響を与えるようになる。したがって，高齢者に対して薬物投与を行う場合は，薬物動態の変化を把握する。

1）薬物吸収の変化

内服薬の多くは胃のなかで溶解され，その後，小腸から吸収されて循環血液中に取り込まれる。加齢により胃酸分泌量と胃腸管血流量の低下，胃腸管運動の低下などが起こり，薬物の吸収が低下する。

2）薬物分布の変化

胃や小腸から吸収された内服薬の多くは，門脈に集められて肝臓に分布する。ここで代謝，分解される薬物もあるが，多くは全身へ運ばれる。加齢により細胞内の水分が減少し，水溶性薬物は血中濃度が上昇しやすくなる。体脂肪量が増加するために，脂溶性薬物は体内の脂肪に蓄積し血中濃度は上がりにくくなる。また，高齢者は血清アルブミンが低下しやすく，薬物のタンパク結合率が減少することで遊離型薬物の血中濃度が上昇し，薬効が強く出る場合がある。

3）薬物代謝・排泄の変化

取り込まれた薬物は体外に排出されやすいように，脂溶性から水溶性の構造へとつくりかえられる。この過程では肝臓がその働きの大きな役割を担う。薬物の多くは生体には異物であるため，異物を体外へ出そうとする。水溶性薬物や代謝物は血流にのって腎臓へと運ばれ，尿とともに体外へ排泄される。肝細胞内に分布した薬物では，生成される胆汁とともに十二指腸を経て糞便中に排泄される。肝血流量の低下や薬物代謝酵素の活性低下や胆汁流量の減少が現れるようになり，肝臓で代謝されたり胆汁中に排泄される薬物が体内

に貯留し，薬物の血中濃度が上昇しやすくなる。糸球体濾過率の低下や腎血流量の減少が起こるため，クレアチニンクリアランスが低下し，薬物の体内残留の時間が延長する傾向にある。特に加齢により大きく影響を受けるのは排泄であり，肝機能および腎機能の低下が投与された薬物の作用を増強させたり，持続時間を延長する。

薬物療法による有害反応

1）高齢者に有害反応が増加しやすい要因

高齢者は複数の疾患を有するため，多剤併用となる場合が多い。高齢者は加齢に伴う薬物代謝・排泄能が低下しており，若者に比べて薬物の有害反応が出現しやすい。特に6剤以上の多剤併用では有害事象の頻度が急激に上昇する（図6-1）。高齢者の薬物有害反応は複数の臓器に出現しやすく，重症例が多いことが特徴である。

2）多剤併用の問題点

複数の薬剤を同時に服用することで，単独では問題を引き起こさない薬物が相互に影響し合い，有害反応を起こすことがある。高齢者の場合，処方数が多く，処方・調剤の誤りや飲み忘れ，飲み間違いに関連した有害反応の増加がある。高齢者は，ふらつき，転倒，排尿障害，うつ状態などの多彩な症状を呈し，これらの症状を老年症候群の一つとしてとらえられることが多い。しかし，薬剤の影響により同様の症状を呈している場合があるので，高齢者が服用している薬の効果およびそれぞれが相互に影響を及ぼす可能性を踏まえたうえで，症状や薬剤の効果を把握する。

3）高齢者が示す有害反応の特徴

高齢者の場合，副作用の現れ方が成人期と異なっており，高齢者が示す副作用の特徴を理解し，症状の有無をモニタリングしながら副作用の出現に留意する。
（1）高齢者は定型的な副作用の徴候や症状が現れにくい。
（2）副作用の出現までに時間を要することがある。

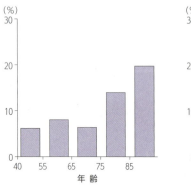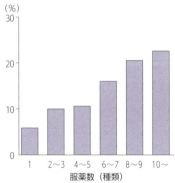

図6-1 年齢・服薬数と薬物有害作用出現頻度

鳥羽研二・他：老年者の薬物療法―薬剤起因性疾患，日老医誌，36：181-185，1999．より引用

(3) 継続して内服していた薬剤でも，突然副作用が現れることがある。

4）有害反応から守るための留意点

　高齢者は複数の疾患を同時に抱えているため，各医療機関から処方を受けていることが多い。かかりつけ医または主治医が全体の薬剤を把握し，必要な薬剤を整理し処方数を最小限にする。

3 高齢者への服薬支援

　高齢者における服薬アドヒアランスの低下の要因には，成人期とは異なった特徴がある（表6-1）。なかでも，多剤処方に加え服薬管理能力が低下することでアドヒアランスが低下しやすい。きちんと服薬できなければ効果は得られず，服薬管理能力を把握し，個別な服薬支援が必要である。

1）服薬状態の把握

　高齢者では，用法や薬効の理解不足，認知機能の低下，手指の巧緻性の低下，視力低下，多剤処方，処方の変更などにより服薬管理能力が低下し，飲み忘れや飲み間違いが生じやすくなる。処方されている薬の飲み忘れや飲み間違いがないか，服薬状況を確認する。

2）服薬支援方法
（1）服薬数および服薬回数の工夫

　服薬数が増えることにより，1日の服用回数が増加し，適正な服薬方法を継続することが難しくなる。1日の服用回数が多いと飲み忘れも増加しやすいため，服薬数と服用回数を減らす工夫が必要であり，主治医と相談する。

表6-1 高齢者における服薬アドヒアランス低下の要因

1）疾患関連	3）処方・服薬方法関連
・慢性疾患が多い ・多疾患に罹患している	・薬物数が多い ・薬物の種類が多い ・服薬回数が多い ・服薬方法が複雑 ・薬物剤形の不適 ・治療期間が長期 ・薬物ならびに服薬方法の変更が多い
2）患者関連	
・認知機能の低下 ・視力低下 ・聴力低下 ・ADLの低下 ・病識の欠如 ・薬物副作用の経験 ・医療関係者への不信 ・自己判断	**4）医療関係者関連**
	・認知機能の低下による判断不足 ・薬物に関する説明不足 ・家族への説明不足 ・医師・薬剤師間の連携不足

日本老年医学会編：老年医学テキスト，改訂第3版，メジカルビュー社，2008，p.196.より引用改変

(2) 薬の飲み忘れを防ぐ工夫
①薬を決まった場所に置く
食卓や居間など視界に入る場所に置く。本人も家族も一目でわかる場所がよい。
②服薬の時点を一定にする
「食後すぐに飲む」など，薬を飲む時点を一定にして日常生活のなかで習慣化する。
③家族に確認の言葉をかけてもらう
「薬を飲んだ？」など定期的に服薬確認の言葉をかけてもらうようにする。
④種類が多いときは一包化する
複数の薬を飲んでいて，飲み忘れや飲み間違いがある場合は，薬を1回分ずつ「一包化」してもらう。薬の種類によってはできないものもあるため，薬剤師に相談する。
⑤薬カレンダーや薬ボックスを使用する
1回分ごとの薬を入れるケース（図6-2）や，「朝」「昼」「夜」「ねる前」と細かく仕切られたポケットに薬を入れて壁にかける薬カレンダー（図6-3）を使用する。

(3) 剤形の選択や薬剤のサイズへの配慮
高齢者では剤形の選択や薬剤のサイズなども服薬管理に影響するため，感じている困難を把握し，服薬しやすいよう配慮する。
①カプセル剤は錠剤と比べて口腔粘膜や食道に付着しやすく，飲みにくさを感じる場合がある。
②錠剤の形状が大きいと飲みにくく，高齢者が飲みやすい錠剤のサイズは直径7〜8mmといわれている。
③手指の巧緻性が低下している場合，錠剤の形状が小さいとシートから出しにくく，つまみにくい。
④散剤は口腔内に広がり飲みにくい場合は，オブラートを使用する。
⑤錠剤がのどにつかえて飲みにくい場合は，口腔内崩壊錠の利用を考える。

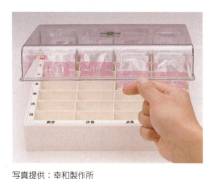

写真提供：幸和製作所
図6-2 薬ケース

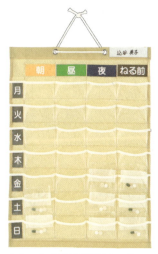

カナッペ　おくすり整理カレンダー
取扱先：アスクル株式会社
図6-3 薬カレンダー

（4）嚥下困難時の対応

　嚥下困難がある場合，錠剤のまま投与することができないため，粉末状，細粒で投与する。飲み込みやすいようにとろみ調整剤を入れた水分に混ぜたり，ゼリーなど食物に混ぜて服用してもらう。薬を飲むためにつくられた専用のゼリーも市販されており，その活用も有効である。

　錠剤を粉砕し粉末状にして服用する場合は，構造を壊してしまうため血中濃度に影響がある。また，錠剤では味や臭いが出ないように留意され製造されているが，粉砕することにより苦みや刺激を感じることがある。嚥下困難で錠剤が内服できない場合は，錠剤を粉砕し使用するのではなく，薬の形状に関して医師や薬剤師に相談し，服用できる形状にしてもらう。

　薬は口から飲む薬（内服薬），貼ったり塗ったりする薬（外用薬），直接からだの中に入れる薬（注射薬）に分けられる。高齢者においては，内服薬と外用薬の与薬時に成人期と異なる技術を必要とする場合が多く，本稿ではこの2点について説明する。

看護技術の実際

A 高齢者への与薬のケア

- 目　　的：薬剤の形状と与薬の方法に応じて安全な与薬を行う
- 適　　応：与薬の介助が必要な患者
- 必要物品：薬剤，水またはぬるま湯，ティッシュペーパーまたはガーゼ，嚥下用ゼリー，乾タオル

1）経口与薬（錠剤・カプセル剤・粉末薬）

方　法	留意点と根拠
1　眼鏡や補聴器などの感覚補助器具を使用している場合は装着する（➡❶）	❶高齢者の場合は，難聴や視力低下など感覚機能が低下していることが多く，内服の必要性が伝わらないと協力が得られない
2　服薬の理解の確認 本人の視覚に入り与薬することを伝え，理解しているか確認する（➡❷❸）	❷話しかけられていることを認識してもらうことで，協力が得られやすい ❸内服には患者の協力が不可欠であり，患者が理解していないと嚥下動作につながらず，誤嚥のリスクが高まる
3　体位を整える 端座位またはファーラー位をとり（➡❹），頭部をやや前に傾けた状態をとる。起こせない場合は顔を横に向ける（➡❺）	❹上半身を起こすと薬剤や水が食道を通りやすくなり，誤嚥を防ぐ ❺顎が上がり頭部が後ろに傾くと，物が飲み込みにくくなり，誤嚥の危険性が増す。顎を引くことにより，咽頭と気管に角度がつき誤嚥しにくくなる

方　法	留意点と根拠
4　内服を行う 　1）錠剤やカプセル剤は舌の中央部にのせ（➡❻）（図6-4），水またはぬるま湯で内服してもらう（➡❼） 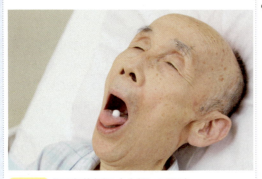 図6-4　経口与薬（舌の中央部にのせる） 　2）粉末薬の内服前に口腔内を湿らせる（➡❽） 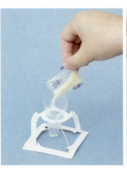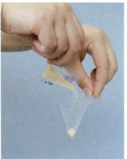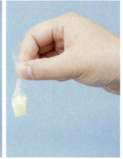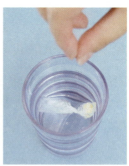 図6-5　オブラートによる粉末薬の内服 　3）複数の薬剤を服用する場合は，一度に服用せず何回かに分けて服用する 　4）錠剤は飲み込みやすい大きさに調整する（➡❾） 　5）錠剤やカプセル剤が飲み込みにくい場合は，ゼリーなどを活用する（➡❿）（図6-6） 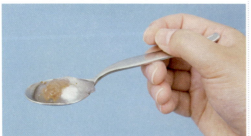 図6-6　ゼリーを用いた内服	● カプセル剤の場合は，口腔内やのどが乾燥しているとくっつきやすくなるため，服用前に水を一口飲んで口やのどを湿らせる ● 水分が少ないと薬剤が咽頭や食道に残留しやすく，局所粘膜に損傷を起こしやすい ❻舌の中央部分は味覚を感じにくく，舌の前にのせると不随意に動きやすく，奥にのせると誤嚥や咳嗽反射が起こることがある ❼錠剤やカプセル剤は水で溶けるようにつくられているため，お茶やジュースは薬の成分と結合・分解して吸収を悪くする ● 粉末薬が口の中で広がり飲みにくい場合は，オブラートが有効である（図6-5） ❽粉末薬の内服前に口腔内を水分で湿らせると口腔内で広がりを防ぐ ● 薬剤は剤形が異なるために，複数を一度に服用するとむせやすい ❾嚥下機能が低下すると大きな形状の錠剤は嚥下しにくく，大きさは8mmくらいのものが服用しやすい。形状が大きく飲みにくい場合はいくつかに割るなど工夫する ● 薬の量が多い場合や苦みが強い場合にも活用できる ❿薬をゼリーでカバーすることで喉の通りがよくなる

2）口腔内与薬（舌下錠・バッカル錠）

	方　法	留意点と根拠
1	服薬方法を説明する 噛み砕いたり，飲み込んだりしないようにする（➡❶）（図6-7）	●認知機能が低下していても，方法を説明し協力を得る ❶舌下錠やバッカル錠は口腔内の粘膜から吸収され，肝臓を通らずに血液中に入るため効き目が早い。しかし，内服してしまうと腸から吸収され肝臓を経由するため，代謝され薬の効果が弱くなる

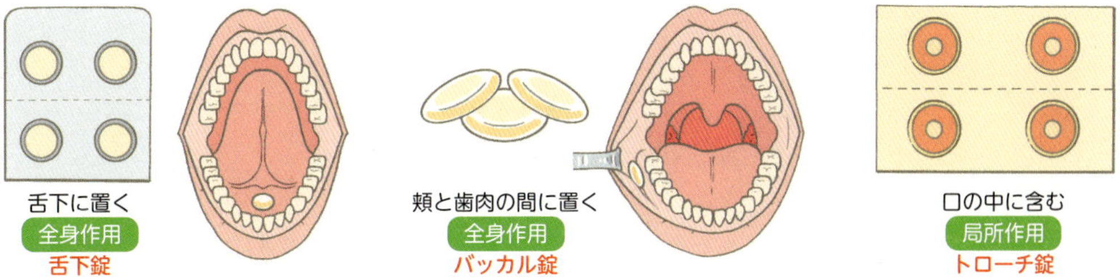

舌下に置く　全身作用　舌下錠
頬と歯肉の間に置く　全身作用　バッカル錠
口の中に含む　局所作用　トローチ錠

図6-7　舌下錠，バッカル錠，トローチ錠の与薬方法

2	薬剤が吸収されるまでそばに付き添う	●開始時の説明を記憶できないことも多く，溶けて吸収したことを確認する ●バッカル錠は頬と歯肉の間に置くが，歯肉がやせていると錠剤を固定しにくくなる

3）直腸内与薬

	方　法	留意点と根拠
1	本人に坐薬を使用することを説明する	●認知機能が低下していても，方法を説明し協力を得る
2	左側臥位の姿勢を保持する（➡❶）	●認知機能が低下し指示内容を理解できない，自分で身体を動かせないなどの理由で姿勢を自分で保持できない場合は，姿勢保持の介助を行う ❶腸の自然な走行に沿って挿入する
3	坐薬が排出されないよう肛門部を押さえる（➡❷）	●腸蠕動運動を亢進させ，排便を誘発させる目的の坐薬は，腸蠕動運動の亢進に伴い溶ける前に排出してしまうことが多い ●挿入後はガーゼやティッシュペーパーなどで肛門部を数分押さえる ❷高齢者は肛門括約筋が弛緩しやすいため，挿入した坐薬が溶ける前に排出しやすい
4	便の性状を確認して使用する	●坐薬は腸から直接成分を吸収するので，下痢を伴っている場合は腸自体の機能が低下しているおそれがあり，吸収しづらく効き目が悪くなることがある

4）貼付剤

	方　法	留意点と根拠
1	はがれにくい場所を選ぶ（→❶❷）（図6-8） 図6-8　貼付剤の貼付	●背中や腕など手の届かない部位を選ぶ ●高齢者は皮脂の欠乏により瘙痒感が生じやすく，掻いてしまうことではがれやすくなる ❶前胸部は手が届きやすく，睡眠時に無意識にはがしてしまうことがある ❷高齢者は貼っていることを理解していない場合も多く，はがしてしまうことがある
2	はがれにくいように貼る（→❸❹）	●皮膚刺激を少なくするために，毎日貼る場所を変える（→❺） ❸水分ではがれやすくなるため，乾いたタオルで拭き，皮膚を乾燥させる ❹高齢者は皮膚のしわが多くはがれやすいため，皮膚に密着させるように貼る ❺薬剤の副作用により，貼付部の皮膚への刺激が生じる
3	貼付した部位の皮膚異常の有無を把握する	●瘙痒感や発赤，かぶれなどを自ら言葉で表現することが少ないため，観察が重要である

5）点　眼

	方　法	留意点と根拠
1	点眼を行い，その後に涙嚢部（目頭）を圧迫する（→❶）	●点眼したら目を閉じ，涙嚢部（目頭）を軽く押さえる ❶点眼後にまばたきをすると，薬液が結膜嚢内から鼻腔内や口腔内への流出を促進する
2	2種類以上の点眼の場合は5分以上間隔を空ける（→❷）	●油性点眼薬と水性点眼薬では油性のものは水性をはじくので，油性点眼薬は最後に点眼する ❷複数の薬剤を続けて点眼すると，先に点眼した薬液が後に点眼した薬液で洗い流され，薬効が減少する場合がある

B 高齢者に多く用いられる薬剤使用時のケア

- 目　　的：高齢者に多く使用される薬剤使用時の留意点を把握し，安全な与薬を行う
- 適　　応：睡眠薬・鎮痛薬・緩下薬・認知症治療薬を必要とする患者
- 必要物品：薬剤，水またはぬるま湯，嚥下用ゼリー

1）睡　眠　薬

	方　法	留意点と根拠
1	不眠のタイプに合わせた薬剤の選択 不眠のタイプ（入眠困難，中途覚醒，早朝覚醒，熟睡困難）を把握し，薬剤を選択する（→❶❷）	●高齢者は薬物代謝が低下し，血中濃度が増加する可能性があるため作用時間が短く，筋弛緩作用が弱い薬剤を選択し，若年者の半量程度から開始する

方法	留意点と根拠
	❶高齢者の不眠は，入眠困難，中途覚醒，早朝覚醒といった現象が一般的にみられ，深い眠りが減り，全体的に浅い眠り（ノンレム睡眠の1段階や2段階）が増える
	❷一般的には入眠障害では超短時間あるいは短時間作用型睡眠薬を選択し，中途覚醒，早朝覚醒の場合には中間作用型ないし長期作用型睡眠薬を選択する
2 服用のタイミングと判断 1) 超短時間作用型睡眠薬の場合，急激に眠くなるため，服用時は就寝できる状態で服用する（➡❸） 2) 一度入眠した後，覚醒し眠れないために投与する場合は，薬剤の持ち越し効果なども考慮し，服用を判断する（➡❹）	❸超短時間作用型睡眠薬の発現時間は10分〜15分と短い ●中間・長時間型の睡眠薬では服用した薬物が翌日も体内に残り，日中の眠気を引き起こすことがある ❹中間型・長時間型睡眠薬は半減期が長く，服用時間が遅いと持ち越し効果が出現しやすい
3 服用時のふらつき 高齢者は夜間のふらつきに留意する（➡❺❻）	❺睡眠薬は筋弛緩作用があるため，ふらつきを引き起こしやすい ❻半減期の短い睡眠薬は持ち越し効果が少なく，ふらつきを引き起こしにくい

2）鎮痛薬（内服薬）

方法	留意点と根拠
1 疼痛の把握 高齢者は急性疼痛だけでなく慢性疼痛も把握する（➡❶❷❸）	●高齢者では多岐にわたる疾患を合併しており，術後の疼痛，関節痛，神経痛，頭痛など慢性的疼痛が生じやすい ❶加齢とともに痛みの伝達に対し抑制的に作用する太い有髄神経が減少し，興奮的に作用する細い無髄神経が増加するため，痛みが長期化・慢性化しやすい ❷神経伝導速度の低下や感覚閾値の上昇などで，急性の痛みへの反応が鈍くなる ❸慢性疼痛は除痛が難しいことに加え，高齢者の慢性疼痛は老化のため仕方ないと評価され，鎮痛が図られていないことがある
2 服用時の留意点 1) 鎮痛薬は食直後に服用や粘膜保護剤を併用する（➡❹） 2) 鎮痛薬を継続的に服用する場合は，食事摂取量や便の性状に留意する（➡❺）	●鎮痛薬には非ステロイド性消炎鎮痛薬（non-steroidal anti-inflammatory drugs：NSAIDs）が使用されることが多い ●NSAIDsは特に炎症を伴った痛みに対して有効であるが，神経障害性疼痛には効きにくい ❹NSAIDsのプロスタグランジンの合成阻害により胃におけるプロスタグランジン量が低下し，胃粘膜保護作用の抑制，胃酸分泌の亢進などが起こり，胃腸障害が起こりやすい ●高齢者の場合，自覚しても症状が不明確な場合もあり，本人が気づきにくいこともあるため，食欲や食事摂取量，便の色や血液データの推移を把握する ❺NSAIDsの長期投与では，消化管潰瘍の危険性について，高齢者は65歳以下の者に比して5〜10倍になる[1]
3 鎮痛薬の使用継続と中止の判断 苦痛表情や睡眠状態，日常生活への影響などを把握し，薬剤の必要性を判断する	●与薬により疼痛が軽減したのか，作用時間はどのくらいかを把握する ●高齢者の場合，薬剤の継続や中止に関しては医療者の判断に委ねられる場合が多い。苦痛表情や睡眠状態，日常生活への影響などを把握し，薬剤の必要性を判断する

第Ⅳ章 高齢者の健康障害と看護技術

3）緩下剤

	方　　法	留意点と根拠
1	**便秘の把握** 1）排便回数のみで便秘と決めつけずに，患者が不快に感じているのか確認する（➡❶） 2）便秘の種類を把握する（➡❷❸）	❶これまでの排便習慣と照らし合わせ，便が硬い，出にくい，残便感があるなど，日常生活に支障をきたしている状態が便秘である ❷便秘は大腸の働きに問題がある機能性便秘と，大腸癌やイレウスなど，大腸そのものに問題がある器質性便秘，鎮痛薬や鎮咳薬などの薬物の副作用が原因で起こる薬剤による便秘，糖尿病などの代謝疾患などによる症候性便秘とに分けられる ❸機能性便秘には，ストレスや環境の変化による一過性の便秘，大腸の蠕動運動の低下により便が直腸に運ばれるまでの時間が長くなる弛緩性便秘，便が直腸に運ばれても便意が起こらずたまる直腸性便秘，大腸の分節運動と緊張が亢進することで便の通過が障害される痙攣性便秘に分けられる
2	**便秘の種類や便の性状に応じた，薬剤を選択する（➡❹）** 1）弛緩性便秘：腸の粘膜を化学的に刺激して腸を動かす薬剤を使用する 2）直腸性便秘：直腸にたまった便は，直腸に指を入れ，たまった便の向きを変えて出しやすくしたり，指の刺激で排便反射を促し，便を出しやすくする	●薬剤の使用は，整腸薬から始め，機械的下剤（緩下薬），刺激性下剤（即効性のあるもの）の順に使用する ●機械的下剤は便に水分を取り込ませることによって便を軟らかくし，便の量が増えることにより腸管が刺激され，蠕動運動が活発化する。多めの水で服用する必要があり，水分摂取が困難な高齢者では効果が得られにくい ❹高齢者の場合，筋肉が衰えたことで腸の運動が鈍くなる。神経系統も鈍くなるため便意に気づきにくくなり，弛緩性便秘や直腸性便秘などの機能性便秘を起こしやすい
3	**排便の確認**	

❶McQuay H, Moore A：NSAIDS and Coxibs：Clinical use, In McMahon S, koltzenburg M（Ed）, Wall and Melzack's Textbook of Pain, 5 th ed, Churchill Livingstone, 2005, p.476-477.

4）認知症治療薬

	方　　法	留意点と根拠
1	**投与方法の調整** 1）嚥下機能の程度に合わせ，投与方法を調整する（➡❶） 2）パッチ剤の場合，はがれにくい場所を選び，はがれないよう固定する 3）パッチ剤は毎日貼る場所を変える（➡❷） 4）パッチ剤の交換時は，一度に2枚以上貼らないように，前回貼ったパッチをはがしてから前回と異なる場所（離れた場所）に新しいパッチを貼る（➡❸）	●薬剤によっては，錠剤のほか，口腔内崩壊錠，ゼリータイプ，ドライシロップ，パッチ剤などがあり，嚥下状態により剤形を変更する ❶認知症が進行してくると嚥下障害を発症しやすく，錠剤の服用が困難になる場合がある ●認知機能の低下により，パッチ剤をはがしてしまうことがあるため，はがれにくい場所を選ぶ ●貼付剤の介助の項を参照 ❷同じ場所に連日貼付・除去を繰り返した場合，皮膚角質層の剥離などが生じ，血中濃度が増加するおそれがある ❸一度に2枚貼ると，血中濃度が変動する可能性がある

方　法	留意点と根拠
2　副作用出現時の注意 　1）悪心，食欲低下，下痢などの出現に留意する（➡❹） 　2）興奮の増強や錐体外路症の出現に留意する（➡❺❻） 　3）副作用が出現した場合は医師に報告し，減量または中止する	❹副作用で一番多いのは消化器症状のため，悪心・嘔吐，食欲不振，下痢，腹痛などを起こすことがある ❺認知症治療薬は脳内におけるアセチルコリンの分解を抑えて，認知機能や意欲を高める作用がある ❻アセチルコリンが増加するため，ドパミンとアセチルコリンのバランスが崩れ，運動失調，ジスキネジア，振戦，不随意運動などを誘発または増悪する可能性がある ●副作用により中止する場合は，本人と家族へ説明する

文献

1) 遠藤英俊編：高齢者への服薬指導Q&A，医薬ジャーナル社，2010.
2) 福島紀子編：薬剤師として身につけておきたい老年薬学プラクティス，南江堂，2011.
3) 福地担：新編 高齢者への服薬指導，医薬ジャーナル社，1996.
4) 秋下雅弘：高齢者のための薬の使い方―ストップとスタート，ぱーそん書房，2013.
5) 葛谷雅文・遠藤英俊・梅垣宏行：高齢者服薬コンプライアンスに影響を及ぼす諸要因に関する研究，日老医誌，37：363-370，2000.
6) 鳥羽研二・他：老年者の薬物療法―薬剤起因性疾患，日老医誌，36：181-185，1999.
7) 佐々木英忠・鳥羽研二・新井啓行：専門分野Ⅱ 老年看護 病態・疾患論〈系統看護学講座〉，医学書院，2012.
8) 日本老年医学会編：老年医学テキスト，メジカルビュー社，2008.
9) 山口晴保編著，佐土根朗・松沼記代・山上徹也著：認知症の正しい理解と包括的医療・ケアのポイント，協同医書出版社，2013.
10) 老人の専門医療を考える会編：症状・疾病でわかる高齢者ケアガイドブック― 医療依存度の高い要介護者へのアプローチ，中央法規出版，2012.
11) 河村朗・木下芳一：高齢者の便通異常，老年消化器病学，16（1），2004.
12) 西村かおる：生活を支える排泄ケア，医学芸術社，2002.
13) 伊達久・滝口規子・千葉知史：非がん性疼痛に対するオピオイド使用―患者選択・評価・モニタリングをどのようにおこなうか―慢性疼痛治療の実際，日臨麻会誌，31（4）：613-619，2011.
14) 平石禎子・花岡一雄：高齢者の疼痛管理，日本老年医学会雑誌，36（11）：769-775，1999.
15) 光畑裕正：高齢者の非癌性慢性疼痛の治療―鎮痛剤としての麻薬の役割，日臨麻会誌，30（3）：452-459，2010.
16) 川合眞一：COX-2阻害薬のリスク―ベネフィットバランス，医学のあゆみ，223（6）：511-517，2007.
17) 日本緩和医療学会 緩和医療ガイドライン作成委員会編：がん疼痛の薬物療法に関するガイドライン2010年版，金原出版，2010.
18) 田ヶ谷浩邦・村山憲男・袴田優子：高齢者に対する睡眠薬の使い方，*Geriat Med*，51（11）：1143-1146，2013.

第 V 章

認知症の高齢者を支える看護技術

1 認知症の高齢者へのアセスメント技術

学習目標
- 認知症の定義，種類，症状がわかる。
- 認知症の診断・治療について理解する。
- 認知症高齢者への看護の目標を理解する。
- 認知症高齢者のアセスメントの視点を理解する。
- 認知症高齢者への看護のためのアセスメント技術が習得できる。

1 認知症とは

1）認知症の定義

　認知症（dementia）とは，一度正常に発達した認知機能が後天的な脳障害によって持続的に低下し，日常生活や社会生活に支障をきたすようになった状態をいい，特定の疾患名を指すものではない。認知症はかつて「痴呆」という用語が使われていたが，侮蔑的な意味合いのある表現であることや誤ったイメージが助長されることが問題視されるようになり，2004年から厚生労働省の通知により呼称が変更された[1]。

2）認知症の有病率

　2010年にわが国で実施された疫学調査によると，全国の65歳以上高齢者における認知症有病率は15％と推定され，推定有病者数は2010年時点で約439万人，2012年時点で462万人と推計された。さらに，軽度の記憶障害はあっても生活に支障をきたさない程度の認知症とはいえない状態である軽度認知障害（mild cognitive impairment：MCI）の有病者数は約380万人と推計された[2]。この背景には，急激な高齢者人口の増加や平均寿命の伸びなどが挙げられており，今後も増加していくことが予想される。

3）認知症・認知症様症状をきたす疾患

　認知症や認知症様症状をきたす疾患には，脳神経変性疾患や脳血管障害だけでなく，感染症や脳腫瘍といった機能障害を引き起こす身体疾患に伴う認知症もある。このうち老年期の認知症疾患としては，アルツハイマー型認知症，血管性認知症，レビー小体型認知症，前頭側頭型認知症の4大疾患が大部分を占める。その他に，認知症を一症状として呈する疾患もあり，正常圧水頭症，ビタミン欠乏症，アルコール中毒症，電解質異常症などのように，原因疾患の早期診断と適切な治療により症状が改善する病態もある（treatable dementia）。これらは，認知症の原因疾患のなかで占める割合は1割程度と多くはないが，

見逃してはならないものである。
　また，原因疾患によって起こりうる症状やケアの方法も異なってくるため，それぞれの認知症の特徴を理解しておくことが重要となる。さらに，認知症の原因となる脳機能障害は，必ずしも一つとは限らず，たとえば，アルツハイマー型認知症と脳血管性認知症の混合型など，複数の原因で起こる場合もある。

4）加齢によるもの忘れと認知症の違い

　多くの高齢者では，加齢に伴い生理的なもの忘れが生じる。生理的なもの忘れは大脳の正常な老化の過程に伴う記憶障害により，人や物の名前が思い出せなくなり，「あれ」「それ」の代名詞が多くなる。多くの場合，「自分はよくもの忘れをする」ということを自覚していても，ゆっくりと時間をかけて考えたり，ヒントをもらうことで思い出すことができるため，日常生活に大きな支障はみられない。加齢に伴うもの忘れと認知症との区別はつけにくいが，認知症の場合は，自分の体験した出来事そのものを忘れ，ヒントを伝えても思い出せないことが多い。

5）認知症疾患の病態と経過

　認知症の症状は，疾患の種類や病期によって異なり，環境調整やコミュニケーションなどのケア方法もその特徴に応じた工夫が求められる。ここでは，認知症の原因疾患として代表的なアルツハイマー型認知症，血管性認知症，レビー小体型認知症，前頭側頭型認知症について，その状態と経過を述べる。

（1）アルツハイマー型認知症

　アルツハイマー型認知症は，異常なタンパク質のしみ（老人斑）の蓄積と変性した神経線維（神経原線維変化）が原因と考えられている神経細胞の脱落により，脳萎縮と脳室の拡大が生じ進行する疾患である。アルツハイマー型認知症の経過はおよそ5～10年といわれているが，診断時の年齢によって多様な経過をたどる。

　海馬周辺の領域（記憶中枢）から障害されることが多いため，初期より近時記憶障害が中核的な症候としてみられる。徐々に進行すると，時間や場所の見当識障害や視空間認知障害（道がわからなくなる），失語，失行，失認などの症状が生じ，全般的に認知機能が低下していく。進行すると筋肉の緊張やこわばりからくる歩行障害や嚥下機能の障害が現れるようになる。徐々に排泄の感覚がわからなくなると失禁の頻度が増し，やがてADL全般に介助が必要な状態となる。末期には褥瘡や誤嚥性肺炎，痙攣発作などを生じやすくなり，精神運動や身体活動が失われていく。

（2）血管性認知症

　血管性認知症は，アルツハイマー型認知症に次いで多くみられ，脳梗塞や脳出血など脳血管障害による脳組織の損傷によって生じる認知症である。脳病変の部位や障害の程度により出現する認知機能障害は異なる。血管性認知症は，記憶障害が現れても，判断力や理解力は保持されていたり，症状に日内変動がみられることから，まだら認知症ともよばれる。

　脳血管障害の後遺症として身体的症状（麻痺，構音障害，嚥下障害，歩行障害，排尿障

害）や抑うつ，感情失禁がみられることが多い。また，意欲や自発性の低下から廃用症候群を招きやすい。そのため生活のリズムを整えながら，身体的・精神的な活動性を維持することが求められる。また，血管性認知症は，高血圧，脂質異常症，糖尿病など脳血管障害の誘因となる疾患を有することが多く，再梗塞や再出血を契機に階段的に進行していくため，再発の予防が重要となる。

（3）レビー小体型認知症

レビー小体型認知症は，レビー小体という異常物質が脳内に蓄積することによって発症する認知症である。主な症状としては，記憶障害，幻視，妄想，パーキンソン症状，自律神経症状などが出現する。認知機能障害は，日によって，あるいは時間帯によって変動が大きく，症状の現れ方や変動にも個人差が認められる。また特徴として，初期には記憶障害があまり目立たず，幻視・妄想が現れることが多い。

幻視は，人や小動物（ネズミ，ヘビなど），虫などが鮮明に見えるといった訴えが聞かれる。妄想は，幻視に伴って起こることが多く，たとえば，幻視によりネズミが見えることで，「ネズミが夕飯のおかずを盗っていった」などと被害妄想につながることがある[3]。この他，筋固縮，小刻み歩行といったパーキンソン症状や，意識障害（意識消失発作）や起立性低血圧，排泄障害といった自律神経症状を伴うことから転倒のリスクが高く，対応が必要である。

（4）前頭側頭型認知症

前頭側頭型認知症は，前頭葉と側頭葉に集中して脳病変が起こることによって生じる認知症で，50歳～60歳代の若年期に発症することが多い。初期症状としては，記憶障害よりも人格変化や行動の変化がみられることが特徴で，具体的には，温厚だった人が攻撃的になり，清潔好きだった人がだらしなくなるなどの性格変化や，脱抑制（抑制が働かずに，ほしいものを無断で持ってくるなど），常同行動（毎日同じ時間に決まった行動をとる），食嗜好の変化（甘いものを好んで多量に食べるなど）といった症状などが現れる。周囲の事情を考えない自己中心的な行動により，人間関係のトラブルが生じやすくなる。一方で，早い段階から，常同行動やこだわりに合わせた日課，生活パターンを見つけることで安定した生活が送れる可能性がある。

2 認知症の症状

認知症に共通する症状としては，中核症状と認知症の行動・心理症状（behavioral and psychological symptoms of dementia：BPSD）に分けることができる。中核症状は，脳の器質的障害によって生じる認知機能障害のことで，記憶障害，見当識障害，実行機能障害，失行，失認，失語などがあり，診断や重症度の判定の目安になる。これに対し，BPSDは，中核症状と環境要因，身体要因，心理要因などに関連して生じる様々な行動障害や心理症状の総称を意味する。

認知症と間違われやすい疾患・症状

1）うつ状態（うつ病）

　うつ状態は，気分の落ち込み，物事への関心・意欲の低下，不安・焦燥感といった精神症状に，倦怠感や食欲不振，不眠などの身体症状を伴う状態のことである。老年期のうつ状態は，抑うつ症状よりも倦怠感，食欲不振，めまいといった身体症状を訴えることが多い。さらに身体症状に対する不安・焦燥感のほかに，記憶障害を強調して訴える傾向がある。注意・集中力や判断力の低下，記憶障害などの認知症に似た症状を呈することから，認知症と間違われやすく「仮性（偽性）認知症」ともいわれる。仮性認知症の場合，発症日時はある程度明確で，症状は発症後急速に進行し，日内・日差変動を認めるといった特徴がある。また，質問に対してあまり考えずに「わからない」と返答することも多いとされている。この仮性認知症はうつ状態の改善とともに消失するが，経過によっては認知症に移行していく例もみられる。

2）せん妄

　せん妄（詳細はp.251参照）は，つじつまの合わない言動，もの忘れ，幻覚，妄想などが出現する意識障害であり認知症とよく似ているが，急激に出現し，数時間〜数日のうちに症状が動揺する。しかし，環境を整えたり，身体の苦痛を取り除いたり，睡眠や栄養のバランスをとるなどの適切な治療や看護によって回復も可能なため，認知症との違いを見極めることが必要である。

 認知症の診断・治療

1）認知症の診断

　認知症の診断には，認知機能低下の有無，原因疾患，重症度などを見極めるために，診察や各種検査を実施する。以下に具体的な診察内容，検査内容を説明する。

（1）問　診

　認知症の診断にとって，問診による詳細な症状経過や病歴，生活歴の把握は特に重要である。問診は，本人と本人の生活の様子を知っている家族や周囲の人に対して行われる。聴取の対象として家族の存在は大きいが，本人が疎外感を感じずに安心して話せるように，はじめに本人に対しての質問から行う。このとき，できるだけ記憶障害の影響が少なく，答えやすい内容から尋ねていく。その後，家族に対して認知症を疑ったエピソードや時期，現在家族が困っていることなどを聴取する。ただし，患者の前で本人にとって不都合な情報を家族から聴取するのは，家族関係に悪影響を及ぼすこともあるので，タイミングを十分に考慮する。

　また，問診にあたっては，医学用語ではなく，できるだけ一般的な表現を用いて質問する。たとえば，近時記憶障害は「もの忘れ」，実行機能障害は「仕事・家事の段取りの悪さ」などと言い換えて尋ねるようにする。

（2）認知機能検査

　認知機能の評価法には，一定の質問や課題に対しての回答率によって評価する質問式の検査と対象の言動や行動から評価する観察式の検査があり，複数のスケールを用いて認知機能の水準を多角的に評価する。質問式の検査は，短時間で直接対象者に施行できること，認知症の状態変化の経過を追って把握できるという利点がある一方で，教育歴や職歴によって得点が影響されやすいことや，質問されることで，対象者のほうが試されているという印象を受け感情を害することもあるため，慎重に目的を説明する。観察式の検査は，対象者への負担が少ないこと，コミュニケーションが困難な場合も評価可能である利点があるが，施行者によって結果のばらつきが出やすいという欠点もある。質問式には，Mini-Mental State Examination（MMSE），改訂長谷川式簡易知能評価スケール（HDS-R），観察式にはClinical Dementia Rating（CDR）などがある（p.280参照）。

（3）画像検査

　画像診断は，認知症の診断に欠かせないが，それだけで認知症の診断はできない。形態上異常がなくても認知症である場合もあるし，脳萎縮が強くても認知症でない場合もあるためであり，あくまで補助診断として活用する。検査には脳の形態をみるCTやMRIのほかに，脳機能も推測できる脳血流SPECTやPETがある。

①CT（computed tomography）

　脳の形態上の変化を調べる検査で，脳梗塞や血腫，水頭症など認知症の原因となり得る頭蓋内病変を検出する。短時間で検査でき，簡便に撮影できる利点はあるが，解像力に劣り，また放射線に被曝する欠点もある。

②MRI（magnetic resonance imaging）

　脳の形態上の変化を調べる検査で，頭蓋内の微細構造の変化の検出に優れ，海馬・扁桃核を観察することが可能である。CTよりも撮影に時間がかかるが，解像力は優り，放射線被曝の心配はない。

③SPECT（single photon emission computed tomography）

　脳血流を調べる検査で，局所の血流低下パターンの情報を得ることで認知症の鑑別診断に有用である。

④PET（position emission tomography）

　ブドウ糖の代謝される様子を測定することで，脳の働きをみる検査で，アルツハイマー型認知症においては血流低下よりも糖代謝低下のほうが強いため，より鮮明に病変を検出することができる。

2）認知症の治療

　現在，認知症の根治療法は確立していない。認知症の進行抑制および行動・心理症状を沈静化させる薬物療法と非薬物療法を組み合わせながら，できるだけQOLが保持できるように支援していくことが求められる。

（1）薬物治療

　認知症の薬物療法は，主にアルツハイマー型認知症の中核症状の進行を遅らせる作用をもつ薬剤が用いられている。ドネペジル塩酸塩（アリセプト®），ガランタミン（レミニー

ル®），リバスチグミン（リバスタッチ®パッチ）には，神経伝達物質であるアセチルコリンを増やす作用があり，メマンチン塩酸塩（メマリー®）は，脳細胞の消失を防ぐ作用がある。メマンチン塩酸塩は，他の3剤と作用機序が異なるため，単独で使用される場合と併用される場合がある。他の薬剤が認知症の陰性症状（活動性低下，自発性低下など）の改善を期待されることに対して，メマンチン塩酸塩では，認知症の陽性症状（興奮・攻撃性，易怒性など）の改善が期待される薬剤として用いられることがある。いずれも根本的な原因を除去するものではないが，中核症状の抑制効果が期待され，主に認知症の初期・中期に処方される。副作用として，消化器症状やめまい，傾眠などの症状がみられることもある。内服困難な患者にも使用可能な経皮吸収型製剤（リバスタッチ®パッチ）では皮膚の炎症が出現することがある。

また，幻覚・妄想，興奮，抑うつ，不眠などのBPSDに対しては，薬物療法で改善する場合もある。幻覚や妄想を抑えるための抗精神病薬，興奮を抑える漢方薬，抑うつ状態を改善するための抗うつ剤，不安や緊張を和らげて入眠を促すために睡眠導入剤が用いられる。副作用出現の有無を含めて，症状の観察を十分に行いながら薬剤の効果と副作用の評価を行い，慎重な投与が必要である。

（2）非薬物療法

非薬物療法は，認知機能の維持・改善，BPSDの軽減，生活機能の改善を目的に行われる。様々な活動をとおしてコミュニケーションを図りながら楽しい時間を過ごし，活動性が高まることで，不安や焦燥感，睡眠障害といったBPSDの軽減につながる。実際に非薬物療法を行うときは，集団で行われる場合と個人で行われる場合がある。いずれの場合でも，療法の理解と方法を修得したうえで，対象者に適した方法ですすめることが重要である。以下，多様な療法の中からいくつか紹介する。

①リアリティオリエンテーション

見当識を主とする認知機能の維持や改善の目的で，今いる場所を確認したり，カレンダーや時計を用いて日時や季節を確認するなどの働きかけを行う（p.305参照）。

②回想法

対象者の記憶を引き出し，思い出を語ることを促して，共感的に傾聴し受け入れる姿勢で意図的な働きかけを行うことで，心地よい環境をつくり精神的な安定やコミュニケーションの促進を図る。個別だけでなく集団を対象としても行われる（p.306参照）。

③音楽療法

音楽を通じて心身ともリラックスし，非言語的コミュニケーションの促進，活動性の向上などを目的に行う。音楽を鑑賞する受動的音楽療法と，参加者が実際に歌ったり楽器を演奏する，音楽に合わせて身体を動かすなどの能動的音楽療法がある。

5 認知症の高齢者への看護の目標

1）認知症の高齢者の理解

認知症高齢者は，認知症の進行に伴い失われやすくなる力と，認知症であっても失われにくい力がある（1-1）。失われやすい力とは，認知症の症状として障害される記憶，見

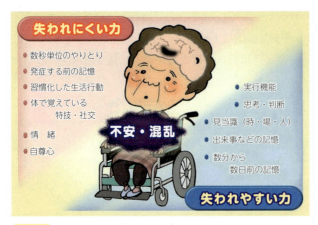

図1-1 認知症高齢者が抱きやすい気持ち
文部科学省，小山幸代・シェザード樽塚まち子・千葉京子・他編集協力：老年看護，教育出版，2014，p.194.より引用

当識，実行機能などの認知機能であり，初期症状は近時記憶障害として現れる。そして，進行とともにこれまでできていたことが少しずつできなくなり，失われていく力を自ら感じ取ることでショックを受け，自信の喪失につながる。さらに，日常生活の困難に何とか自分なりに対応しようとするが，うまくできずに余計に混乱や不安を感じるようになる。

　一方，認知症であっても，長年にわたって身につけた生活技能は比較的失われにくく，社交性や情緒機能は豊かに保たれる。たとえば，昔料理屋の女将だったA氏は，料理工程のすべてを順序立てて行うことは困難であっても，「野菜を切る」「味付けをする」といった一つの行為であれば，A氏の能力が発揮される。認知症が進行しても，他者への感謝の気持ちを表したり，花を眺めて「美しい」と感動する感情は，元来の本人らしさとして失われずに保たれることが多い。つまり，認知症が進んでもすべてのことがわからなくなる・できなくなるのではない。失われやすい力にばかり焦点を当てるのではなく，何がわからない・できない状況になっているのかを見極め，本人の残されている力に目を向けていくことが重要となる。認知症があっても安心できる環境を整えて，その人らしく健康的に生活できるようにサポートしていくことが求められる。

2）パーソンセンタードケア

　認知症の人へのパーソンセンタードケア（person-centred-care）とは，英国の臨床心理学者キットウッド（Kitwood T）が提唱した，認知症の人のパーソンフッド（personhood：一人の人間として周囲に受け入れられ，尊重されること）を大切にし，支援する認知症ケアの考え方である。すなわち，「日本でいうところのその人らしさ（その人の個性を尊重し，できることを伸ばそう）という考え方に加えて，認知症の人が，周囲から自分のことを受け入れられている，尊重されている（用なしではない）と自ら思える」[4]ケアを目指している。

3）認知症の高齢者への看護の目標

　上記1）2）は看護師にかかわらず認知症高齢者へのケアチームに共通することである。認知症高齢者へのケアチームのなかで，看護が焦点をあてる目標は以下のとおりである。

①認知症の予防に役立つと考えられている生活習慣が実行できる（第Ⅴ章5，p.319参照）
②適切な診断・早期治療が受けられる（第Ⅴ章5，p.320参照）
③認知症が発症した後も，健康的な生活が営める（第Ⅴ章2，3，4参照）
　健康的な生活とは，健康状態の維持・改善・増進と本人がもっている力を発揮した生活をし満足していることを含む（第Ⅰ章1，p.2）。
④家族との関係が維持できる

　①～③については，別項で説明するため，ここでは④について説明する。認知症をもつ高齢者を抱える家族は，自らの生活を営みながら，認知症の高齢者に現れる中核症状やBPSDに対応するなかで，疲労など身体的介護負担や経済的問題，悲しみ・怒りといった精神的負担を抱えている。身体的負担や経済的問題に対しては，現状へのねぎらいとともに介護負担を軽減するための対策を一緒に検討することが重要である。

　精神的負担として，家族は，認知症による変化自体にショックを受け，受け入れることに苦しんでいることも多い。そのため，家族によく話を聴くことから始め，本人の変わらない部分，ケアによって本人らしさを発揮した生活ができることを実際の場面をみてもらうなどしながら伝えることが大切である。

　介護を通じてやりがいを感じることで，自身の発達や家族関係の発展につながることもある。地域の社会資源，家族会への橋渡しなどを行い，困ったときに相談できる体制，負担の軽減を図ることも大切である。

6 アセスメントの実際

1）アセスメントの視点

　認知症高齢者を支える看護では，老いの理解と認知症の疾患を理解し，全人的にその人らしさを理解することが大切である。そのためには，認知症の医学的診断と病態，身体機能，日常生活行動，生活習慣や生活歴，生活環境，家族の介護力，社会的時代背景，価値観，その人の思いなど多面的な情報収集が必要である。これらの情報をもとに，前述した看護の目標を目指して何が課題であるのかを分析する。

2）情報収集の方法

　情報収集においては観察が最も重要になる。日常の生活行動援助場面をとおして，その人の視点に立ち，心情を受け止める感性で観察することが大切である。わずかな変化やサインを見逃さず，その人の思いや願いを読解しながら，症状や言動を一連の流れからとらえ環境との関連を考え情報収集していく。一番身近でかかわっている家族やケアマネージャーなどからも情報収集する。

3）情報収集項目と分析
（1）認知症の種類・重症度
①加齢によるもの忘れ，せん妄，うつ病，その他の身体疾患の状態なのか，認知症による中核症状なのかを分析する。

②アルツハイマー型認知症か，それ以外の認知症か（血管性認知症，レビー小体型認知症，前頭側頭型認知症，その他）を分析する。
③軽度，中等度，重度か重症度を分析する。

　認知症の評価尺度を用いるとよい。評価尺度には観察式と質問式がある。主な評価尺度は以下のとおりである。

・観察式：臨床的な認知症の重症度判別するCDR（Clinical Dementia Rating）[5]（表1-1），認知症高齢者の日常生活自立度判定基準（表1-2）などがある。認知症の程度を踏まえた高齢者の日常生活自立度を評価する。介護保険制度の要介護認定では認定調査主治医意見書でこの指標が用いられており，要介護認定における，コンピュータによる一次判定や介護認定審査会における審査判定に使用されている。

・質問式：MMSE（Mini-Mental State Examination）[5]，認知症のスクリーニングテスト，改訂版長谷川式簡易知能評価スケール（HDS-R，表1-3）[5]などがある。保健医療・福祉の場で使用されることが多い。HDS-Rについては，看護技術の実際A，p.286に詳述する。

表1-1　Clinical Dementia Rating（CDR）

	健康 （CDR 0）	認知症の疑い （CDR 0.5）	軽度認知症 （CDR 1）	中等度認知症 （CDR 2）	重度認知症 （CDR 3）
記憶	記憶障害なし 時に若干のもの忘れ	一貫した軽いもの忘れ 出来事を部分的に思い出す良性健忘	中等度記憶障害，とくに最近の出来事に対するもの 日常活動に支障	重度記憶障害 高度に学習した記憶は保持，新しいものはすぐに忘れる	重度記憶障害 断片的記憶のみ残存
見当識	見当識障害なし	同左	時間に対しての障害あり，検査では場所，人物の失見当なし，しかし時に地理的失見当あり	常時，時間の失見当 時に場所の失見当	人物への見当識のみ
判断力と問題解決	適切な判断力，問題解決	問題解決能力の障害が疑われる	複雑な問題解決に関する中等度の障害 社会的判断力は保持	重度の問題解決能力の障害 社会的判断力の障害	判断不能 問題解決不能
社会適応	仕事，買い物，ビジネス，金銭の取り扱い，ボランティアや社会的グループで，普通の自立した機能	左記の活動の軽度の障害もしくはその疑い	左記の活動のいくつかにかかわっていても，自立した機能が果たせない	家庭外（一般社会）では独立した機能は果たせない	同左
家庭状況および趣味・関心	家での生活趣味，知的関心が保持されている	同左，もしくは若干の障害	軽度の家庭生活の障害 複雑な家事は障害 高度の趣味・関心の喪失	単純な家事のみ 限定された関心	家庭内不適応
介護状況	セルフケア完全	同左	ときどき激励が必要	着衣，衛生管理など身の回りのことに介助が必要	日常生活に十分な介護を要する しばしば失禁

大塚俊男・本間昭：高齢者のための知的機能検査の手引き，ワールドプランニング社，1996，p.66．より引用

表1-2 認知症高齢者の日常生活自立度(厚生労働省, 1993)

ランク	判定基準	見られる症状・行動の例
Ⅰ	何らかの認知症を有するが，日常生活は家庭内及び社会的にほぼ自立している	
Ⅱ	日常生活に支障を来すような症状・行動や意思疎通の困難さが多少見られても，誰かが注意していれば自立できる	
Ⅱa	家庭外でも上記Ⅱの状態が見られる	たびたび道に迷うとか，買物や事務，金銭管理などそれまでできたことにミスがめだつ等
Ⅱb	家庭内でも上記Ⅱの状態が見られる	服薬管理ができない，電話の応答や訪問者との応対など一人で留守番ができない等
Ⅲ	日常生活に支障を来すような症状・行動や意思疎通の困難さが見られ，介護を必要とする	
Ⅲa	日中を中心として上記Ⅲの状態が見られる	着替え，食事，排便・排尿が上手にできない・時間がかかる。やたらに物を口に入れる，物を拾い集める，徘徊，失禁，大声・奇声をあげる，火の不始末，不潔行為，性的異常行為等
Ⅲb	夜間を中心として上記Ⅲの状態が見られる	ランクⅢaに同じ
Ⅳ	日常生活に支障を来すような症状・行動や意志疎通の困難さが頻繁に見られ，常に介護を必要とする	ランクⅢに同じ
M	著しい精神症状や周辺症状あるいは重篤な身体疾患が見られ，専門医療を必要とする	せん妄，妄想，興奮，自傷・他害等の精神症状や精神症状に起因する問題行動が継続する状態等

（2）認知症の治療と疾病の経過

①認知症の進行抑制の治療薬服用の有無。
②BPSDに対する治療薬服用の有無。
③認知症治療薬，BPSD治療薬内服の場合は主作用と副作用の観察。

（3）中核症状のアセスメント

　中核症状のアセスメントでは，前記の認知症の診断で述べた診察内容，検査内容の情報があれば統合して実施する（第Ⅴ章3，p.303に詳述）。

（4）行動・心理症状（BPSD）のアセスメント

　出現している症状の経過および出現前後の状況も観察し，発症に関連すると考えられる要因も分析する（第Ⅴ章4，p.312に詳述）。

4）身体機能および日常生活行動のアセスメント

　認知症高齢者は，加齢による身体機能の変化と身体疾患を抱えていることが多い。そのため，既往歴の有無，その症状悪化のサイン，1日の生活行動の状態と変化，表情・顔色・訴え，検査データ，食事摂取量・水分摂取量，排泄，内服薬と副作用，治療の影響，体調（睡眠状態・疲労感など），運動機能（麻痺・拘縮など，ADL/IADL）や体幹バランスの状態，過去の転倒・転落事故・環境の安全性など，多方面から情報収集しアセスメントする（第

表1-3 改訂 長谷川式簡易知能評価スケール（HDS-R）

（検査日： 年 月 日）　　　　　　　　　　　　　　　　　　（検査者： ）

氏名：		生年月日： 年 月 日	年齢： 歳
性別：男／女	教育年数（年数で記入）： 年	検査場所	
DIAG：		（備考）	

1	お歳はいくつですか？（2年までの誤差は正解）		0　1
2	今日は何年の何月何日ですか？　何曜日ですか？ （年月日，曜日が正解でそれぞれ1点ずつ）	年 月 日 曜日	0　1 0　1 0　1 0　1
3	私たちがいまいるところはどこですか？ （自発的にでれば2点，5秒おいて家ですか？　病院ですか？　施設ですか？　のなかから正しい選択をすれば1点）		0　1　2
4	これから言う3つの言葉を言ってみてください。あとでまた聞きますのでよく覚えておいてください。 （以下の系列のいずれか1つで，採用した系列に○印をつけておく） 　1：a）桜　b）猫　c）電車　　2：a）梅　b）犬　c）自動車		0　1 0　1 0　1
5	100から7を順番に引いてください。（100－7は？，それからまた7を引くと？と質問する。最初の答えが不正解の場合，打ち切る）	(93) (86)	0　1 0　1
6	私がこれから言う数字を逆から言ってください。（6-8-2, 3-5-2-9を逆に言ってもらう，3桁逆唱に失敗したら，打ち切る）	2-8-6 9-2-5-3	0　1 0　1
7	先ほど覚えてもらった言葉をもう一度言ってみてください。 （自発的に回答があれば各2点，もし回答がない場合以下のヒントを与え正解であれば1点）　a）植物　b）動物　c）乗り物		a：0　1　2 b：0　1　2 c：0　1　2
8	これから5つの品物を見せます。それを隠しますのでなにがあったか言ってください。 （時計，鍵，タバコ，ペン，硬貨など必ず相互に無関係なもの）		0　1　2 3　4　5
9	知っている野菜の名前をできるだけ多く言ってください。 （答えた野菜の名前を右欄に記入する。途中で詰まり，約10秒間待ってもでない場合にはそこで打ち切る）0～5＝0点，6＝1点，7＝2点，8＝3点，9＝4点，10＝5点		0　1　2 3　4　5
		合計得点	

Ⅱ～Ⅳ章参照）。

5）心理面のアセスメント

　認知症の初期段階では言いたいことを伝えることはできるが，進行してくると伝えることが困難になっていく。そのため，心理面のアセスメントでは認知症高齢者の表情や断片的な言葉，行動および生活歴などからその人の心情や願いを読解しながら情報収集していく。図1-2に示したアセスメント表[6]を使用するのも有効である。

C−1−2　心身の情報（私の姿と気持ちシート）

名前　Eさん　記入日：2007年10月　日／記入者　特養職員

◎私の今の姿と気持ちを書いてください。
※まん中の空白部分に私のありのままの姿を書いてみてください。もう一度私の姿をよく思い起こし，場合によっては私の様子や表情をよく見てください。左側のように，様々な身体の問題を抱えながら，私がどんな気持ちで暮らしているのかを吹き出しに書き込んでください。
（次の記号を冒頭に付けて誰からの情報かを明確にしましょう。●私が言ったこと，△家族が言ったこと，○ケア者が気づいたこと，ケアのヒントやアイデア）

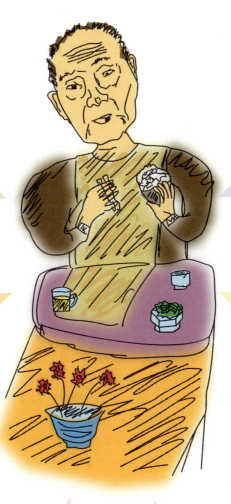

私の姿です

私の不安や苦痛，悲しみは…
- ●からだ中，みんなこわれている
- ●みんなと話がしたいのに考えがうまく出てこない。言葉が出なく悲しくなって泣いてしまう
- ○ゆっくり，わかりやすく話をしよう
- ○一人になると不安

私が嬉しいこと，楽しいこと，快と感じることは…
- ●自分は何でもできる
- ●にぎやかなことが好き（踊ることが好き，祭りで太鼓をたたいていた）「おーい中村くん」「赤いくつ」「たんこ節」が好き
- ○お茶の時間，チョコを食べているとうれしそうだ
- ●こんな遊び場所ができてよかった（娘さん面会時）
- △子どものいる姿，風景が好き。昔，鉄工所をやっていて，ジャングルジム，鉄棒などの遊具を小学校や保育園に設置していた
- ○小学生，園児との交流のときは，直接かかわれるようにしよう

私の介護への願いや要望は…
- ●命令されるのはイヤ。プライドを傷つけられることもイヤ
- ●自分の思いを，みんなにわかってもらいたい
- △ここは良いところと感じていて，多少のことは本人もガマンしていると思う
- ○好きなお菓子を食べたり踊ったり太鼓をたたいたりして，楽しい時間を過ごしたい
- ●庭路地はここでは見れねえ
- ○手入れをしていた庭を見たいのでは？　自宅への帰省を考えよう！
- △家なら庭を見てはどうか！

私がやりたいことや願い・要望は…
- ●かじ屋の仕事をこれからも続けたい
- ●むずかしい言葉ではなく，わかりやすく，自分にわかるように話をしてもらいたい
- ○何か行動する前は，ゆっくりとわかりやすく説明し，納得されてから行動するようにしよう
- △できるだけ穏やかに自然に暮らしてほしい
- ●親父さんは良い親父さんだった。人格者だった。お墓参りに行きたい
- ○春になったら墓参りを計画しよう

私が受けている医療への願いや要望は…
- ●死に方上手になりたい。延命はしないでほしい
- △病院や施設にはなるべく行きたくない。家で天寿を全うしたかったと思う。今は良いところに来て，オヤジももう家へ帰れないと覚悟していると思う

私のターミナルや死後についての願いや要望は…
- ●自然に最期を迎えたい
- △若ければ別だが，この年まで生き，あとは自然に経管も点滴もしなくてよい。元気なときに自分のお葬式の段取りもしていた
- ●病院や施設には行きたくない

図1-2　私の姿と気持ちシート

認知症介護研究・研修東京センター：三訂 認知症の人のためのケアマネジメントーセンター方式の使い方・活かし方，中央法規出版，2013，p.199. より引用

> **コラム**　　ナースコールを押せる力を発揮できるようになった事例
>
> 　アルツハイマー型認知症の80歳代のAさん。脊椎疾患の手術目的で入院となる。数年前のMRI検査で，脳の萎縮，海馬の萎縮もあり，入院生活や術後管理，術後のリハビリが心配された。入院時は，杖歩行でふらつきも強く，ナースコールを押せるときと，押せないときがあった。移動時はナースコールを押して看護師を呼んでほしいと，繰り返し伝えていった。日中はナースコールを押せるようになったが，夜間は押せずトイレ覚醒後，一人で移動しようとする行動がみられた。転倒・転落の危険性もあり，身体拘束の必要性も検討された。何とか，身体拘束しないで離床センサーだけで安全が守れないか，カンファレンスを繰り返した。日中はナースコールを押せるが，夜間押せないのはなぜかAさんの行動を観察した。眼鏡を使っていたAさんは，夜間はずして寝ているため，消灯後暗いベッド周囲でナースコールが探せないでいた。覚醒時，ナースコールが手元にあれば押せるのではと考え，柔らかい布で輪をつくり手首につけて寝るようにした。それからは，ナースコールを押すことができるようになった。
> 　術後せん妄も発症したが，手術の経過は良好で，リハビリも順調に進み，せん妄も改善した。退院前には，リモコンを使ってテレビで時間を確認したり，トイレに行ったら必ずトイレウォッシャーを使い，杖歩行で歩行が安定する状態に回復し退院となった。

6）保持されている力のアセスメント

　認知症により失われている力もあるが，すべてできなくなるわけではない。今までの人生のなかで蓄積された経験や知恵で，失われている力が保持されている力で補われている場合がたくさんある。日々の生活のなかで，本人がもっている力を発揮して暮らし続けることが，充実感や満足感につながる。また，本人が長い人生をかけて培ってきた生活習慣や生活行動上のこだわりなどは本人らしい生活の重要な要素である。

　したがって，日常の具体的な援助場面で，本人が保持している力をアセスメントすることは重要である。上記に，保持されている力は何か，保持されている力が実行できないのはなぜかをアセスメントし，看護に活かした事例を紹介する。

　本人が長い人生をかけて培ってきた生活習慣や生活行動上のこだわりなどは，本人の生活歴（第Ⅱ章1，p.43参照）を把握することも重要である。生活歴を本人に語ってもらう，家族やこれまでに関係の深かったケア提供者などから把握するとよい。本人に語ってもらう時間をもつことで，入院生活の不安や緊張を緩和する。その人らしさを理解し，BPSDやせん妄の予防に活かすことができる。生活歴を聴取するには，「私の生活史シート」[6]（図1-3）を参考に使用すると有効である。

7）生活環境のアセスメント

　認知症高齢者のニーズに沿った環境のアセスメント（第Ⅱ章1，p.37参照）が重要である。アセスメントの視点として，物理的環境（建物の構造，空間の明るさ，そこにある家具など），社会的環境（家族や友人，援助者のかかわりなど，社会やかかわる人々が抱く意識環境も含む），運営的環境（ケア方針やスケジュール，人員配置など）の3つの側面から分析する。

B-2　暮らしの情報（私の生活史シート）　　　　　　名前 Eさん 記入日：2007年8月　　日／記入者 特養相談員・職員

◎私はこんな暮らしをしてきました。暮らしの歴史の中から、私が安心して生き生きと暮らす手がかりを見つけてください。
※わかる範囲で住み変わってきた経過（現在→過去）を書きましょう。認知症になった頃に点線（…）を引いてください。

私の生活歴（必要に応じて別紙に記入してください）

年月	歳	暮らしの場所（地名，誰の家か，病院や施設名など）	一緒に暮らしていた主な人	私の呼ばれ方	その頃の暮らし・出来事	私の願いや支援してほしいこと ●私が言ったこと △家族が言ったこと ○ケア者が気づいたこと，ケアのヒントやアイデア
現在 2007年	89歳	○○市　特養入所（8月）有料老人ホーム入所（5月）特養ショート利用（1月)				●家に帰りたい ●人間らしく生きていきたい ●頭の中がこわれている △車を廃車にした
	85歳				心身おとろえ，認知症始まる	
	71歳		独居となる		果物作り，庭の手入れ 奥さんが亡くなる	●鉄工業などの仕事に行きたい
	65歳				奥さんの看病に専念	
	46歳				学校などの遊具の建築に忙しく働いた 家を新築（仕事を鉄工所に変える）	△几帳面，料理，洗たく，整理，身だしなみにも気をつかっていた
	34歳		妻，娘2人		次女誕生	●妻は死んだかわからない
	30歳				長女誕生	△家庭を大切にした
	29歳	○○市	妻		結婚，新居をかまえる 農機具など大忙し	△夫婦仲が良く，2人で旅行に出かけていた
	20代	○○市			かじ屋の見習いで弟子入りする	
	10代	○○県○○市			戦争より戻り，鉄工場に勤務	

私がしてきた仕事や得意な事など

鉄工所を経営。19年前廃業。その後2年間は妻の介護に専念するが，妻の死後独居生活となり，畑作り，りんご，ぶどうなどを作り，庭路地を自分で手入れする事を楽しむ

2002年11月までは家事もすべて自立

私の好む話，好まない話
＜好む話＞
若い時，鉄工業で働いていた話

1日の過ごし方
長年なじんだ過ごし方　　現在の過ごし方
（いつ頃　　　　　）

時間	時間
4時	4時
	6時 排泄
	7時 起床，更衣
	8時 朝食（ユニットにて）
	9時 排泄 おやつ 入浴（2/w）
	12時 昼食 排泄
	13時 ベッドにて昼寝
	15時 ユニットにてお茶 レクリエーション
	18時 夕食，TV
	21時 就寝

●お風呂は大好きだ

○レクにて楽器演奏（太鼓）は，にこにこしている

図1-3　私の生活史シート
認知症介護研究・研修東京センター：三訂 認知症の人のためのケアマネジメント—センター方式の使い方・活かし方，中央法規出版，2011，p.195. より引用

8）家族に関するアセスメント

　高齢者の家族に関するアセスメント（第Ⅱ章1，p.46参照）に加えて，認知症および認知症の人についての理解内容，認知症になる前となった後での関係性の変化について分析する。認知症の人を介護する家族には，「戸惑い・否定」「混乱・怒り・拒絶」を経て「割り切り」，この過程を繰り返し「受容」していくようになる[8]という知見も活用しアセスメントするとよい。

看護技術の実際

A 改訂長谷川式簡易知能評価スケール（HDS-R）の実施方法

- 目　　的：認知機能の低下があるかどうかを評価する
- 適　　応：認知機能低下が疑われ，質問に答えられる患者

	方　法	留意点と根拠
1	高齢者に説明し，同意を得る（➡❶）	● 高齢者にプライドを傷つけられると受け取られる質問も入っている。いきなり「もの忘れの検査をする」というのではなく，「最近もの忘れが気になったりしませんか？」というような切り出し方をする。「これから簡単な記憶の検査をさせていただきたいのですが，よろしくお願いいたします」と説明するなど相手に応じて工夫する ❶ 質問式のため落ち着いていないと検査に集中できない。協力が得られないと，認知機能が正確に測定できない
2	静かな明るい環境の部屋に移動する（➡❷） 家族の協力を得られる場合は，同席してもらう（➡❸）	❷ 暗く周囲の動きや音がある場合，緊張や不安をもたらしリラックスできず検査に集中できない ❸ なじみの家族が同席することで安心し，リラックスできる
3	検査を開始する 必要時，眼鏡や補聴器を装着してもらい，検査を始める（➡❹）	● 質問をする際は，大きな声でゆっくりとわかりやすく話す ● 検査の順番は，設問4〜7の4つの質問以外は，日常会話に織り交ぜながら聞きやすいものから聞いていってもよい ● 設問4〜7の4つの質問はセット問題のため，順番どおり続けて行わなければならない ● 検査中の取り組み方にも注意して観察し，回答できず戸惑っている場合は，「いいんですよ」などと声をかけ，ねぎらいながら実施する ❹ 普段使用している眼鏡や補聴器がないことで，質問が理解しにくく聞き取りにくくなり，正確な測定ができない
4	問1：年齢（記憶の検査である） 「お歳はいくつですか？」と質問する	● 数え年で答える人もおり，誕生日を迎えているかどうかで誤差が生まれる可能性があるため，2年までの誤差は正答とみなす。生年月日が言えても，年齢が言えないと0点となる

	方法	留意点と根拠
5	問2：日時の見当識 「今日は何年の何月何日ですか？」と問う	●時間の見当識に関する質問のため、続けて聞くのではなく、「今日は何月何日ですか？」と聞き、「何曜日でしょう」「今年は何年ですか？」とゆっくり別々に聞いてもよい。どの順番で聞いてもよい
6	問3：場所の見当識 場所の見当識を問う検査で、今いる場所がわかるかを問う	●病院名や施設名・住所などは言えなくてもよく、現在いる場所がどういう場所かとらえられていればよい。場所の見当識に関する質問のため、ヒントは1つの例であり、「家ですか」「デイサービスですか」「職場ですか」のように変えてもよい
7	問4：3つの言葉の即時再生（即時記憶の検査） 「これから言う3つの言葉を言ってみてください。あとでまた聞きますのでよく覚えておいてください」と教示する	●使用する言葉は2系列あるため、いずれかの1つの系列を選択して使用する。採用した系列に〇印をつけておく ●正解がでない場合、正答の数を採点した後に正しい答えを教え覚えてもらう。もし3回以上言っても覚えられない場合にはそこで打ち切り、問7の「言葉の遅延再生」の項目から覚えられなかった言葉を除外する ●この3つの言葉は他の言葉に置き換えてはいけない。検査を作成するときに「植物の名前」「動物の名前」「乗り物の名前」から連想する言葉として、認知症の人も健常高齢者も共通して連想する言葉の上位2つから選んで作成されている。また、3つの言葉同士に関係性のないものを使用しているので、この言葉を使うことになっている
8	問5：計算（100から順に7を引いてもらう問題） 「100引く7はいくつですか？」「それから7を引くといくつになるでしょう？」と問う	●「93から7を引くと？」というように検査者が最初の引き算の答えを繰り返し言ってはならない ●100から7を引くと93になるが、その93という数を覚えていてもらい、さらに7を引くという2つの作業を同時にすることを求められている ●注意を集中する力も観察する
9	問6：数字の逆唱 「私がこれから言う数字を逆から言ってください」と教示する	●「これからいう数字を反対から言ってみてください。たとえば123を反対から言うと？」というように練習問題を入れてもよい ●数字は続けて言うのではなく、ゆっくりと1秒ぐらいの間隔をおいて提示し、言い終わったところで逆から言ってもらう
10	問7：3つの言葉の遅延再生 「先ほど覚えてもらった言葉をもう一度言ってみてください」と教示する	●「桜」という答えしかでないときにすぐにヒントを伝えようとはせず、「他にもありましたね」というように少し時間をとるようにする ●たとえば、「桜」と「電車」が想起できなかった場合、「1つは植物でしたね」というヒントを伝え、正解であれば1点を加算する。その後「もう1つは乗り物がありましたね」というヒントを伝える ●ヒントは被験者の反応を見ながら1つずつ提示するもので、「植物と乗り物がありましたね」というように続けてヒントを出してはならない

	方　法	留意点と根拠
11	**問8：5つの物品記銘** あらかじめ用意した5つの物品の名前を1つずつ言いながら並べて見せ，よく覚えるように教示する	● 提示する5つの品物は何でもよいが，携帯電話のように本人にとってなじみのない物は避けるべきである．また，相互に無関係の物にすることが重要であり，たとえば「鉛筆」「消しゴム」のように関連性のある物は避けなければならない ● 物品は1つずつ名前を言いながら目の前に置くようにする．実際には「これは時計ですね」といって目の前に置き，「これは鍵ですね」というように1つずつ確認しながら置いていく．そして，その5つを見せたまま「これからこれを隠しますから，何があったか言ってください．順番はどうでもいいですから思い出した物から言ってみてください」と教示する ● 最後の1つが出てこないような場合であっても，すぐに終わりにするのではなく，なるべく本人に思い出してもらうように少し待ってみるくらいの余裕をもって検査を行う
12	**問9：野菜の名前** 言葉の流暢性「知っている野菜の名前をできるだけたくさん言ってください」と教示する	● 同じ野菜の名前が出てきても「それは先ほど言いましたね」とさえぎることはせず，重複してもそのまま記録用紙に記載し，重複した物をあとで減点していく ● 具体的な野菜の名前を検査用紙の記入欄に記入し，重複したものを採点しないように注意する．この問題は言葉の流暢さをみるための質問であるため，途中で言葉につまり10秒ほど待っても野菜の名前が出てこない場合にはそこで打ち切る
13	**検査終了** 終了時ねぎらいの言葉をかける（→❺）	● 検査が終わった後，すぐに終了するのではなく，「疲れましたか？」などの言葉をかけたり，答えた「野菜」をテーマにした話をしたりして検査への協力にねぎらいの言葉をかけて終わる ❺ 検査の実施自体が本人の不安や悲嘆につながらないようにする必要がある
14	**採点と評価** HDS-Rの満点は30点で，点数が高いほど正答が多いことを示す．得点のカットオフポイントは20点と21点の間に設定されている．つまり，20点以下の場合は認知症が疑われる	● 採点は，本検査尺度の解説書をもとに正確に行う ● 本検査の結果のみで認知症の診断にはならない ● うつ病や寝たきりで意欲が低下している場合，緊張して集中できなかった場合は，点数が低くなることがある．したがって，点数のみでなく実施状況の記録もしておくことが重要である ● 必要時，鑑別診断などの手配をする

文献

1) 厚生労働省ホームページ：「痴呆」に替わる用語に関する検討会報告書.
  http://www.mhlw.go.jp/shingi/2004/12/s1224-17.html
2) 池嶋千秋・朝田隆：認知症疫学の現状，老年精神医学雑誌，25増刊1：81-84，2014.
3) 小阪憲司・羽田野政治：レビー小体型認知症の介護がわかるガイドブック—こうすればうまくいく，幻視・パーキンソン症状・生活障害のケア，メディカ出版，2010.
4) 水野裕：実践パーソン・センタード・ケア—認知症をもつ人たちの支援のために，ワールドプランニング，2008，p.143.
5) 大塚俊男・本間昭：高齢者のための知的機能検査の手引き，ワールドプランニング，1996.
6) 認知症介護研究・研修東京センター：三訂 認知症の人のためのケアマネジメント—センター方式の使い方・活かし方，中央法規出版，2013．p.199,195.
7) NPO法人地域ケア政策ネットワーク：「認知症サポーター養成講座標準教材」認知症を学び地域で支えよう，2014，p.22-23.
8) 六角僚子：認知症ケアの考え方と技術，医学書院，2011.

2 認知症の高齢者との コミュニケーション技術

学習目標
- 認知症の高齢者のコミュニケーションの特徴を理解する。
- 認知症の高齢者とのコミュニケーションの基本を理解する。
- 認知症の症状に応じたコミュニケーション技術を習得する。
- 認知症の高齢者が保持している生活行動を引き出すコミュニケーション技術を習得する。

1 認知症の高齢者との看護におけるコミュニケーション技術の重要性

（1）認知症高齢者は，認知機能障害によりコミュニケーション障害が生じやすいので，個々の障害状況を理解したうえでコミュニケーション技術を用いることが重要である。

（2）認知症高齢者が長年にわたって身につけてきた生活行動を発揮して生活できるよう支援するためには，その人が保持している生活行動能力を引き出すコミュニケーション技術が必要である。

（3）認知症により生活上の障害をもつ高齢者にとって，コミュニケーションは社会的存在である自己を見出し維持するうえで重要であるため，これらを促進するコミュニケーション技術が求められる。

2 認知症の高齢者のコミュニケーションの特徴

認知症高齢者は，聴覚機能低下などの加齢によるコミュニケーションへの影響（第Ⅱ章2，p.47参照）と認知症の症状によるコミュニケーションへの影響を抱えている。本節では，認知症の症状によるコミュニケーションへの影響に焦点を当てる。

1）認知症の中核症状によるコミュニケーションへの影響

コミュニケーションは，相手が発したメッセージの内容・相手と自分との関係・その場の状況から相手が伝えたいことを理解し，それに対応したメッセージを伝え合うという当事者間の相互作用のプロセスである。認知症の中核症状の一部は，このプロセスに影響を及ぼし，場の状況，相手と自分の関係の理解，メッセージの内容の表出や理解を困難にする。

2）認知症の行動・心理症状（BPSD）によるコミュニケーションへの影響

　中核症状に加えて，幻覚・妄想・徘徊などのBPSDが出現している場合，それらの背景に不安や混乱および本人なりの理由があるため，その理由に関連している事柄以外に関するコミュニケーションが困難になる。したがって，BPSDへの対応やBPSDを出現させないような看護が必要となる。これらについては，第Ⅴ章4（p.312）で説明する。

3）認知症があっても保持されている機能とコミュニケーションとの関連

　認知症があっても即時記憶・遠隔記憶・手続き記憶，感情，自尊心，長年かけて身につけてきた日常会話のルールなどは，比較的保持されている。したがって，次のようなコミュニケーションは可能である。

① **即時記憶**：挨拶を交わすなどその場での数秒単位のやりとり。
② **遠隔記憶**：昔の思い出を話す，昔からなじんでいる歌を歌う。
③ **手続き記憶**：身体で覚えている動作・作業を介したやりとり。
④ **長年かけて身につけてきた日常会話のルール**[1,2]：挨拶には挨拶を返す，呼びかけには応答する，相手が誰かわかればその人の社会的類型（職業や立場など）と自分の関係に応じて会話する（例：医師には患者として）など。

3　認知症の高齢者とのコミュニケーションの基本

1）コミュニケーションを阻害する因子を低減する

① **物理的因子**：周囲の騒音，人の動きなどは注意集中力を妨げる。静かで落ち着いた環境が望ましい。
② **心理的因子**：不安，自尊心の低下，不安の軽減，自尊心への配慮，ケア提供者自身の表情，言葉づかいが影響を及ぼす。
③ **社会的因子**：文化や社会的立場などによって使用言語や行動の意味が異なる。

2）場の状況の理解を助ける

① 話し手としての自分が誰であるかを伝えてから話をする。
② 話し相手をわかりやすく紹介する。認知症になっても社会生活で身につけてきた常識的な対話の仕方（たとえば，相手が孫とわかると祖母として応じる，親切には感謝する，依頼には対応しようとするなど）が保持されており，落ち着いている状態であれば発揮できる場合が多い[3,4]。
③ 場の設定をしてから話をする。たとえば，入浴の話は浴室が見える場所で行うなど工夫する。

3）本人が伝えたいメッセージを理解しようとする。そのうえで理解したメッセージに対応することから始める

① 言葉そのものだけでなく，その言葉の背景にある気持ちに焦点を当てる。

②本人が発している言話も無視しない。認知症があると訴え自体を聞いてもらえず看護師がしなければならない業務優先で対応されてしまうことが少なくない。看護師側には正当な理由があったとしても，認知症の人にはその事情の理解は困難である。伝えたいメッセージに対応してもらえないだけでなく，自分の気持ちが無視されたという感情が残り，不安や混乱を助長する。
③気持ちに共感していることを言葉・表情・態度で伝える。
④本人独自の表現（話題，表現上の個性など）はどのようなものか，把握していく。
⑤状況や非言語的メッセージから，本人が伝えたいと思っていることを推し量り，本人の言葉を繰り返す，○○ですかなど言い換えて，伝えてみる。
⑥時間をかけて聴き，待つ。

4）自分のメッセージが伝わりやすい工夫をする

①相手の視野に入って，視線を合わせて話しかける。近年紹介されている知覚・感情・言語による包括的コミュニケーションに基づいたケアの技法であるユマニチュードにおいては，「ケアをする人の存在に気づいてもらい，"この人とはよい時間を過ごせる"と感じてもらうための効果的なアプローチ」のスタートとして「正面から近づく」「相手の視線をとらえる」ことを挙げている[5]。
②ゆっくり，低く，落ち着いた話し方をする。
③一度に複数のメッセージを盛り込まない。例：「右手で歯ブラシを持って，歯を磨いてください」でなく，まず「右手で歯ブラシを持ってください」と言い，歯ブラシを持ったら「歯を磨いてください」のほうが伝わりやすい。
④質問の仕方を工夫する。例：選択が可能な人には「何が食べたいですか」，言葉の認知や選択が難しい人には料理を見せながら「お魚とお肉どちらがいいですか」のほうが伝わりやすい。
⑤本人が身につけてきて保持しているコミュニケーションに関する能力を活用する。
⑥アイコンタクト・表情・しぐさなどの非言語的メッセージを用いてみる。
⑦伝わらないときは言い方を変えてみる。
⑧書いて伝える方法も用いてみる。認知症の人は近時記憶障害があるので，同じこと（本人にとっては初めてのこと）を繰り返し聞く。同じように繰り返しこたえればよいが，あまりにも多い場合は「○○さんの…です」など文字に表しておく工夫もしてみる。

5）社会的存在としての生活を支えるためのコミュニケーションを促進する

　認知症高齢者が社会的な存在として生活していくためには，他者と交流したり，自分がやりがいを感じる活動ができることが重要である。他者との交流の一つは，他者とコミュニケーションをとることでもある。すなわち，看護の手段としてではなく，社会的な存在としての生活できるための支援の一つとしてコミュニケーションを位置づけことが重要である。
　深谷ら[6]のいう社会生活のなかで普段に行われている家族，仕事，社会の出来事などについてのコミュニケーション（第Ⅱ章2，p.47）に注目し，これらを意図的に促進するコミュ

> **コラム　認知症の高齢者とのコミュニケーションに役立つ療法・技法の紹介**
>
> **ユマニチュード　Humanitude**
> 　知覚・感情・言語による包括的コミュニケーションに基づいたケアの技法。フランスのジネストとマレスコッテイによってつくりだされた。この技法は「人とは何か」「ケアする人とは何か」を問う哲学と，それに基づく150を超える実践技術（見る，話す，触れる，立つ）から成り立っている[5]。
>
> **バリデーション　Validation**
> 　アルツハイマー型認知症および類似の認知症と診断された高齢者とのコミュニケーションを行うための療法の一つである。米国ソーシャルワーカー，ナオミ・フェイルによって開発された。バリデーションとは，死が訪れる前に，やり残した仕事を片づけてしまおうと，一生懸命奮闘しているアルツハイマー型認知症の高齢者に対して尊敬と共感をもってかかわることを基本にしている。具体的にはバリデーションの14テクニックがある[7]。
>
> **タクテイール®ケア　Taktilis**
> 　肌と肌との触れ合いによるコミュニケーションを大事にするタッチケアに分類され，方法はスウエーデンにおいて開発・実践されてきた。援助者の手で，対象者の手足や背中などを柔らかく包み込むようになでることにより不安な感情を取り除いたり，痛みを和らげる効果があると期待されているケア技法の一つである[8]。
>
> ＊これらの用語を用いて技術として活用する場合には，定められた研修などを受ける必要がある。

ニケーション技術が求められる。対象となる認知症高齢者の生活歴を把握するとともに，本人が好きな話題や得意なことを理解し，話題に活用するとよい。

看護技術の実際

　ここでは，実際の事例と場面を設定してコミュニケーション技術を説明する。
　＜事例紹介＞
　患　　者：北里マツ氏（以下K氏），80歳代前半，女性，アルツハイマー型認知症中等度，Clinical Dementia Rating 2（CDR，p.280参照）高血圧既往はあるが他身体的疾患なし，要介護2。
　生活歴：現在の地域で5人兄弟の長女として生まれ育ち，18歳で結婚。専業主婦として3人の子どもを育てた。6年前に夫が他界した後，鍋を焦がすなどが目立ち，専門医を受診しアルツハイマー型認知症と診断された。2年前より長男夫婦が同居し，訪問介護とデイサービスを利用して自宅で暮らしていた。本人は頑張り屋，おしゃれであると家族からの情報あり。
　現病歴：立ち上がりの際に顔をしかめる，歩行を嫌がる様子がみられ，近医を受診。変形性膝関節症と診断され，手術目的で入院となった。

A 近時記憶障害および見当識障害がある認知症の高齢者とのコミュニケーション技術

1）K氏が病棟に入院してきた場面（図2-1）

この場面（図2-1）のコミュニケーション技術の目的は，本人が安心して病室にいくことである．本場面では，次のようなコミュニケーションがとられることが少なくない．

> 看護師：ここは病院ですから，大丈夫ですよ．さあ，病室に行きましょう．

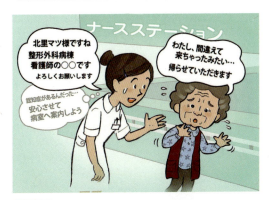

図2-1　K氏が病棟に入院してきた場面

看護師の言葉は，近時記憶障害および見当識障害がない高齢者が対象であれば，入院してきた患者を病室へ案内することを目的としたていねいな会話であり，問題はない．しかし，中等度認知症による近時記憶障害および見当識障害があるK氏には次のような理由により適切でない．看護師に「行きましょう」と勧められたK氏は，それに応じて病室にいくことができるかもしれない．しかし，K氏はここがどこか，自分がここにいる理由を明確に認識していないと考えられ，看護師の「ここは病院だから大丈夫」は，K氏にとっては大丈夫な理由にはならない．したがって，K氏の「間違って来ちゃったから帰りたい」という気持ちはなくなっていないので，この後も訴えとして繰り返し表出されるだろう．認知症があると，この訴えは「帰宅願望」とアセスメントされることも少なくない．さらに，繰り返し表出しても応じてもらえない場合の対処として，K氏は自分で家に帰るという行動をとることも考えられる．この行動は「徘徊」というBPSDとして問題視され，K氏自身にも看護師にとっても困難な状況を引き起こしてしまう．

同場面における，近時記憶障害および見当識障害のあるK氏の言動の意味を理解したうえでのコミュニケーション技術を次に示す．

●目　的：安心して病室に行くことができる

	言　動	留意点と根拠
1	**看護師**：（身をかがめ，相手の視線の位置でゆっくり，やさしく）（➡❶） 北里マツ様ですね（➡❷）	❶ナースステーション前は周囲の動きや音がある．これは物理的な要因として，K氏に緊張や不安をもたらしコミュニケーションの阻害因子となる．看護師の言動が緊張や不安を増強させる阻害因子にならないように，ゆっくりやさしく，ていねいな言葉づかいをする．看護師が自分のメッセージを伝えやすくするためには，視線を合わせて話しかけることが重要である

	言　動	留意点と根拠
2	K氏：はい	❷中等度認知症があると1回に複数のメッセージの理解は困難な場合が多いので，一つのメッセージのみとする（以下の看護師の対応も同様）
3	看護師：整形外科病棟看護師の〇〇です．よろしくお願いいたします（➡❸）	❸話し手としての自分が誰であるかを伝えることは，見当識障害・近時記憶障害があるK氏の場の状況や相手の理解を助ける
4	K氏：こちらこそよろしくお願いいたします	●認知症があっても即時記憶は比較的保たれ，長い人生のなかで培ってきた日常会話のルールは保持していることが多いため❶，4のK氏の言葉のように挨拶に対して挨拶を返すという応答は可能である
5	看護師：それでは，これから病室にご案内しますがよろしいでしょうか（➡❹）	❹「提案に対する応答は非同意より同意が優先する」という日常会話のルール❷を活用し，本場面の目的とする行動に同意を求める発言を用いることは有効である
6	K氏：申し訳ありませんが，私，間違ってきちゃったようです．帰らせていただきます	●提案に対して優先する承諾ではない回答なので，回答の前に謝罪するという日常会話のルールを発揮できていることがわかる．また，間違ったという体験（本人にとっての事実）のなかにいることを言葉で伝えることができているのは，これまでの看護師の言動がK氏に安心感をもたらしているためと考えられる
7	看護師：北里さん，何を（➡❺）間違えちゃったんですか（➡❻）	❺なぜという問いは認知症の人にとって難しく混乱の要因になりやすい．誰が，何を，いつ，どこでという事実を聞く質問のほうがよい❸ ❻本人が伝えたい真のメッセージを理解するためには，本人の言葉とその背景にある気持ちに焦点を当てることが重要である．本人の言葉を反復する発言は，言葉の裏にある理由を引き出すために有効である．相手の言ったことをそのまま復唱する単純反復とは，基本的には聴き方の技法である．話したことをきちんと聴いている印象が相手に伝わる．また，押しつけがましくならずに相手からの情報を引き出し，言葉の裏にある相手の事情がわかってくることがある．単純反復のペースが早すぎると相手を馬鹿にしたような印象を与えてしまうなど注意も必要である❹
8	K氏：そうなの，間違えちゃったの，こんな服着てきちゃって恥ずかしいわ	●8のK氏の言葉で，間違えちゃったという言葉の裏にある事情を引き出すことができていることがわかり，7の成果と考えられる
9	看護師：そうですか（➡❼）．そのお洋服は北里さんによくお似合いですよ（➡❽）	❼8でK氏が気持ちを表出しているので，まずは，それを受け止めましたということを伝えることが必要である ❽（K氏はおしゃれだという情報あり），本人が気にしていることを気にしなくてよいと説得するのではなく，納得してもらうような発言がポイントとなる
10	K氏：そうかしら	●10のK氏の言葉は，納得してきていることが確認できる言葉と考えられる
11	看護師：はい．ですから洋服を着替えにご自宅にお帰りにならなくても大丈夫ですよ（➡❾）	❾本人の納得が得られた後であれば，伝えたいメッセージを理解してもらうことが可能である．逆に言えば本人なりの納得が得られていない段階で，別のメッセージを伝えても理解されにくい
12	K氏：そうね．この洋服で大丈夫ね	●12のK氏の言葉で，本人の間違ってきちゃったという気持ちは解決し，大丈夫というメッセージが理解されたことが確認できる

言動	留意点と根拠
13 **看護師**：それでは，あちらに（➡⑩）一緒に（➡⑪）行きましょう	⑩この時点で病室という言葉は理解が難しいかもしれないので，あちらという方向を示す言葉を用いる ⑪一緒に行くことも伝えると，安心感を与えられる

❶小山幸代：認知症高齢者グループホームの成員が形成している集団の特性―エスノメソドロジー研究による相互作用の分析から，北里看護学誌，15（1）：11-24，2013．
❷Levinson SC著，安井稔・奥田夏子訳：英語語用論，研究社出版，1990，p.415．
❸Feil N著，藤沢嘉勝監訳：バリデーション―痴呆症の人との超コミュニケーション法，筒井書房，2008，p.61-62．
❹杉本なおみ：医療コミュニケーション・ハンドブック，中央法規出版，2008，p.74-75．

<この場面のコミュニケーション技術の評価>
　K氏の12の発言から安心して病室にいくことができるという目的は達成されたと評価できる。目的を達成することができたポイントは，K氏の6の発言について，場面の状況と近時記憶・見当識障害がある高齢者ということから，本人の言葉と言葉の背景にある気持ち（この場合は困っている）に焦点を当てることができた点である。本人なりの気持ちに納得がいく解決を図ることで安心し，BPSDの出現が防げて，BPSDに対応しなければならないという看護師の困難状況も回避できる可能性が高い。最初に示した会話の例が3回のやりとりであるのと比べると，12回と回数は増えているが，会話なので時間が大幅に増えるわけではないので，忙しくても可能な対応である。
　さらに，この場面をとおしてK氏が日常会話のルールを身につけており発揮できること，ていねいな言葉を使う方であることがアセスメントでき，今後のコミュニケーションに活用できることがわかった。また，記憶障害のあるK氏はこのコミュニケーション場面のエピソード自体は覚えていられないかもしれないが，本場面をとおして感じた安心感は，K氏のなかに残る。このようなコミュニケーションをとおして，K氏にとって看護師が安心できる存在になっていくことができると考えられる。病院の中で身近な人的環境である看護師が安心できる存在であるということは，不安と混乱を抱えている認知症の高齢者患者にとって有益なことである。

2）手術後の場面（図2-2）
　術後1日目，看護師が訪室するとK氏が点滴ルートを自己抜去していた場面（図2-2）である。本場面では，次のようなコミュニケーションがとられることが少なくない。

> 看護師：マツさん，抜いちゃったんですね。大切なお薬だから抜いたらだめですよ。

　この看護師の言葉は，中等度認知症による近時記憶障害・見当識障害があるK氏には適切でない。K氏は自分が手術後の患者であるという明確な認識はもてていないと考えられる。看護師の「あなたがやった，やってはだめ」という返答はK氏にとって思いがけないことであり，「自分がわからないことを自分のせいにされて注意された」というように伝わり，K氏を混乱させてしまうだろう。無理に押さえて点滴を開始しようとするということになれば，K氏は自分に対する攻撃への対処として手を振り払うなどの行動をするかもしれない。過度の緊張や混乱がせん妄発症の要因ともなる危険性もある。
　近時記憶障害・見当識障害のあるK氏の発言のもつ意味と，その背景にある気持ちに焦

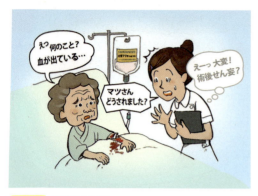

図2-2 手術後の場面

点を当てたコミュニケーションについて示す。

● 目　的：本人が混乱することなく，安全に点滴抜去後の処置が受けられる

言　動	留意点と根拠
1　看護師：（出血の状態などを判断し，緊急を要しないと判断できたら，まず深呼吸をする（➡❶）） （K氏と視線を合わせて（➡❷））北里さん，どうしましたか（➡❸）	● 安全を確保するために，緊急の処置が必要かどうかの判断は第一優先である ❶ 看護師自身の気持ちを落ち着けるためにこの時点での深呼吸は有効である❶。焦った気持ちのまま対応するとK氏に伝わり，不安を増長する要因にもなる。また，焦りや怒りなどの感情があると相手の気持ちを感じ取ることをじゃましてしまう ❷ 水平に目線を合わせることで「平等」を，正面から見ることで「正直・信頼」を，顔を近づけることで「やさしさ・親密さ」を示すメッセージとなると言われている❷ ❸ まずは，相手が感じている事実を確認することが重要である
2　K氏：えっ，何のこと，血が出てる…	● 中等度認知症のK氏は手術をしたというエピソードを明確に覚えていないと考えられ，2の応答は本人にとっての事実を言葉にしており，この時点ではせん妄とは判断できない。むしろ，質問には応答するという日常会話のルールにのっとり，本人らしい言葉でしっかり応答していると理解して次に進む
3　看護師：血が出ていて心配ですね（➡❹）	❹ K氏の言葉と気持ちに焦点を当て対応することが重要である。K氏は心配しているとは言っていないが，本人の気持ちも含めて言い換えを用いる。「言い換え」とは，相手が言った言葉を別の言葉に置き換えて返答することである。言い換えるためには，相手の言っている言葉を注意深く聴き，その言葉の意味を理解する必要がある。これができた言い換えは，相手にわかってもらえたという気持ちをもってもらえる❸
4　K氏：そうなの，どうしたのかしら	● 4の発語は，K氏が自分の気持ち（心配）をわかってもらえたということを示していると理解して次に進む
5　看護師：今すぐ手当するから大丈夫ですよ（やさしく上肢を下から支える（➡❺））（図2-3）	● 心配しているので，安心してもらえるような言葉かけが重要である ❺ 状況を理解できていないK氏にとって，腕をつかまれることは押さえつけられるというような否定的なメッセージとなり得る。下からやさしく支えることはやさしさを伝える❷

言　動	留意点と根拠
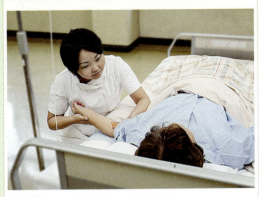 図2-3　やさしく上肢を下から支える	
6　K氏：お手数かけてすみません。よかったわ	●6の発言からK氏が安心してきたことがわかる。また，K氏は自分のための相手の行為に感謝を述べるという会話ができており，最初の段階より落ち着いてきていると考えられる
7　看護師：北里さんは昨日　膝の手術をしたんですよ（➡ 6） 　　（腕を支えて処置しながら）	●6でK氏自身が抱えている気持ちが解決し，混乱していない状況であることが確認できたこと，即時記憶が保持されているK氏はその場での言葉の理解は可能であるため，この段階で現状を説明し理解してもらうことは可能である
8　K氏：そうだったかしら，だからベッドで寝ていたのね	
9　看護師：そうなんですよ。だから，ここに注射…	●8のK氏の発言から，現段階では看護師の説明を理解したことがわかる

❶Feil N著，藤沢嘉勝監訳：バリデーション―痴呆症の人との超コミュニケーション法，筒井書房，2008，p.60-61.
❷本田美和子・Gineste Y・Marescotti R：ユマニチュード入門，医学書院，2014，p.42，64-73.
❸杉本なおみ：医療コミュニケーション・ハンドブック，中央法規出版，2008，p.80-87.

＜この場面のコミュニケーション技術の評価＞

　8のK氏の発言から状況を納得していると判断でき，安全で混乱なく点滴抜去の処置が受けられるという目的は達成したと評価できる。目的達成には，状況がわからず混乱が強まりそうなK氏が安心できるような視線の合わせ方，触れ方といった非言語的なコミュニケーション技術と近時記憶障害・見当識障害のあるK氏の発言とその背景にある気持ちに焦点を当て，気持ちの理解と解決のため，反復や言い換えという技法を用いた言語的コミュニケーションが有効であったといえよう。

　なお，記憶障害のあるK氏は今回の説明を覚えていられないと予測ができる。本人と上手に相談し（たとえば，後でもわかるように○○しておきましょうか），点滴チューブの見えやすいところに≪大事な注射です。ご自分で触らないでください≫などのメモ紙を貼っておくなど工夫する。また，できるだけ早く経口摂取に切り替えるなど医師と相談することが必要となる。

3）物盗られ妄想出現の場面

　K氏は術後経過もリハビリも順調に進み，自宅復帰を目指して介護老人保健施設へ退院することになった。退院2日前の昼食前，看護師が食堂へ誘導するため訪室すると，K氏

は下を向いてベッドに端座位になっていた。1)2)の場面で示したコミュニケーション技術を用いて対応してみよう。

● 目　的：本人が納得して混乱なく食堂へ行く

	言　動	留意点と根拠
1	**看護師**：マツさん（➡❶），お昼なので食堂に行きましょう（➡❷）	❶名前を呼んで話しかけることで，親しみやすさを感じてもらうことができる。女性の認知症高齢者の場合，結婚で姓が変わっていることが多いため，変わっていないファーストネームのほうがよい場合が多い。その方にはどう呼んだほうがよいか把握することが必要である ❷強制感がなく行動を起こしてもらう，また，誘導や依頼には拒否でなく同意が優先されるという日常会話のルール❶もあり，行動してもらうために誘導の言葉かけは有効である
2	**K氏**：あら，あなた，ないのよ，誰かに盗まれたのよ（視線が合わず，表情が暗い）	●誘導に対する応答は通常，同意するか拒否するかであるが，K氏はまったく別の応答をしており，つじつまが合わない。同時に，発話の仕方，表情から困っていることがわかる。したがって，2のように応答せざるを得ないK氏の言葉とその背景にある気持ちに焦点を当てる必要がある。この発言はBPSDの一つである物盗られ妄想であるかもしれない。その場合，BPSDの出現には身体的不調，することがなくほっておかれる生活，自分を脅かす過度の刺激，本人の行動特性が関連する❷という知識を念頭に置く必要があると考えられる
3	（ゆっくり深呼吸してから）（➡❸） **看護師**：何が（➡❹）ないんですか（➡❺）	❸予測している応答と異なることに動揺する看護師自身の気持ちを落ち着つけるために有効である ❹理由を問うことは認知症のある人を混乱させるので，K氏にとっての事実を問う❸ ❺何かなくて困っているというK氏の言葉と気持ちに焦点を当てて，困った気持ちにしている理由を表出してもらうため，単純反復という技法を用いる❹
4	**K氏**：ないの，○○（息子の名前）に買ってもらったシャツがないの	●4のK氏の息子に買ってもらったシャツという言葉に注目する必要がある。物盗られ妄想であるとすれば，介護老人保健施設への退院が近くなり，周囲が騒がしくなったことが過剰な刺激となり，本人を混乱させBPSDの出現につながっている可能性があると考えられる
5	**看護師**：○○さんに買ってもらったシャツですか（➡❻）	❻困っている気持ちを聞いていることを相手に伝えるために相手の言葉を繰り返す
6	**K氏**：そうなの，○○に買ってもらったものなの	●6のK氏のそうなのという発言によって，K氏が看護師に話を聴いてもらっているという気持ちになっていることがわかる。4と6で「○○に買ってもらった」が2度出てきていることに注目する。大切な息子，不安な気持ち（退院をめぐる話のなかで，話の内容は覚えていないが，ここから自宅とは違う場所へ行く，息子に見捨てられるというような感情が残っているのかもしれない）が，この訴えにつながっているのかもしれないと考えられる
7	**看護師**：それはお困りですね（➡❼）。一緒に探しましょうか（➡❽）	❼本人の気持ちに焦点を当てて言い換えを用いる ❽物をなくして困っている場合は，探すことが通常の対応である。一緒ということで安心感につなげ，押しつけにならないように「〜しましょうか」と相手の同意を得る発語を用いるとよい

	言　動	留意点と根拠
8	K氏：そうしてくださる。悪いわね	● 8で，一緒に探してくれる者への感謝を表出しており，即時記憶や社交する力を発揮している。K氏は相手への感謝をていねいに述べられる人であることは前述の1)2)の例でわかっている。本人らしい応答ができるようになってきており，本場面の最初の時点より混乱状態が落ち着いてきていると考えられる
9	看護師：○○さんが買ってくださった大切なものなんですね（➡❾） （床頭台や戸棚を一緒に探しながら）	❾息子のことを気にしているのかもしれないというアセスメントに基づき，息子に焦点を当てた言い換えを用いて確認する
10	K氏：そうなのよ，○○，今日来るかしら	● 10のK氏の発言より，息子のことを気にかけているということが確認できた（置き忘れの場合，ここでシャツが見つかる場合もあるが，この場面では見つからなかった）
11	看護師：○○さんがいらっしゃるか心配なんですね（➡❿）	❿K氏の気持ちに焦点を当てて解決のための手がかりを引き出すために，心配しているという気持ちも含めた言い換えを用いる
12	K氏：心配ってほどじゃないけどね，大人だし	● 12の発言より，K氏が心配している気持ちに自分なりに向き合って，解決を図ろうとしていることがわかる。母親としての発言であり，K氏は落ち着いていれば自分でこのような気持ちの解決ができる力をもっていると考えられる
13	看護師：お仕事があるからいらっしゃるとしても夕方ですよね（➡⓫）	⓫息子が来るかどうかは現時点ではわからない状況のなかで，本人の心配を解決するため，あいまいな表現を使うとよい❹
14	K氏：そうよね，仕事だものね	● ひとまず，息子が来るかどうかに対しては納得が得られていると考えられる
15	看護師：では，ちょうどお昼なのでお食事を召しあがってお待ちしましょうか（➡⓬）	⓬本人にとっての事実とそれに伴う気持ちが解決したことが確認できたため，直前の会話内容に引きつけて食堂への誘導をする。誘導には拒否より承諾が優先するという日常会話のルールを活用することが有効である❺
16	K氏：そうね，そうしましょう。ありがとう	● K氏は混乱・不安が解決した状態でなら，誘導に応じ，感謝の気持ちも表出できることがわかる

❶Levinson SC著，安井稔・奥田夏子訳：英語語用論，研究社出版，1990，p.415．
❷文部科学省，小山幸代・シェザード樽塚まち子・千葉京子・他編集協力：老年看護，教育出版，2014，p.185-186．
❸Feil N著，藤沢嘉勝監訳：バリデーション―痴呆症の人との超コミュニケーション法，筒井書房，2008，p.61-62．
❹杉本なおみ：医療コミュニケーション・ハンドブック，中央法規出版，2008，p.74-75．
❺小山幸代・片井美菜子・櫻井正子：認知症高齢者への生活行動援助場面でケア提供者が用いているコミュニケーションスキル～グループホームにおける入浴行動援助場面の分析，日本認知症ケア学会誌，11（1）：315，2012．

　　＜この場面のコミュニケーション技術の評価＞
　　上記14，16のK氏の発言から，納得して混乱なく食堂へ行けることが判断でき，目的は達成されたと評価できる。この結果をもたらしたポイントは，2のK氏の発言のアセスメントと本人の気持ちに焦点を当てた言い換えという技法を用いて，言動の背景にある本人なりの理由を引き出せたことにある。理由がわかれば，本人が納得できる解決に導くことができる。本人がこだわっている気持ちの解決が図られた後で，目的である食堂への移動を促したことにあると考えられる。

コミュニケーションプロセスをとおして,「シャツがない,誰かに盗まれた」というのは物盗られ妄想だったこと,要因は退院をめぐる周囲の状況が本人にとって過度の刺激となっており,不安な気持ち・混乱が生じ,それへの対処として引き起こされたBPSDであったことがわかる。この場面の物盗られ妄想には対応できたが,要因自体はなくなっていないので,BPSDの出現を防ぐためには,退院をめぐる動きが本人にとって過度の刺激とならないような対策と,大切にしている息子との絆を感じることができるような配慮が必要となる。

B 認知症の高齢者が保持している生活行動を引き出すコミュニケーション技術

認知症高齢者がその人らしく生活するための重要な要素の一つは,本人が長い人生のなかで身につけてきた生活行動を発揮して日常生活を過ごせることである。なぜならば,認知症になっても豊かに保持されている生活行動の細部にわたる技法や習慣にはその人らしさが反映されているからである。しかし,認知症高齢者は,認知症による中核症状があるため,本来保持されている生活行動を自ら実行できないという課題を抱えている。したがって,認知症高齢者が保持している生活行動を引き出す援助が重要となる。この援助は,中核症状へのアプローチが主であり,そのためのコミュニケーション技術が必要となる。

ここでは, A と同様にK氏の事例で,場面を設定して生活行動を引き出すコミュニケーション技術を示す。

K氏は,在宅復帰に向けて介護老人保健施設へ移りリハビリに取り組み,手すりや杖を使いながら歩行可能な状態になった。記憶障害や失認の程度はやや進んだが認知症の重症度(CDR 2)は入院時と変化ない状態を維持している。

図2-4にある左図の状態のK氏を,右図の状態になることを可能にしたコミュニケーション技術を示す。

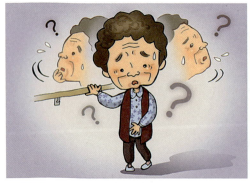 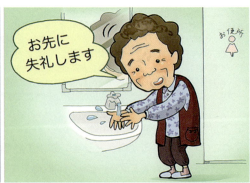

図2-4 生活行動を引き出す場面
文部科学省,小山幸代・シェザード樽塚まち子・千葉京子・他編集協力:老年看護,教育出版,2014, p.196. より引用

●目的：本人が保持している排泄行動や習慣を発揮して排泄できる

	言　動	留意点と根拠
1	看護師：（さりげなく左図のK氏に近づいて，K氏の目を見て，トイレのほうを手で示しながら，やさしい口調でゆっくり） マツさん，こちらへどうぞ（➡❶）	●左図のK氏の状態を膀胱充満の感覚が尿意とはっきり認識できない状態で，どこへ行っていいかわからず困っていると判断した ❶K氏の混乱が強くならないように配慮しながら，トイレへさりげなく誘導する言葉かけを用いることが有効である❶。また，トイレという言葉が伝わるか不明なので，方向を示す言葉を用いる
2	K氏：（看護師の顔を見て，看護師の手が示すほうを見てうなずき，歩き出す）	
3	看護師：（K氏の後ろからついて行ってトイレへ着いたのを確認して）はい。どうぞ（➡❷）（先にトイレに入って個室のドアを開ける）	●トイレの便座を見れば，それを便座と認知できる力は残っていると考えられる ❷誘導という言葉かけは拒否より同意が優先するため，行動を促すのに役立つ❷
4	K氏：ありがとう （個室に入ってドアを締める） （排尿を済ませ，水を流している） （個室から出てきて水道で手を洗う） （個室の外で見守っていた看護師を見て） お先に失礼します （流しの周囲に飛び散った水滴をペーパーで拭いている）	●「どうぞ」と勧めてくれた相手にお礼を述べており，対人関係上の常識的応答ができる力は保持されていることがわかる。また，便器が便座とわかれば，そこで排尿するという行為は身についている（手続き記憶は保持されている）。またK氏は排泄動作のADLに障害はないので，自然に排尿できたと考えられる。手を洗うまでがK氏が身につけているトイレでの排泄動作であり，飛び散った水滴を拭くこともK氏の習慣だったと考えられる（この動作自体がK氏らしさといえる）
5	看護師：はい。きれいにしていただいてありがとうございます（➡❸）	❸即時記憶や社交する力を発揮しているK氏に通常の社交的な応答をすることも，K氏を尊重するコミュニケーションとして重要である
6	K氏：どういたしまして	

❶小山幸代・片井美菜子・櫻井正子：認知症高齢者への生活行動援助場面でケア提供者が用いているコミュニケーションスキル〜グループホームにおける入浴行動援助場面の分析，日本認知症ケア学会誌，11（1）：315，2012.
❷Levinson SC著，安井稔・奥田夏子訳：英語語用論，研究社出版，1990，p.415.

<この場面のコミュニケーション技術の評価>

　下腹部の不快感はあるがどうしていいか，どこへ行っていいかわからず困っているK氏が，一人で排泄し，手洗い場面で本人らしい行動を発揮できていることから，目的は達成できたと評価できる。本結果をもたらしたポイントは，左図の状態のアセスメントと認知症高齢者もわれわれも身につけている日常会話のルールを意図的に活用した技法を用いたことにあるだろう。このようなコミュニケーション技術を用いることで，中核症状をもつ認知症高齢者がもっている生活行動する力を発揮できる援助が可能となる[8]。

文　献

1) 高岡幸一・宮川清司編：ことばは生きている，人文書院，1991，p.6-9.
2) 前田泰樹・水川喜文・岡田光弘編：エスノメソドロジー——人々の実践から学ぶ，新曜社，2007.
3) 小山幸代・木村勇介・深谷安子：高齢者との円滑なコミュニケーションの築き方，第4回　認知症高齢者とのコミュニケーション，通所けあ，3（4）：123-128，2005.
4) 小山幸代：認知症高齢者グループホームの成員が形成している集団の特性—エスノメソドロジー研究による相互作用の分析から，北里看護学誌，15（1）：11-24，2013.
5) 本田美和子・Gineste Y，Marescotti R：ユマニチュード入門，医学書院，2014.
6) Fukaya Y, Koyama S, Kimura Y et al：Education to promote verbal communication by caregivers in geriatric

care facilities, *Japan Journal of Nursing Science*, 6, 91-103, 2009.
7) Feil N著, 藤沢嘉勝監訳：バリデーション―痴呆症の人との超コミュニケーション法, 筒井書房, 2008.
8) 小山幸代・片井美菜子・櫻井正子：認知症高齢者への生活行動援助場面でケア提供者が用いているコミュニケーションスキル～グループホームにおける入浴行動援助場面の分析, 日本認知症ケア学会誌, 11（1）：315, 2012.
9) タクテイールケア普及を考える会編集：タクテイールケア入門, 日経BP企画, 2008.
10) 三村將・飯干紀代子編：認知症のコミュニケーション障害―その評価と支援, 医歯薬出版, 2013.

3 中核症状に対応するための看護技術

学習目標
- 認知症の中核症状について理解できる。
- 認知症の中核症状による具体的な症状がわかる。
- 認知症の中核症状に対応するための看護技術を習得する。

1 中核症状

認知症の中核症状には，脳の器質的障害から生じる記憶障害，見当識障害，実行機能障害，失語，失行，失認がある。

1）記憶障害

記憶の過程には，記銘（頭のなかに情報を取り込む），保持（取り込んだ情報を維持する），想起（情報を思い出す）の3つの過程がある。記憶障害とは，この記憶の過程にかかわる能力が障害されることである。たとえば，「昨夜の夕食のメニューが思い出せなかったが，後になって思い出せた」といった場合，保持はされているが，その場で想起できなかったということになる。

記憶は，保持時間によって以下の3つに分類される。
- 即時記憶：数秒から1分ぐらいの記憶で，使わなければすぐに忘れる。
- 近時記憶：数分から数時間，数日にわたる記憶。
- 遠隔記憶：数十年にわたる昔の出来事の記憶。

また記憶は，内容から以下のように分類される。
- 意味記憶：一般常識など知識として学習した記憶。たとえば，都道府県名，ことわざなど。また，「ペン」は字を書く道具であるという知識のこと。
- エピソード記憶：自分の身に起きた記憶，いつ，どこで，どんなことをしたかという個人的な記憶，「思い出」。
- 手続き記憶：自転車の乗り方，包丁の使い方，仕事の手順など身体で覚える記憶。

アルツハイマー型認知症では，初期にみられるのが近時記憶の障害であり，症状が進行しても比較的保持がよいとされているのが遠隔記憶である。発症初期からエピソード記憶が障害されるが，手続き記憶は症状が進行しても長い期間保たれる。そのため認知症がかなり進行しても，昔やっていた編み物は身体で覚えていて，器用にこなすことができたりする。レビー小体型認知症や前頭側頭型認知症の場合，初期には記憶障害は目立たない。

303

2）見当識障害

見当識障害は，自分を取り巻く環境や状況に関する認識の障害のことである。その障害は時間，場所，人に関するものに分けられ，認知症の経過に伴い，この順番に障害される。

- **時間の見当識障害**：今日が何月何日なのか，日付や曜日がわからなくなる。
- **場所の見当識障害**：自分がいる場所がどこなのかがわからなくなり，自宅を自宅と思わずに「帰らせてもらいます」と訴えるなど。
- **人の見当識障害**：目の前にいる人は誰なのかといったことがわからなくなり，息子を夫と誤認したり，以前からの知り合いに会っても誰かわからないなど。

3）実行機能障害

実行機能障害は，生活上の課題や問題を解決するときに，計画を立て，順序立てて実行していく能力が障害されることである。段取りができないため，料理が得意だった人が作れなくなったりする。料理を作る際に，材料を準備して調理を始めても，買ってきた材料を忘れたり，途中で手順がわからなくなるなどといった支障が生じる。また煮込んでいる間に，別の材料を下ごしらえするなど，いくつかの作業を同時進行で遂行することが困難になる。

4）失語，失行，失認

失語は，発声器官や聴覚は正常だが，言葉がすぐに出てこなくなり，言語を理解するのが困難になる状態のこと。また，具体的なものの名前が想起できずに，「あれ」「それ」といった代名詞を使った言い回しが増える。

失行は，運動機能は保たれているが，着衣などの一連動作ができなくなる状態で，衣服の上下左右と自分の位置関係に混乱が生じ，シャツのそでにどのように腕を通したらよいかわからなくなる。

失認は，視覚・聴覚などの感覚は正常だが，見えているもの，聴こえているもの，感じていることが何かを認知できない状態のこと。たとえば，石けんを見て食べ物と認識して食べてしまうという異食行動につながる。

2 認知症の中核症状による影響

認知症高齢者は，中核症状によって日常生活を送るうえで様々な困難が生じる。記憶障害は近時記憶から先に障害され，ついさっき聞いたことを忘れて同じことを何度も尋ねるといった症状がみられる（➡看護技術の実際A，p.308に詳述）。また，見当識障害は，時間の見当識から障害され，日付や曜日の感覚が薄れるようになる。症状が進行していくと場所や人物の見当識も徐々に障害されるようになるが，周囲の声かけなどのサポートがあれば習慣的な生活行動は自力で行えるため，できることは少しでも続けてもらうことが大切である。

実行機能障害や失行，失認，失語といった中核症状が目立つようになってくると，自発的に状況判断をしながら行動することが困難になる。たとえば，失行があると，排泄行動に必要な動作能力があるのに，ズボンを下ろして便座に座るといった一連の排泄行動を自

力で行うことができず,援助を要するようになる。しかし,部分的な動作は可能であることも多いため,すべてを援助するのではなく,困難を要する動作を見きわめたうえで必要な支援方法を検討する(➡看護技術の実際C,p.310に詳述)。

重度になると,脳の器質的障害が進行し,認知機能障害に加えて歩行が不安定になったり,嚥下障害が起こるなど身体機能の低下が著しくなる。外部からの刺激に対する反応が緩慢になり,発語も減り,意思疎通を図るのが困難となる。日常生活では,自力で身体を動かせなくなり,全般にわたって身の回りの介助を要するようになる。身体の苦痛を自ら訴えることも難しくなるため,早めに異変をキャッチし対処していく。徐々に進行していくと寝たきりの状態となり,痙攣発作や基礎疾患の増悪,呼吸器感染症をきたすことも多くなるため,身体状態の把握とともに安全の確保が重要になる。

3 中核症状に対する対応方法

1) リアリティオリエンテーションを活用した対応方法

リアリティオリエンテーション(reality orientation)とは,時間・場所・対人認知などの見当識を中心とした現実感覚を強化・訓練する手法である。認知症になると,中核症状の一つである見当識障害によって,自分が今置かれている状況についての認識が障害され,今が何月何日で,今いる場所がどこであるのか,などがわからなくなるといった症状が出現する。リアリティオリエンテーションでは,こうした見当識障害がある認知症高齢者に対して,年齢など個人的な事柄についての問いかけを行ったり,日時や季節,場所などについての質問を繰り返したり,季節の風物や行事について話をしてもらうなどして,その人が今現在のことに気づき,意識を向けることができるように現実見当識の強化を行う。

リアリティオリエンテーションには,定型リアリティオリエンテーション(クラスルームリアリティオリエンテーション)と非定型リアリティオリエンテーション(24時間リアリティオリエンテーション)という2つの方法がある。

(1) 定型リアリティオリエンテーション

定型リアリティオリエンテーションは,クラスルームリアリティオリエンテーションともよばれ,病院や施設で行う機会が多い。数人の認知症高齢者がグループになり,スタッフの司会進行によって,現実認識を強化するプログラムに取り組む方法である。たとえば,基本的な現在状況(日時や場所,時間,名前)の情報を提供して確認するほかに,季節や季節行事などの話題を取り上げる。

実施する頻度やプログラム内容は,認知症の症状の程度によって変える。比較的重度の認知症の場合には,30分程度の短時間で毎日〜週3日程度の頻度で行い,軽度であれば,週1回1時間程度ということもある。実施の際のポイントとしては,いかに自然なやりとりのなかで参加者の興味・関心を引きつけ,働きかけができるかが重要となる。あまり露骨に何度も日時の情報を聞いたり質問することは,参加者の自尊心を傷つけ,意欲をそぐことにもつながるため,注意して行う。

(2) 非定型リアリティオリエンテーション

非定型リアリティオリエンテーションは,24時間リアリティオリエンテーションともよば

れ，時間や場所，季節などの現実認識が意識できるように，日常生活のあらゆるコミュニケーションのなかで繰り返し伝えていく方法である。たとえば，身の回りに時計や季節感のあるカレンダーを飾って，意図的に「暑くなりましたね。夜が明けるのが早くなりました」「庭の桜がきれいですよ。お花見したくなりますね」と声をかけたり，「今日は〇日ですね」「ここは〇〇ですよ」と日時や場所がわかるように伝えていく。また，食事場面では，季節を感じる献立や材料があれば話題に取り上げて会話をすることも一つの方法である。たとえば，「今日のデザートは桃ですね。そんな季節になったのですね」「サンマのおいしい季節になりました」といった五感に触れる会話を取り入れる。

　実施の際のポイントは，認知症高齢者の誤った認識に対して「間違っている」「おかしい」といった対応をしてしまうと，失敗した，否定されたと感じ，かえって不安や混乱を起こす原因になることもあるので注意する。そのため，かかわる看護師が一貫性のある対応をとり，必ずしも正しい現実見当識を認識させることにこだわらない姿勢も必要である。認知症の症状が進行し，たとえ見当識が失われたとしても，それに対して正しい見当識を教えることに重点を置きすぎるのではなく，その時々の感覚を共有し，対人的な交流を保てることのほうが大切である場合も少なくない。

2）回想法を活用した対応方法

　回想法とは，高齢者がこれまでの人生を振り返ることを受容的，共感的に傾聴することで，自分の人生の意味や価値を再認識し，肯定的に受容することを助ける方法である。回想法によって，情動の安定，意欲の向上，発語の増加，対人交流の促進などの効果が期待されており，認知症の有無にかかわらず広く高齢者に活用できる。

　認知症の軽度から中等度の段階では，遠隔記憶は比較的保持されているため，本人の残された力を生かして，流暢に話せなくても他者の回想を理解して場を共に過ごすことができれば，実施可能である。昔のことを思い起こし，それがどんな体験であったのかを振り返り，語ることは，過去の未解決な問題と向き合う機会となり，これまでの人生の出来事に折り合いをつけることで，エリクソン（Erikson EH）の発達段階のなかの老年期の発達課題である「統合」を促すことにつながると考えられる。ただし，過去を聞くための過去にならないよう，「過去」を聞くと同時に，「現在」の思いにも十分に関心を向ける[2]ことが重要である。

　回想法実施の事前準備として，本人の好む話題や話しにくい話題など生活歴を含めた個々の情報を本人・家族から収集したり，日常生活の様子から把握しておく。回想法の方法には，1対1で行う個人回想法と小グループで実施するグループ回想法がある。回想を促すテーマとしては，幼少期，青年期，壮年期などの成長・発達段階におけるテーマ，正月やお盆などの季節行事，昔していた仕事について，お菓子（綿菓子，ポン菓子）やおもちゃ（お手玉，ビー玉），生活用品（固形石けん，下駄），流行歌など様々なものがある。実施の際は，テーマに合わせて五感に働きかける道具を用いると具体的な回想につながりやすい。

3）本人の感情に焦点をあてたコミュニケーションによる対応

　記憶障害や見当識障害が出現すると，状況把握が困難となって同じことを繰り返し尋ね

るなど，その場に適した言動をとることが困難になる。認知症の高齢者本人の状況に合わせたコミュニケーションと対応は，看護技術の実際ⒶⒷ，p.308，第Ⅴ章2の看護技術の実際（p.292）に詳述した。

4）生活行動への影響に対応した看護援助

認知症高齢者は，認知症の進行に伴って中核症状が出現し，それまで自立していた生活行動が様々な形で障害されるようになる。そのため，認知症高齢者が生活行動を遂行するうえで影響している中核症状を的確にアセスメントし，看護援助していくことが重要となる。ここでは，日常の生活行動のなかから食事，排泄，入浴に焦点をあてて述べる。

（1）食事の看護援助

人は食事を前にしたとき，視覚や嗅覚などからの感覚刺激によって食欲がわき摂食行動をとるが，失認があると食べ物を食べる対象物と認識できないため，自ら摂食行動を開始することが困難になる。周囲の人の摂食行動を模倣できるような環境調整やはじめの一口を摂食できるよう援助する。また，摂食行動に関する動作の障害はないが，食べ方がわからないといった失行がみられる場合には，実際に箸を手に持つ援助を行い，摂食動作を助ける。また，認知症高齢者は，味覚低下，嚥下障害や食事姿勢の保持困難など認知症に関わらない加齢による食事への影響も抱えている場合が少ない。しかし，自ら症状や困難状況を訴えることが難しいため，第Ⅱ章1節（p.18）を参照して的確なアセスメントに基づく援助が不可欠である。

（2）排泄の看護援助

認知症による中核症状によって便や尿の貯留による腹部膨満感などがあっても，それを便意や尿意と認知できない（失認）場合には，生理的に排泄が必要な状態のときに排泄行動を遂行することが困難になる。したがって，何となくそわそわして落ち着かない様子やお腹に触れる様子など，認知症高齢者の動作，態度，表情から便意や尿意のサインをキャッチすることが重要である。これらのアセスメントによって適時に排泄行動ができるよう援助することで，排泄の失敗による自尊心の低下も防ぐことができる。場所の見当識障害によってトイレの場所がわからない場合には，トイレと認識しやすい目印の工夫や，トイレまで誘導するといった対応を行う。失行により排泄動作が困難になる場合には，排泄動作のできる動作と困難な動作を把握することで，できる部分は自分で行ってもらい，困難な動作は看護師が模倣により誘導することで援助する（第Ⅴ章2の看護技術の実際Ⓑ，p.300に詳述）。

（3）入浴の看護援助

認知症高齢者の入浴を援助する際，中核症状の影響によって入浴を拒否する場合が多くみられる。近時記憶障害によって「昨日入りました」と拒否することもあれば，「お風呂に入りましょう」と説明しても意味記憶障害によって「風呂」を認識できずに拒否することもある。こういった場合は，お風呂という表現を使用せずに誘導して，実際に，浴室内の浴槽を見せることで，納得して入浴動作に移ることができる場合もある。また，入浴動作には，衣服の着脱や浴槽への入り方，からだや髪を洗う順番といった複雑な動作が組み込まれている。中核症状による失行によって，脱衣動作が困難になり，抵抗がみられる場合も

ある。無理に脱がされていると感じることで、さらなる拒否や抵抗につながるため、本人のペースを優先し、急かさず、慌てさせないよう意識しながら動作の一部を介助することが大切である（➡看護技術の実際Ⓒ, p.310に詳述）。

看護技術の実際

ここでは、事例の場面を設定して、中核症状に対応するための看護技術を述べる。
事例は、第Ⅴ章2のK氏である（p.292参照）。

A 記憶障害（近時記憶障害）がある認知症の高齢者への対応

- ●目　的：記憶障害からくる混乱や不安感を軽減する
- ●適　応：記憶障害から混乱や不安感が生じている認知症高齢者

＜K氏がデイサービスに行ったときの場面＞

	言　動	留意点と根拠
1	**K氏**：（不安そうな表情できょろきょろと周りを見渡している） **スタッフ**：（前方にいるK氏に気づき（図3-1 a）、いったんK氏を通り越してから、ゆっくりとK氏の前方から近づいて（図3-1 b）、やさしく声をかける）どうされましたか？（図3-1 c）（➡❶） **K氏**：恐れ入りますが、お迎えのバスは何時に来ますか？（➡❷）	❶不安な気持ちが生じても、言語化して自発的に質問することが困難な場合もある。表情やしぐさから何らかのニーズがあることを予測して声をかける。このとき、ユマニチュードの技法❶を用いて、K氏の背後から声をかけるのではなく、いったん通り越して正面からゆっくりと近づき、K氏の視野に入ってからやさしく視線の高さを合わせて対応する ❷スタッフによる安心する声かけによって、元来のK氏らしさであるていねいな言葉遣いで応答している
	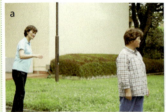 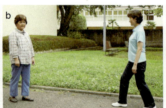 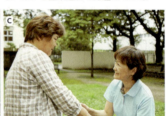 **図3-1** ユマニチュードの技法を用いた声かけ	
2	**スタッフ**：今日は夕方4時のバスでお送りしますよ	●中等度認知症による記憶障害が生じていても、K氏は、日常会話の応答は可能であるため（第Ⅴ章2, p.293）、スタッフはK氏が安心して応答できるような応対を行う
3	**K氏**：そうですか、わかりました。よろしくお願いします	

	言動	留意点と根拠
4	K氏：（およそ5分後）すみません。ちょっとよろしいでしょうか。お迎えのバスは何時に来ますか？（→❸）	❸近時記憶障害のため，記憶の過程のうち「記銘」が障害され，5分前に説明されたことを記憶できていない
5	**スタッフ**：今日は夕方4時のバスでお送りしますよ（→❹）	❹先ほどと同様に対応し，記憶障害に対する対応の工夫を検討する必要があるとアセスメントする
6	K氏：そうですか，わかりました。よろしくお願いします	●4，6の反応からK氏は5分程度の記憶保持能力であることがわかるため，対応の工夫を要する
7	対応の検討	●他職種を含めてスタッフ間で対応を検討する 対応方法の一例 ・時計の見える位置に座ってもらう ・メッセージを書いたボードに「本日のK様のお迎えのバスは○時○分に出発しますので，時間になったらお声かけします」と記入し，机の上に設置する（図3-2） 図3-2 メッセージボード ●対応の実施後には，K氏の変化をもとに対応方法の評価を行う。混乱や不安が軽減されて，落ち着いて過ごせるようになれば対応を継続し，改善がみられなければ，その原因を探りながら他の対応を検討する

❶本田美和子・ジネスト，Y・マレスコッティ，R：ユマニチュード入門，医学書院，2014.

B 実行機能障害がある認知症の高齢者への対応

- 目　　的：実行機能障害があっても強み（手続き記憶）を生かせる場を提供する
- 適　　応：実行機能障害があるが意思疎通が可能

＜K氏と料理を行う場面＞

	言動	留意点と根拠
1	**看護師**：お母さん（K氏），お昼ごはんの準備，一緒にお願いできますか（→❶）	●長年，主婦として家事全般を行ってきたK氏にとって，台所に立つということは，K氏らしさを発揮できる場である ❶「お母さん」という呼びかけは，K氏にとって名前よりもなじみのある表現であるというアセスメントに基づき，親しみを込めて意図的に使っている
2	K氏：私には難しいわ	●実行機能障害があるため，料理をすることに後ろ向きな反応であると考えられる

	言　動	留意点と根拠
3	看護師：皆，お母さんの味付けが好きなんですよ。できるところだけお手伝いしてくれますか（→❷）	❷負担感を増強させない表現で，具体的に依頼することで，意欲を引き出すねらいがある
4	K氏：それなら少しだけやってみようかしら	
5	看護師：ありがとう。助かります（→❸）	❸K氏の同意に対して，ていねいに感謝の気持ちを伝える
6	声かけをしながら一緒に料理をする	●一連の手順を踏んで料理を作るのは困難であるが，野菜を切る，みそ汁の味付けをする，盛り付けをするなどの一部を具体的に依頼することで実施できる作業を見つけていく。包丁使いなどは，手続き記憶として失われにくい
7	看護師：お母さんのおかげで，あっという間に準備ができました。ありがとうございます（→❹）	❹手伝ってもらったことに感謝の気持ちを伝える ●保持されている力を発揮できる場を提供することで，役割をもってもらうことができ，その人らしく生活することにつながる

C 失行（着衣失行）がある認知症の高齢者への対応

- 目　的：中核症状である失行があっても自力を生かした生活行動を促す援助を行う
- 適　応：中核症状があるが言語的意思疎通が可能な認知症高齢者

＜K氏の入浴行動（脱衣動作）を促す場面＞

	言　動	留意点と根拠
1	スタッフ：ここに座りましょう（→❶）（椅子の高さにしゃがみ，K氏の着ているカーディガンの1つ目のボタンをはずす）（→❷）。マツさん，お願いします	❶脱衣の際は，脱衣所の椅子に座ってもらい，安全を確保したうえで動作を促す ●失行は，運動機能は保たれているが，脱着などの一連動作ができなくなる状態で，衣服の上下左右と自分の位置関係に混乱が生じ，どのように衣服を脱着すればよいかわからなくなる。脱着の困難が生じる失行は着衣失行という ❷最初の脱衣動作は，動作を示しながら声かけを行うとよい
2	K氏：（ボタンを見て，触れる）ボタンをね，ちょんと切ってね，こうね，やろうと思ったんだけども…（動作が続かない）（→❸）	❸ボタンを触っているものの，はずし方がわからなくなり，脱衣が困難となっている
3	スタッフ：（K氏を少しの間観察して）そうね，はずしましょう（ボタンをはずす動作をする）（→❹）	❹観察し，ボタンをはずす動作がわからないことを予測し，改めて，K氏にボタンをはずす動作を示す
4	K氏：（ボタンをはずし，カーディガンを脱ぐ。肌着を脱ぐ。脱いだ肌着を両手で持ってひっぱる）（→❺）	❺ボタンをはずせたが，次の動作に困難を生じている ●不自然に流れを止めてしまうと混乱が生じ，動作の障害が出ることもある
5	スタッフ：（しばらくK氏の様子を観察し）マツさん，そうか，表にしたいのね（裏返しになっている肌着を表にする最初の動作をする）（→❻）	❻すぐに動作を手伝うのではなく，K氏が何をしようとしているのかを観察する。すると，裏返しになっている脱いだ肌着を表にしようとしていることが予測される❶
6	K氏：裏返しになっている肌着を表にして，折り畳む（→❼）	❼服を折り畳む動作は手続き記憶として残されている能力であると考える

言　動	留意点と根拠
7　**スタッフ**：きれいに畳んでくれてありがとうございます（➡ ❽)	❽手伝ってもらったことに感謝の気持ちを伝える

❶小山幸代・片井美菜子・櫻井正子：認知症高齢者への生活行動援助場面でケア提供者が用いているコミュニケーションスキル―グループホームにおける入浴行動援助場面の分析，日本認知症ケア学会誌，11（1）：315，2012.

文　献

1) 亀井智子編：根拠と事故防止からみた老年看護技術，医学書院，2012.
2) 黒川由紀子：痴呆性疾患に対する心理療法―その可能性と限界，老年精神医学雑誌，15（5）：483-488，2004.
3) 水谷信子・水野敏子・高山成子・他編：最新老年看護学，改訂版，日本看護協会出版会，2011.
4) 中島健二・天野直二・下濱俊・他編：認知症ハンドブック，医学書院，2013.
5) 中島紀恵子・責任編集：新版 認知症の人々の看護，医歯薬出版，2013.
6) 日本神経学会監：認知症疾患治療ガイドライン2010，医学書院，2010.
7) 太田喜久子編著：老年看護学―高齢者の健康生活を支える看護，医歯薬出版，2012.
8) 真田弘美・正木治恵編：老年看護学技術―最後までその人らしく生きることを支援する〈看護学テキストシリーズNiCE〉，南江堂，2011.
9) 清水裕子編著：コミュニケーションからはじまる認知症ケアブック―ケアの9原則と66のシーン，第2版，学研メディカル秀潤社，2013.

4 行動・心理症状の予防と対応のための看護技術

学習目標
- 行動・心理症状の発症の要因について理解する。
- 行動・心理症状発症予防と対応の方法を理解する。
- 行動・心理症状の発症予防と対応のための看護技術を習得する。

1 行動・心理症状

　行動・心理症状（behavioral psychological symptoms of dementia：BPSD）とは，中核症状に加えて本人を脅かす生活環境や身体的不調・ストレスや焦燥感といった心理状況などが引き金となって生じる認知症の二次的な症状であり，認知症であれば誰にでも出現する症状ではない。行動症状としては，徘徊（あてもなく動き回る），攻撃的行動（大声・暴力など），不潔行為，収集行為（例：使ったティッシュペーパーを捨てずに棚にしまい込む）などがある。心理症状には，幻覚（例：家の中に知らない人がいるとおびえる），妄想（例：嫁が財布を盗んだ），無気力，抑うつ，不安・焦燥などがある。日本では周辺症状とよばれていたこともあるが，国際老年精神医学会において，1996年に「BPSD」という用語が定義された[1]。BPSDはケアを困難にさせることが多いことから，かつては「問題行動」とよばれることがあった。問題行動というとらえ方は，ケアを提供する側が問題と感じていることで認知症高齢者の立場に立った考え方ではないと使用されなくなった経緯もある。

　アルツハイマー型認知症では，中核症状の進行に伴い，様々なBPSDが出現する。無気力は早期から，攻撃的行動などは中等度期に誘発されやすい[1]。

2 BPSD発症の要因と予防

　BPSDの発症には，原因疾患による神経生理学的要因（認知症の種類・進行度・中核症状，生体リズムの変調など）に加えて，身体的要因（疾患，脱水，栄養障害，身体的苦痛，内服している薬の副作用など），心理・社会的環境要因（病前の性格や行動特性，個々の信念，過度の不安や混乱，自信の喪失，達成感のない生活，家族関係，人間関係など），物理的環境要因（不適切な環境刺激，環境の変化など）が関連する（図4-1）。

　認知症高齢者は，認知症になる前まで自律して生活を営んできた大人である。また，中核症状によって失われている力もあるが，失われていない力もある。それゆえに，認知症高齢者は，BPSDの発症要因に挙げた内外の刺激に自分なりに何とか対処しようとする。しかし，中核症状があり周囲の状況を理解しているなかでの対処でないために，周囲からみ

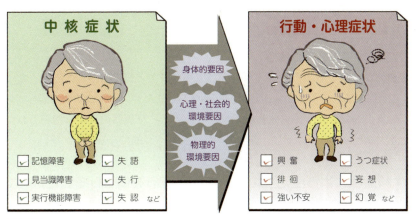

図4-1 BPSDとその発症要因

ると適切でない行動や心理状態ということになってしまう。BPSD出現は本人や家族介護者のQOLを低下させることにつながるため，発症予防が重要である。BPSDの発症予防の看護のポイントは以下のとおりである。

1) 心理症状の要因を低減し，安心感につながる支援をする

認知症であるがゆえに下記のような気持ちを抱いていること，それらを自ら訴えることはできないということを理解する。まずは，本人が「ここにいてもよい」「安心できる」と感じてもらえるようなかかわりをするのが基本である。また，安心感は一定に持続するわけではないため，常にその人の言動に留意し，本人の気持ちの変化に気づいて対応する。

(1) 不安感・焦燥感

知らない場所で知っている人がいないとき不安になる。また，自分がどうしたらいいか，どこに行けばいいかわからないときも不安になるだろう。探し物をしているときになかなか見つけられず何度も同じ場所を探すことがある。そのときに焦燥感や怒りの感情を抱くことがある。

(2) 不快感・被害感

認知症高齢者は，日常的に思い出したいのに思い出せないなどの体験をしており，慢性的に不快を感じていることが多い。それゆえに，記憶障害により自分がしまった場所を忘れてしまい探し物が見つからないとき，誰かに盗まれたのではという感覚に陥ることがある。被害妄想は一番身近にいてかかわってくれる人に抱きやすい。回数が重なってくると「絶対あの人が盗んだ」という本人にとっての確信に変わる。このような「物盗られ妄想」は，介護負担を大きくさせる症状の一つである。

(3) 混　　乱

少し前にあったことを忘れて失敗が増えたり，見当識障害で場所がわからなくなり混乱することがある。時間や人物に関する見当識障害があると混乱につながる。

(4) 感情の変わりやすさ

記憶障害や見当識障害，判断力の障害などによって，自分のなかに多くの問題や課題を抱えている。このことがストレスの抵抗力を低下させ，ちょっとしたことで腹立たしく感じ

たりするようになる。認知症という障害がストレスを増強させたことで起こっている症状であると理解する。

(5) 自発性の低下とうつ状態

発症初期に仕事や家事など様々な場面で，これまでと同じようにできなくなったことに気づくことがある。このような体験が積み重なるとしだいに抑うつ状態に陥っていくことがある。症状の進行に伴って失敗体験が増え，そのことを周囲の人から指摘されたり，叱責されたりすると自尊心が低下し，自発性の低下，抑うつ的になることが多い。

2）中核症状による生活上の困難を，自尊心を傷つけることなく支援する

認知症になっても自尊心は失われない。本人は自尊心が傷つけられた状況の理解や有効な対処が自らできないため，結果としてBPSDが生じてしまうことがある。したがって，中核症状により支障をきたしている生活行動への援助（第Ⅴ章3，p.303参照）の際には，自尊心を傷つけないようにすることが必要である。

その人となりを知ることは，その人の人格を知ることにもつながる。その人の人格を理解し尊重してかかわることを可能にする。ただし，認知症高齢者にとっての過去の出来事に伴うイメージや感情は，一様でないことを理解しておく。

3）もっている力を発揮し，満足できる生活ができるよう支援する

安心できる生活をベースとして，自分の生活習慣や価値感を大切にした行動ができること，自分にできることをして他者に感謝されることなど，満足感や達成感を感じられることも一人の人間として生きていくうえでは重要である。認知症があると，自らこれらの生活を継続することが困難になる。役割のある生活ができるようになり，BPSDが消失した事例を以下に紹介する。

> **事例：役割ができて行動・心理症状がなくなった例**
>
> Tさん，76歳女性。中等度認知症（原因疾患は不明）。
> トイレで便を流せず，自室に持ち帰り便をタンスに隠す，窓から捨てるなどがみられた。スタッフはTさんの生活歴から，昔のトイレは暗くてきれいではなかったが，今のトイレは白くてきれいなので汚してはいけないと思っているのではないかと考え，便器を黒く塗ってみたが解決しなかった。また，排便のタイミングをつかんで排泄後さりげなく流すという方法をとったが，成功したりしなかったりであった。
> そんなとき，男性が入居してきた。Tさんは，その男性入居者の世話をしはじめた。Tさんの夫は10年前に他界している。男性入居者もTさんに世話をしてもらってうれしそうであった。しばらくして，Tさんの便を隠すという行為は全くみられなくなった。

文部科学省，小山幸代・シェザード樽塚まち子・千葉京子・他編集協力：老年看護，教育出版，2014, p.198.より引用

前述したようなアセスメントと援助により，もっている力を発揮し満足感が得られることで，1）で示した心理症状の解消に役立ち，BPSDの発症予防にもつながる。

3 BPSD発症時の対応

1）BPSDの種類や程度をアセスメントする

いつから，どんなBPSDが発症したのか，どのような経過をたどっているのか，発症前や発症時の状況はどのようなものか，BPSDによる健康状態や生活面への影響はどのようなものかをアセスメントする。

BPSDの評価尺度としては，Behavioral Pathology in Alzheimer's Disease（BEHAVE-AD）[3]やNeuropsychiatric Inventory（NPI）[3]があるため，必要時活用するとよい。

2）適切な薬物療法が受けられるように支援する

BPSDの多くは，発症要因に対するケアで予防や対応ができるが，時として薬物療法の助けを借りることもある。薬物療法に，抗精神病薬，抗不安薬，睡眠導入剤を使用する場合は，意識障害，歩行障害，転倒，認知機能障害の悪化などの副作用に注意する。基本的には，まず発症要因に対するケアで対応し，それらの対応でも難しい場合にのみ薬物療法を検討する。鎮静作用，催眠作用のある薬剤を服用することにより，身体機能の低下を招いてしまう危険がある。

3）BPSD出現時の対応

BPSDは，内外の刺激に対する本人なりの対処行動であるという理解ができることは前述した。まずは，出現しているBPSDによる本人ならびに周囲への危険を防止する。その対応の際には，本人の自尊心を傷つけないように，本人が安心できるような対応が重要である。出現している言動には，必ず本人にとっての何らかの意味があり，本人からのメッセージとして受け止めて対応する。

たとえば，徘徊の場合，新しい生活環境に慣れず自分の居場所がなく不安になり，自分が安心できるかつて住んでいた場所に帰ろうと自分なりに行動しようとした。しかし，記憶障害や見当識障害があるため状況がわからず，うろうろと歩き回ることになってしまう。一目散にどこかへ向かって歩いているときは，まずは転倒などの危険がないか素早く観察し，危険がなければ，本人の正面から視線に入り，「○○さん，どちらに行かれるのですか」と声をかけてみよう。その答えとして「○○へ」が表出してもらえたならば，その内容に応じてそこへ行かなくても大丈夫と納得してもらえるよう働きかけることができる。対応が遅れ徘徊が続くと，自分が何のために歩いているのか自分でもわからなくなり，混乱してしまうということが予測される。このような状況の本人の立場に立てば，まずは，安心感を与える態度と言葉かけで，「○○さん，何かお困りですか」と声をかけることから始めるとよい。本人なりの理由を引き出せれば，対応は見つかる。

看護技術の実際

A BPSD発症予防のための入院時の対応

- 目　的：入院当日のかかわりで，BPSDを誘発する要因をできる限り除去し予防する計画立案のためにアセスメントする
- 適　応：入院時のアルツハイマー型認知症で中等度の時期にある認知症高齢者。事例はK氏（第Ⅴ章2，p.292参照）

	方　法	留意点と根拠
1	**入院までの準備** できるだけ看護師が観察しやすく，トイレが近く，K氏が安心できる病室を確保する（→❶）	❶アルツハイマー型認知症で中等度の時期はBPSDが出やすい時期である。自分の訴えをうまく伝えられないため，観察しやすい場所の確保は，ニードを満たすケアにつながり，BPSDを引き起こす誘因や背景をアセスメントしやすい。その人が保持している生活行動能力を引き出す計画立案が，予防につながる
2	**入院時の対応** 1）最初の挨拶で，不安の緩和に努める（→❷） 2）病室に案内する	●入院時のコミュニケーションについては，第Ⅴ章2の看護技術の実際A-1）に準じる（p.293参照） ❷入院時は不安や緊張が予測されるため，安心感につながるかかわりがBPSDの要因の低減につながる
3	**オリエンテーション** 1）オリエンテーションをする前に，病院に来院したことへのねぎらいの言葉をかけ，日常会話をしながら緊張をほぐし，リラックスしてもらう（→❸） 2）入院の目的を確認し，K氏がどうなりたいかを確認する。その願いをかなえるために，お手伝いをさせていただく看護師の役割を伝える 3）オリエンテーションを始めてよいかK氏と付添い者に確認する 4）排泄の有無を確認し，尿意があれば先に誘導する 5）病室内のオリエンテーションを実施する 6）K氏の生活行動を確認しながら，ナースコール，床頭台，ロッカー，テレビのリモコンなどを，ゆっくり実際に触ってもらいながら説明する 7）ナースコールは，実際に押して看護師が返答するところまで確認し，K氏にも押してもらう 8）貴重品の取り扱いの説明（基本は持ち帰ってもらう）。持ち帰ってもらったことを忘れる場合は，家族にメモを書いて見えるところに貼ってもらう 9）財布の中身は，できるだけ小銭にしてもらい，管理を確認する 10）普段使用する眼鏡，入れ歯，補聴器などの管理を確認し，確認表を作成する 11）病室の場所を確認（目印が必要か相談する）する 12）トイレの場所を説明し，トイレ内動作も一つひとつ説明し，理解しているかを確認する	❸入院当日で関係性ができていないため，リラックスした状態で会話を聞くことで，話に集中できる ●眼鏡や，補聴器を使用している場合は，理解しやすいように装着してもらう ●オリエンテーションは病室が静かなときに実施する ●ゆっくりやさしく，ていねいな言葉づかいをする。看護師が自分のメッセージを伝えやすくするためには，視線を合わせて話しかけることが重要である ●中等度認知症があると1回に複数のメッセージの理解は困難な場合が多いので，1つのメッセージのみとする（看護師の言動も同様） ●K氏の疲労度や理解度に合わせて，少しずつ説明してもよい ●一度に理解できないため，生活の場面で何度も繰り返し説明する ●書面での表示が必要な場合は作成する。そのときは，K氏が読める字の大きさにしたり，理解できる内容にする ●交代勤務の看護師もわかるように，貴重品の取り扱いや，財布，普段使用する物品の情報は残しておく。置き場所がわからなくなったときに発見しやすい ●K氏の目線で，病室やトイレの場所がわかるか，観察する

	方法	留意点と根拠
4	情報収集（→❹❺） 1）K氏から以下の情報を得る ・変形性膝関節症の症状やその他の既往歴や身体機能 ・中核症状 ・在宅でのBPSD ・日常生活行動 ・在宅で日常生活に支障をきたしていること ・K氏ができないことをどのように支援していたか ・日課や習慣にしていたこと ・よく見ていたテレビ番組 ・痛みのコントロール方法 2）不足している情報を付添い者から聴取する。K氏の自尊心を低下させるような内容の不足情報は，K氏のいない場所で確認する	❹慣れない入院生活で保持された能力が低下するため，普段の能力を把握することが必要である ❺アルツハイマー型認知症で中等度の時期は，介助なしで適切な洋服を選んで着ることができなかったり，入浴をするときに説得が必要なことがあったり，感情障害や多動，睡眠障害による不適応が起こることがあるため，情報収集をする ●第Ⅴ章1を参考にする ●必要な情報の項目別記載用紙があると情報収集しやすい。可能であれば，外来で渡して入院時に書いて持ってきてもらうと具体的な質問を行いやすい ●入院時の付添い者が普段のK氏の生活を知らない場合は，身近でよく知る人にも情報収集する
5	情報の分析 1）K氏とのかかわりや付添い者の情報から，中核症状，コミュニケーション障害を分析する。身体機能や環境要因を統合して，入院生活で支障をきたす日常生活行動やBPSDを分析する 2）身体機能から手術の侵襲を分析する 3）バイタルサイン，痛みの程度，血液データ，内服薬，心理的ストレス，環境からせん妄のリスクを分析する（→❻） 4）これまでの生活習慣と入院生活の違いを分析する 5）入院生活をできるだけ在宅での生活に近づけるために何ができるか分析する	❻これらをアセスメントすることによって，BPSD発症の要因が特定でき，現段階でのBPSD要因の低減のための支援が実行できる。入院初期にこれらを実行できることは，本人に安心感をもってもらうために重要である ●せん妄を発症するリスクが高いため，せん妄のアセスメントツールで評価するとよい。負担をかけない観察式スケール（DSTなど：第Ⅳ章5，p.251参照）の実施が，入院後のアセスメントに役立つ

B BPSD（興奮）出現時の対応

- 目　　的：BPSD（興奮）による危険を防止し，発症要因をアセスメントし症状を改善する
- 適　　応：入院時のアルツハイマー型認知症で中等度の時期にある認知症高齢者
- 事例紹介：前ページの事例K氏は夜間帯ナースコールを押せないことがあるため離床センサーを使用していた。4時頃覚醒し離床センサーが鳴るため訪室すると，ベッドに腰かけ，怒りの表情で一点を見つめ肩呼吸をしていた

	方法	留意点と根拠
1	K氏の目線でやさしく， 「どこがつらいのですか」と尋ねる	●感情に焦点を当てて，言い換え（p.296参照）を用いて言葉をかける
2	K氏からの返答がないため，状態を予測し言葉をかけるトイレか尋ねるとうなずく。トイレ誘導する	●前回の排泄の時間から考えて，排泄を予測する
3	うなずいたため，トイレに誘導し，本人の自尊心を傷つけないように，ていねいに排泄介助する（→❶）	❶本人の状態から，興奮している状態であることが判断できるため，興奮を助長する対応は厳禁である。急いでいたとしても，ここで興奮を助長すると対応が困難になることが予測される

	方　法	留意点と根拠
3	排泄後, 自分のベッドに戻るがまだ落ち着かないため, 本人に了解を得てタクティール®ケアを実施する（図4-2）（➡❷） 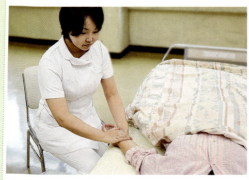 図4-2　タクティール®ケアの実施	❷夜間であること, 興奮していることから安心感につながる積極的な対応が適切と判断できる。タクティール®ケアは皮膚への柔らかな刺激が, 接触受容体を刺激し知覚神経を介して, オキシトシンが脳下垂体から分泌されるといわれている。オキシトシンは鎮静作用を起こし, 安心と信頼の感情が引き起こされる❶ ● タクティール®ケアを実施するためには, 資格が必要である ● タクティール®ケアでなくても, 手をさする, あるいは温かいお茶を飲むなどもよい ● 本人の希望が確認できれば, 催眠作用のある精油を用いた芳香浴（アロマセラピー）を選択してもよい❷
4	入院時の情報で, 自宅では4時ごろ覚醒し, 飼い猫にエサをやることが日課だったと書いてあることに気づき,「猫のエサはご家族があげてますよ。心配しなくて大丈夫ですよ」と声をかける（➡❸） 「あっそう」と笑顔になり, 入眠する（➡❹）	❸生活習慣や日課の情報から, K氏の行動が予測され, BPSDの要因となっている本人なりの理由にアプローチできる ❹タクティール®ケアにより興奮が収まり, ❸の言葉かけにより安心できたためと考えられる ● 夜間の睡眠は, せん妄予防にも大切である

❶タクティールケア普及を考える会編著：タクティール®ケア入門―スウェーデン生まれの究極の癒やし術, 日経BP企画, 2008.
❷Takeda A, Watanuki E & Koyama S：Effects of inhalation aromatherapy on symptoms of sleep disturbance for the elderly with dementia. 34thJANS, 2014.

文　献

1) 高橋智：認知症のBPSD, 日本老年医学会雑誌, 48(3)：195-202, 2011.
2) 文部科学省, 小山幸代・シェザード樽塚まち子・千葉京子・他編集協力：老年看護, 教育出版, 2014, p.198.
3) 日本神経学会監：認知症疾患治療ガイドライン2010, 医学書院, 2010, p.82-86.
4) 日本認知症ケア学会編：BPSDの理解と対応―認知症ケア基本テキスト, ワールドプランニング, 2011.
5) 中島紀惠子・太田喜久子・奥野茂代・他編集：新版 認知症の人々の看護, 第2版, 医歯薬出版, 2013.
6) 水谷信子・水野敏子・高山成子・他編：最新老年看護学改訂版, 日本看護協会出版会, 2011.
7) 堀内園子：認知症看護入門―誠実さと笑いと確かな技術で包む世界, ライフサポート社, 2008.
8) 日本建築学会編：認知症ケア環境辞典―症状・行動への環境対応Q&A, ワールドプランニング, 2009.
9) 日本認知症学会：認知症テキストブック, 中外医学社, 2008.

5 認知症の発症予防と早期発見のための看護技術

学習目標
- 認知症の発症予防の重要性と支援の方向性を理解する。
- 認知症の早期発見の重要性と支援の方向性を理解する。
- 認知症の発症予防と早期発見のための看護技術を習得する。

1 認知症の発症予防の重要性と支援の方向性

1）認知症の発症予防の考え方

　高齢者は，加齢により脳の神経細胞の萎縮と脱落および脳動脈の硬化[1]など脳機能の脆弱性を有している。そのため，超高齢社会の進行に伴って脳の器質的な障害に起因する認知症の出現率は高まっていく。近年，わが国では認知症の高齢者数や有病率の推定に基づく認知症有病者増加の推計がなされ（p.272参照），認知症対策は保健医療福祉政策の重要な課題となっている。認知症者の増加を防ぐ重要な視点は，発症を予防することである。

　認知症には４つの種類と混合型がある（p.273参照）。脳血管性認知症は，脳血管疾患発症後に罹患する認知症であるため，脳血管疾患の発症を防ぐことが予防となる。レビー小体型認知症，前頭側頭型認知症はこれらに限定した予防の知見が少ないので，ここでは，発症割合が高いアルツハイマー型認知症を取り上げて説明する。

　アルツハイマー型認知症は，発症経過は前述（p.273参照）したとおりであるが，原因が確定していないため，これを行うと確実に予防できるというエビデンスはない。しかし，いくつかの観察研究の結果から，以下の危険因子と防御因子が示されている[2]。

①アルツハイマー型認知症の危険因子：遺伝的危険因子（アポリポタンパクE），血管性危険因子（高血圧，糖尿病，高コレステロール血症），喫煙。

②アルツハイマー型認知症の防御因子：定期的な運動，食事因子，余暇活動，社会的参加，活発な精神活動，認知訓練，適度な飲酒。

　現段階のアルツハイマー型認知症の発症予防の考え方としては，これらの促進因子を制御し防御因子を取り入れた生活，すなわち「健康的なライフスタイル（運動，栄養），積極的な社会参加，生涯にわたる脳の活性化など複数の領域を総合した介入が有効であろうと推奨され，具体的な方法が模索されている」[2]段階である。

2）認知症の発症予防に役立つ支援の方向性

　近年，睡眠，有酸素運動，栄養指導と神経細胞の活性化のためのサプリメントを服用した群の３年間の認知症発症率は3.0％で，これらをしなかった群の4.2％に比べて認知症の発

症が少なかった[3]という研究結果が報告されている。水上[4]は，これらの研究成果を根拠として，次のような生活習慣から予防に取り組むことが重要であるとしている。

①**有酸素運動**：週3回以上20分程度（脳の血流が増える，認知機能がある程度改善するというデータがある）。
②**食生活**：青魚，緑黄色野菜（神経細胞の保護作用があるとされている）。
③**睡眠**：30分程度の昼寝（発症リスクを下げたというデータがある）。
④**人との交流・社会的なかかわり**（脳への刺激になる，健康的な生活のもとになる）。

 ## 認知症の早期発見の重要性と支援の方向性

　厚生労働省は，「今後の認知症施策の方向性について」（平成24年提言）に基づき，「認知症施策5か年計画（オレンジプラン）」（平成25年度から29年度までの計画）を策定した。オレンジプランには，①標準的な認知症ケアパスの作成・普及，②早期発見・早期対応などいくつかの施策がある[5]。認知症の根本治療が確立されていないなか，施策の目指すべき方向である「認知症になっても本人の意思が尊重され，できる限り住み慣れた地域のよい環境で暮らし続けることができる」ためには，認知症発症を早期に発見し，早期に適切な治療やケアを受けられるよう支援することがきわめて重要である。オレンジプランでは，かかりつけ医認知症対応力向上研修，認知症サポート医育成，認知症医療支援診療所（仮称）などの認知症医療体制や地域連携モデル事業を推進している。

　認知症を早期に発見し，早い段階から第Ⅴ章1～4節で述べてきた治療やケアを受けながら生活できることが，認知症の進行防止にも役立つ。看護師は様々な場で出会う高齢者とその家族に，早期発見と早期治療・適切なケアの重要性について，過度な期待につながらないように配慮しつつ理解してもらえるよう働きかける。また，専門的な相談を希望する場合には，近隣の地域包括支援センター，専門的な診断を希望する場合は認知症サポート医やもの忘れ外来を紹介するとよい。

 ## 軽度認知障害と支援の方向性

　もの忘れ外来などを受診した軽度認知障害（mild cognitive impairment：MCI）（p.272参照）の人のうち，1年間で10～15％，4年間で50％くらいが認知症に移行すると推測[4]されている。したがって，認知症の前駆段階と位置づけられたMCIは，認知症発症予防において注目され様々な取り組みがなされている段階である。様々な取り組みのなかには，前述した①～④の生活習慣を取り入れるプログラムに参加したMCIの人18名は4年間認知症を発症していないという報告もある[4]。しかし，現段階では薬物療法，非薬物療法の有効性について結論は得られていない[2]。

　しかし，エビデンスが確立していないから何もしないということではなく，MCIの高齢者にも，前述した①～④の生活習慣を取り入れることを勧める。また，低下している認知機能自体に働きかけて，さらなる低下を防ぐために役立つと考えられているアプローチも勧めたい。具体的には，実行機能を使う物事を計画し，順序立てて実行する旅行や料理など

の認知機能訓練や認知訓練を兼ねた運動などが考えられる。専門的にプログラムされ，他者との交流を含んだグループ活動プログラムがよいだろう。各自治体では，高齢者を対象とした健康チェックを実施し，MCIの疑いのある対象者に絞って，介護予防事業として前述したようなプログラムを実施しているところが多い。

本人や家族にとって，MCIの診断はショックが大きいだろう。当事者の話をよく聞き，不安に応えるとともに，前述のような発症予防の可能性について説明し，強制でなく日常生活の活性化や健康のため楽しみながら取り組むことができるよう支援していく。

看護技術の実際

A 認知症の発症予防，早期発見のための看護技術

- ●目　　的：認知症の発症予防と早期発見の重要性と認知症になりにくい生活習慣とはどのようなものか理解できる
- ●適　　応：地域で暮らす高齢者への教育的活動場面。近年，地域の健康教育や自治会活動などでは，介護予防講座のなかで認知症の発症予防と早期発見についてのプログラムを実施していることも多い。

	方　法	留意点と根拠
1	**対象者のニーズの把握** 対象者の特性・講座の時間および対象者の居住地域の要介護者や認知症者の実態，介護予防事業や地域包括ケアセンターなどの相談窓口について把握しておく（➡❶）	❶教育・指導技術においては，対象者のニーズや理解度，講義時間に応じた内容の精選が必要である。対象者にとって具体的に利用可能な機関などを教育内容に含めることが有効である
2	**対象者の特性と講座の時間に応じた資料（図5-1）を準備する（➡❷）** 今回は都市部近郊の地域で暮らす高齢者，日頃より定期的に楽しく歌を歌う会に参加している高齢者約100名を対象にした60分間のプログラム用の配布資料とした。認知症の発症予防に関心が高い集団を対象とした実例である	❷教育・指導技術において，教材となる資料の準備は不可欠である。図や表の活用，対象者に合わせた文字の大きさや表現方法を工夫する。量も多すぎないほうがよい（実物はＡ３用紙両面印刷1枚の資料）
3	**講義の要点を伝える**	●わかりやすい言葉を用いて説明する
4	**プログラムの実施** 1）認知症の発症予防・早期発見の重要性についての理解を図るため，資料を用いて説明する。認知症の定義や種類について簡単に説明し，アルツハイマー型認知症に絞って説明する理由を述べてから図5-1aの説明に入る 2）現在のように元気に暮らしている日々の生活に，図5-1bの『認知症になりにくい生活習慣』を取り入れることで，認知症の発症を防ぐことに役立つと考えられていることを説明する	●認知症は病気であること，種類がいくつかあることを説明する。高血圧，糖尿病，高コレステロール血症，喫煙はアルツハイマー型認知症の危険因子であり，脳血管性認知症の予防にも重要である。すなわち，生活習慣病予防を心がけることを勧める。また，すでにこれらに罹患している出席者もいることが予測されるため，その場合コントロールが重要であることを追加する ●図5-1aの説明時に，前述した研究結果や発症率などの数字も加えて話すとより説得力のあるものとなる ●定期的な運動，食事因子，余暇活動，社会的参加，活発な精神活動などが認知症を防ぐ因子といわれていることを理由として加える

○お伝えしたいこと
1. 認知症の発症予防・早期発見・治療とケアの考え方（a）
   アルツハイマー型認知症，脳血管性認知症，レビー小体型認知症，前頭側頭型認知症，混合型認知症
    ＊高血圧・糖尿病・高コレステロール血症・喫煙は認知症の危険因子⇒予防・治療
2. 認知症になりにくい生活習慣を取り入れる（b）
3. 早期に軽度認知障害に気づき，低下する認知機能を鍛える（c）
4. 認知症を早期に発見（d）して，適切な治療（薬物療法・非薬物療法）やケアを受ける
   ＊認知症と同じような症状を発症するが，認知症ではなく治る病気のこともある
   ＊適切な治療やケアを受けることによって，認知症になっても自分らしく生活できる

a アルツハイマー型認知症がどのように発症して経過するのか，発症を遅らせ進行を抑えて自分らしく生活していくためにはどんなことが役立つかを示した図[6]

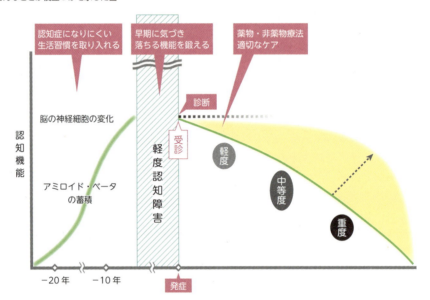

b　認知症になりにくい生活習慣の例[4]	c　認知機能を鍛える活動の例
・散歩などの有酸素運動を1回20分程度週3回以上行う ・青魚・緑黄色野菜を多く取り入れた食生活をする ・人との交流や社会的な活動を行う ・30分程度の昼寝を取り入れる	○認知症予防プログラムに参加する 　ウオーキング，旅行，料理，パソコンなど 　○○市の例；脳を鍛える！脳道場 　（ウオーキングやグループワーク）

d　家族がつくった認知症早期発見の目安

| ・もの忘れがひどい
□1. 今切ったばかりなのに，電話の相手の名前を忘れる
□2. 同じことを何度も言う・問う・する
□3. しまい忘れ，置き忘れが増え，いつも探し物をしている
□4. 財布・通帳・衣類などを盗まれたと人を疑う
・判断・理解力が衰える
□5. 料理・片付け・計算・運転などのミスが多くなった
□6. 新しいことが覚えられない
□7. 話のつじつまが合わない
□8. テレビ番組の内容が理解できなくなった
・時間・場所がわからない
□9. 約束の日時や場所を間違えるようになった
□10. 慣れた道でも迷うことがある | ・人柄がかわる
□11. 些細なことで怒りっぽくなった
□12. 周囲への気づかいがなくなり頑固になった
□13. 自分の失敗を人のせいにする
□14. 「このごろ様子がおかしい」と周囲から言われた
・不安感が強い
□15. ひとりになると怖がったり寂しがったりする
□16. 外出時，持ち物を何度も確かめる
□17. 「頭が変になった」と本人が訴える
・意欲がなくなる
□18. 下着を替えず，身だしなみを構わなくなった
□19. 趣味や好きなテレビ番組に興味を示さなくなった
□20. ふさぎ込んで何をするのも億劫がりいやがる |

認知症の人と家族の会ホームページより引用

図5-1 元気高齢者集団を対象とした「認知症の発症予防と早期発見」支援の教材例

方　法	留意点と根拠
3）「軽度認知機能障害」と診断された場合には，図5-1 b に加えて，図5-1 c のような活動を加えるとよいことを説明する	● アルツハイマー型認知症の病因が確定していないので，必ず防げるわけではないことを説明しつつ，図5-1 b にある生活をした人のほうがしない人より認知症になる割合が低かったという調査結果があることも伝える ● 低下しがちな脳の機能（記憶機能，注意機能など）をしっかり使うと，脳の神経のネットワークをより強化させることができるので，認知症へ移行することを防ぐことが期待できること，実際に防げた例もあることを説明する。ただし，これらの活動を楽しく行うことが大切であることを付け加える
4）認知症になっても進行防止の薬物療法や適切な支援を受けることにより，自分らしく暮らしていくことは可能であること，早期発見が重要であることを説明する	● 年齢によるもの忘れと異なること，心配な状況がある場合には，たとえば図5-1 d のような認知症の人と家族の会作成の目安❶などを参考に自分でチェックして，専門的な相談を希望する場合には，近隣の地域包括支援センター，専門的な診断を希望する場合は認知症サポート医やもの忘れ外来を紹介するとよいことを伝える。対象者の該当地域の機関が紹介できれば加えるとよい
5　内容のまとめをして，質問を受ける（➡❸）	❸内容確認のため，まとめは必要である。質問がない場合には，感想を聞いたうえで，追加説明の必要性の有無を判断し，必要時追加の説明をする

❶公益社団法人　認知症の人と家族の会ホームページ：http//www.alzhimer.or.jp

文　献

1）日本老年精神医学会編：老年精神医学講座　総論．ワールドプランニング，2004, p.20-32.
2）日本神経学会監，「認知症疾患治療ガイドライン」作成合同委員会編：認知症疾患治療ガイドライン2010, 医学書院，2010, p.168-172.
3）朝田隆：アルツハイマー病の地域縦断臨床研究—今日の疫学研究の動向，*Modern Physician*, 28（10）：1490-1493, 2008.
4）NHK福祉ネットワーク編：ここまでわかった認知症〈シリーズ認知症と向き合う2〉，旬報社，2008, p.52-64.
5）新美芳樹：今後の認知症施策について，日本早期認知症学会誌，7（1）：25-32, 2014.
6）文部科学省，小山幸代・シェザード樽塚まち子・千葉京子・他編集協力：老年看護，教育出版，2014, p.190.

索引 index

[欧文]

AC　90, 92
ADL　39
AMA　92
BMI　84
BPSD　274, 312
CDR　280
Clinical Dementia Rating　280
CT　276
DESIGN-R　231
DNAR　65
DST　254
FIM　41
FT　193
GDS-15　45
HDS-R　282, 286
ICF　38
Lubben Social Network Scale　165
MCI　272, 320
MMSE　44
MRI　276
MWST　192
NMF　115
PEG　88
PET　276
PSST　231
PUHP　231
PUSH　231
RSST　192
SPECT　276
TSF　91, 92
T字型杖　144
VE　177
VF　177
Vitality Index　163

[和文]

圧再分配ケア　238
アドバンスケアプランニング　65

アルツハイマー型認知症　273, 319
罨法　210

意識　22
溢流性尿失禁　205, 208
溢流性便失禁　207
意味記憶　303
　　──障害　307
胃瘻　88, 99
陰部洗浄　74

うつ状態　275
運動器不安定症　137

エイジズム　12
エピソード記憶　303
遠隔記憶　50, 290, 303
嚥下　82, 170
嚥下5期モデル　171
嚥下造影　177
嚥下調整食　180
嚥下内視鏡　177
嚥下反射　82
エンドオブライフケア　62
円背　22

応力　228
オープンクエスチョン　53
悪心・嘔吐　72
オブラート　264
おむつ　210
　　──交換　215
オルソクラッチ　144
オレンジプラン　320
音楽療法　277

介助バー　221

回想法　277, 306
改訂長谷川式簡易知能評価スケール　282, 286
改訂水飲みテスト　192
過栄養状態　83
過活動型せん妄　252
過活動膀胱　205
下肢挙上運動　223
仮性認知症　275
カッツインデックス　39
下部尿路症状　203
紙おむつ　210
ガランタミン　276
加齢　18
感音難聴　35, 49
緩下剤　268
看護技術　6
関節可動域　29
　　──訓練　141
間接訓練　179

記憶　50
記憶障害　303, 308
義歯　186
器質性便秘　206
器質的口腔ケア　181
機能性尿失禁　205, 208
機能性便失禁　207
機能性便秘　206
機能的自立度評価法　41
記銘　50, 303
キャリパー　92
90度ルール　242
急性下痢　206
虚弱化　11
起立性低血圧　22
近時記憶　50, 303
　　──障害　307, 308

グリセリン浣腸　212
グループ回想法　306
車椅子への移乗　146
クローズドクエスチョン　53

325

経管栄養　87
経口摂取　87
経口与薬　263
軽度認知障害　272, 320
経鼻経管栄養法　88, 97
経皮内視鏡的胃瘻造設術　88
頸部聴診法　194
痙攣性便秘　206
化粧　123
血圧　22
血管性認知症　273
結晶性知能　49
下痢　206, 209
健康寿命　9
言語的コミュニケーション　48
幻視　274
顕性誤嚥　173
見当識障害　304

更衣　135
後期高齢者　9
口腔乾燥症　181
口腔内与薬　265
行動・心理症状　274, 312
高齢者　9
高齢者虐待　12
高齢者総合的機能評価　37
誤嚥　173
誤嚥性肺炎　173
呼吸　22
呼吸困難　71
呼吸法　158
国際生活機能分類　38
骨折　217
骨折リスク　219
骨粗鬆症　219
骨盤底筋体操　111
コミュニケーション　47, 289
　　――技術　289
コラーゲン　116
混合型せん妄　252
混合性脱水　86

サーカディアンリズム　149

サーカディアンリズムを整える
　ケア　159
細胞間脂質　116
サクセスフルエイジング　13
坐薬挿入　211
サルコペニア　11, 172

弛緩性便秘　206
耳垢の除去　134
自己他動運動　141
死後の処置　75
歯周病　181
視診　20
事前指示　65
膝下高　84
失行　310
実行機能障害　304, 309
自動運動　141
社会的スキル　58
　　――トレーニング　58
シャワー浴　73
終末期　67
手段の日常生活活動尺度　43
上腕筋肉周囲面積　92
上腕三頭筋皮下脂肪厚　91
上腕周囲長　90, 92
食後低血圧　22
触診　20
褥瘡　227
助聴器　56
神経因性膀胱　204
神経原線維変化　273
身体活動レベル　85

水分欠乏性脱水　86
睡眠・覚醒パターン　149
睡眠環境調整ケア　156
睡眠障害　149
睡眠薬　155, 266
　　――投与時のケア　160
スキンケア　243
ずれ力　228

背上げ　240
生活習慣を整えるケア　159

生活リズム観察表　154
生活リズム障害　149
清拭　73
整髪　123
背下げ　240
舌下錠　265
摂食　170
摂食嚥下障害　170
切迫性尿失禁　205, 208
切迫性便失禁　207
背抜き　241
遷延性排尿　204
前期高齢者　9
洗浄剤　118
漸進的筋弛緩法　159
前頭側頭型認知症　274
洗髪　131
せん妄　251, 275
　　――スクリーニングツール
　　254
前立腺肥大症　203

想起　50, 303
増粘剤　189, 195
ソーシャルネットワーク　164
即時記憶　50, 290, 303
足浴　126, 157
底づき　239

体圧分散用具　235, 236
体位変換　142, 246
体温　22
体重減少率　84
大腿四頭筋セッティング運動
　223
唾液腺マッサージ　199
多汗　245
タクティール®ケア　292, 318
打診　20
脱水　85
他動運動　141

蓄尿　102
蓄尿障害　204
蓄便障害　206

着衣失行　310
中核症状　274，303
超高齢社会　9
聴診　20
貼付剤　266
直接訓練　179
直腸性便秘　206
直腸内与薬　265
鎮痛薬　267

爪切り　128

低栄養状態　83
低活動型せん妄　252
摘便　214
手続き記憶　290，303
点眼　266
転倒　217
転倒アセスメントツール　219
転倒恐怖感　218
転倒後症候群　218
転倒リスク　218
天然保湿因子　115

動脈血酸素飽和度　28
徒手筋力テスト　28
ドネペジル塩酸塩　276
ドライスキン　116
ドライマウス　181
トローチ錠　265
とろみ調整剤　189，195

ナトリウム欠乏性脱水　86

日常生活自立度　281
日常生活動作　39
入浴　73，129
尿意消失　204
尿意切迫感　204
尿失禁　204，245
尿線途絶　204

尿取りパッド　210
尿排出障害　203
尿路感染症　33
認知症　272
認知症施策5か年計画　320
認知症治療薬　268
認認介護　46

のどのアイスマッサージ　201

バーセルインデックス　40
パーソンセンタードケア　278
パーソンフッド　278
バイタルサイン　21
排尿　102
排尿日誌　106
排尿誘導法　112
排便障害　205
廃用症候群　139
ばち状指　28
バッカル錠　265
発達性知能　14
バビンスキー反射　29
歯ブラシ　185
パラ言語　54
バリデーション　292
反復唾液嚥下テスト　192

ヒートショック　120
被害妄想　274，313
ひげそり　123，133
非言語的コミュニケーション　48
皮脂欠乏性湿疹　116
皮脂膜　115
ヒッププロテクター　224
必要エネルギー量　86
皮膚洗浄　244
頻尿　204，205

フードテスト　193
腹圧性尿失禁　204，208
腹圧性便失禁　207

腹圧排尿　204
不顕性誤嚥　173
浮腫　25，72，244
フットケア　119，125
ブリストルスケール　103
フレイル　11
ブレーデンスケール　230

便失禁　207，246
ベンゾジアゼピン系睡眠薬　155
胼胝のケア　128
便秘　206，209

包括的口腔アセスメント　182
歩行介助　143
歩行補助具　144
保護剤　118
保持　50，303
ポジショニング　186，200
保湿剤　118
ホフマン反射　29

まだら認知症　273
松葉杖　144
慢性下痢　206

ミニ−メンタルステート・イグザミネーション　44
脈拍　21

メマンチン塩酸塩　277

妄想　274
物盗られ妄想　313
問診　19

夜間多尿　102
夜間頻尿　204

指鼻試験　31
ユマニチュード　292

予防的スキンケア　117
四脚杖　144

リアリティオリエンテーション
　　277，305
リクライニング位　187
離床センサー　222
リスクアセスメント　229
　　──スケール　230
リバスチグミン　277
リビングウィル　65
流動性知能　49
リラクセーションケア　158

レクリエーション　166
レビー小体型認知症　274

老研式活動能力指標　42
老人性嚥下機能低下　170
老人性乾皮症　116
老人性難聴　35，49
老人斑　273
老年観　11
老年看護　2
老年看護技術　7
老年期　2
　　──の発達課題　3，63
老老介護　46
ロコモティブシンドローム　137
ロフストランドクラッチ　144
ロンベルグ試験　31

看護実践のための根拠がわかる　老年看護技術

2008年11月5日	第1版第1刷発行
2010年5月20日	第2版第1刷発行
2015年1月8日	第3版第1刷発行
2020年3月10日	第3版第9刷発行

定価（本体3,600円＋税）

編　著　　泉キヨ子・小山幸代©　　　　　　　　　　　　＜検印省略＞

発行者　　小倉啓史

発行所　　株式会社 メヂカルフレンド社

〒102-0073　東京都千代田区九段北3丁目2番4号
麹町郵便局私書箱48号　電話(03)3264-6611　振替00100-0-114708
http://www.medical-friend.co.jp

Printed in Japan　落丁・乱丁本はお取り替えいたします　　　印刷／奥村印刷(株)　製本／(有)井上製本所
ISBN978-4-8392-1586-6　C3347　　　　　　　　　　　　　　　　　　　　　　　　　　　107124-169

本書の無断複写は，著作権法上での例外を除き，禁じられています．
本書の複写に関する許諾権は，㈱メヂカルフレンド社が保有していますので，複写される場合はそのつど事前に小社（編集部直通 TEL 03-3264-6615）の許諾を得てください．

看護実践のための**根拠**がわかる
シリーズラインナップ

基礎看護技術
●編著：角濱春美・梶谷佳子

成人看護技術―急性・クリティカルケア看護
●編著：山勢博彰・山勢善江

成人看護技術―慢性看護
●編著：宮脇郁子・籏持知恵子

成人看護技術―リハビリテーション看護
●編著：粟生田友子・石川ふみよ

成人看護技術―がん・ターミナルケア
●編著：神田清子・二渡玉江

老年看護技術
●編著：泉キヨ子・小山幸代

母性看護技術
●編著：北川眞理子・谷口千絵

小児看護技術
●編著：添田啓子・鈴木千衣・三宅玉恵・田村佳士枝

精神看護技術
●編著：山本勝則・藤井博英・守村洋

在宅看護技術
●編著：正野逸子・本田彰子